基礎から確認！

PT臨床実習チェックリスト

編集

青木主税
帝京平成大学 健康メディカル学部 理学療法学科 教授

飯田修平
帝京平成大学 健康メディカル学部 理学療法学科

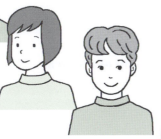

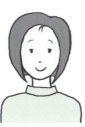
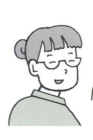
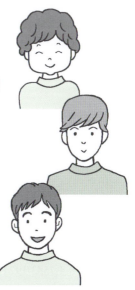

MEDICAL VIEW

Check from the Basic! Checklists for Clinical Clerkship of Physical Therapists
（ISBN 978-4-7583-1924-9 C3047）

Editors: Chikara Aoki
　　　　Syuhei Iida

2018.3.10 1st ed

©MEDICAL VIEW, 2018
Printed and Bound in Japan

Medical View Co., Ltd.
2-30　Ichigayahonmuracho, Shinjyukuku, Tokyo, 162-0845, Japan
E-mail　ed@medicalview.co.jp

編集の序

　　　　　1965年に「理学療法士及び作業療法士法」が施行されてから2017年で52年が経過し，この間に，理学療法士養成校は257校，理学療法士の養成定員数は2017年9月時点で14,006名と，1999年に比べ3.8倍になった。理学療法士国家試験合格者はのべ151,591名と有資格者数も大幅に増加している。厚生労働省は75歳以上の後期高齢者が2025年には2,180万人に達すると予測し，リハビリ現場には，より専門的な知識と技術を持つ人材が必要と判断している。このような状況を踏まえて，厚生労働省は，1999年以来の養成校のカリキュラムの見直し（指定規則改変）に着手し，2019年4月からの適用を考えている。主な見直し案は，(1) 大学や専門学校での現場実習の指導者の要件強化について，業務経験を現在の3年以上を5年以上に延ばすほか，新たに指導者講習会を受講し，終了することを義務付ける。また，(2) 実習単位数を現在の18単位から20単位に増やすとともに，教育カリキュラムでは，救命救急や薬の作用を詳しく学ぶようにし，単位数を現在の93単位から101単位に増やす，などである。今回の見直し案では，実習の方法については，特に指摘されていないが，実習指導者の資格要件レベルを上げ，指導者の質的向上を図るとともに，高齢化社会に対応した質の高い人材を養成することの必要性が示されている。

　　　　質の高い人材を養成する課程で必要不可欠なのが臨床実習である。学内での講義・実習・演習は問題なく学修できたのに，病院での臨床実習では「緊張してしまい，実習指導者とのコミュニケーションがうまくできない」「どのように動いてよいのかわからない」「どのように質問したらよいかわからない」などパニックになってしまい，実習中断となるケースも散見される。これは，学内と病院・施設との環境の違い，初めての1人暮らし，評価されるプレッシャーなどのストレスが関与するところも大きい。

　　　　本書は，学生の視点に立ち，のびのびと，充実した臨床実習が過ごせるように工夫している。実習での注意事項，疾患の基礎知識と症例レポートの書き方などを本書を活用しながら自ら学び，獲得してほしい。もし，実習に悩んでしまったときは，実習ストレスのケアに関する章を読むとよい。付録として，症例レポートを書くのに必要な，代表的な評価集を掲載した。

　　　　この本が，多くの学生が臨床実習のチェックリストとして使用して，充実した臨床実習が達成されれば幸甚である。また，臨床実習指導者にも読んでいただければ，学生への理解や実習指導に役立つヒントがあると思う。

2018年1月

青木主税

執筆者一覧

編 集

青木主税	帝京平成大学　健康メディカル学部　理学療法学科　教授
飯田修平	帝京平成大学　健康メディカル学部　理学療法学科

執筆者 (掲載順)

飯田修平	帝京平成大学　健康メディカル学部　理学療法学科
青木主税	帝京平成大学　健康メディカル学部　理学療法学科　教授
田代千惠美	帝京平成大学　健康メディカル学部　理学療法学科　教授
窪川　徹	帝京平成大学　健康メディカル学部　理学療法学科　准教授
阪井康友	帝京平成大学　健康メディカル学部　理学療法学科　教授
大久保敦子	帝京平成大学　健康メディカル学部　理学療法学科　講師
知脇　希	帝京平成大学　健康メディカル学部　理学療法学科　講師
泉　美帆子	帝京平成大学　健康メディカル学部　理学療法学科　講師
宮﨑　学	帝京平成大学　健康メディカル学部　理学療法学科
芳野　純	帝京平成大学　健康メディカル学部　理学療法学科　講師
奈良元壽	帝京平成大学　健康メディカル学部　臨床心理学科　教授
日野邦彦	帝京大学　福岡医療技術学部　理学療法学科　教授
丸山陽介	帝京平成大学　健康医療スポーツ学部　理学療法学科　講師
五日市克利	帝京平成大学　健康医療スポーツ学部　理学療法学科　准教授
鳥山　実	帝京科学大学　医療科学部　東京理学療法学科
吉本真純	帝京平成大学　健康メディカル学部　理学療法学科
梅澤慎吾	公益財団法人鉄道弘済会　義肢装具サポートセンター
中城雄一	医療法人北祐会　北祐会神経内科病院　リハビリテーション部　部長
景山　剛	帝京平成大学　健康メディカル学部　理学療法学科　准教授
徳田良英	帝京平成大学　健康メディカル学部　理学療法学科　教授

コラム取材協力者一覧 (五十音順)

太田このみ	亀田総合病院　理学療法士
柴田さやか	佐賀整肢学園　こども発達医療センター　理学療法士
田村優衣	医療法人横浜柏堤会　戸塚共立第2病院　理学療法士
丸山　勇	社会医療法人社団慈生会　介護老人保健施設イルアカーサ　理学療法士
宗方美季	東大沢整形外科内科リハビリテーションクリニック　理学療法士
森谷美菜子	青森県立中央病院　理学療法士
柳本拓実	一般社団法人巨樹の会　赤羽リハビリテーション病院　理学療法士

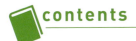

本書の特徴と使い方……………………………………ix

第0章 イントロダクション

臨床実習学生評価表について　飯田修平

臨床実習で大切なこと………………………………2
臨床実習学生評価表…………………………………3

第1章 理学療法士の実習

① はじめに　青木主税

臨床実習の現状………………………………………8
臨床実習とは…………………………………………8
臨床実習の課題………………………………………11
まとめ…………………………………………………13

② 見学実習　田代千惠美

はじめに………………………………………………14
チェックリスト………………………………………14
理学療法見学実習とは………………………………15
見学実習の準備………………………………………15
見学実習の開始………………………………………17
実習を終えて…………………………………………18
おわりに………………………………………………19

③ 評価実習・検査測定実習　窪川 徹

すべての実習に共通すること………………………20
検査測定実習（1〜2週間）…………………………23
評価実習（3〜4週間）………………………………24
さいごに………………………………………………25

④ 地域理学療法の実習（見学実習）　阪井康友

はじめに………………………………………………26
地域理学療法の実習の目的…………………………26
実習生の到達目標……………………………………26
実習およびセミナー…………………………………27
実習施設………………………………………………27
訪問時の移動方法……………………………………27
臨床実習の形式………………………………………27
利用者などの情報について…………………………27
実習前の準備…………………………………………28
体調管理………………………………………………28
臨床実習時の心構え…………………………………28
実習中の対応…………………………………………28
実習終了後の対応……………………………………31

⑤ OSCE　阪井康友

はじめに………………………………………………32
OSCEの目的…………………………………………32
学生の到達目標………………………………………33
OSCEの概要…………………………………………33
試験課題………………………………………………34

⑥ 臨床実習　窪川　徹

はじめに	37	認知症や小児の対応	41
臨床実習は集大成	37	クリニカルクラークシップ	41
注意点	39	就職活動	42
レジュメ作成	39	礼状	42
記録物	39	さいごに	42
訪問リハビリテーション	40		

column ❶ 学生評価の実際　大久保敦子 ……………………… 43

第2章　実習での注意事項

① 実習前に確認！　最低限のマナー　知脇　希

社会で求められている力	46	実習前の電話の掛け方	50
実習に臨む姿勢とマナー	47	欠席・遅刻の連絡	51
情報収集と丁寧な書類作成	49	実習訪問担当教員との話し合い	52
実習前に準備するもの	49		

column ❷ OB・OGの意見　大久保敦子 ……………………53

② コミュニケーションの取り方（報告・連絡・相談）　泉　美帆子

臨床実習とコミュニケーション	55	実習指導者とのコミュニケーション	59
チェックリスト	56	情報収集とコミュニケーション	60
医療人・社会人としてのコミュニケーション	58		

column ❸ スーパーバイザーのタイプ　大久保敦子 ………………61

③ デイリーノートの書き方　宮﨑　学

デイリーノートの概要	63	デイリーノートに必要な準備物	64
チェックリスト	63	デイリーノートで何を書くか	65
デイリーノートの目的	64	デイリーノートの記載例	67

④ リスク管理と危険予知トレーニング　芳野　純

リスク管理の重要性	69	患者さんの病態の急変を防ぐ・	
チェックリスト	69	急変時に適切な対応をする	72
リハビリ中の事故を防ぐ	70	感染予防	74

column ❹ OB・OGより「私はこうして実習を乗り越えた」　大久保敦子 ………………76

⑤ 実習ストレスのケア（実習に悩んでしまったときは）　奈良元壽

はじめに	78	自分のストレスのとらえ方に対する	
チェックリスト	78	心理学的スキル	81
ストレスの理論を理解しよう	79	してはいけないストレスへの対処行動	81
ストレス反応とは	80	リラクセーションをしてみよう	82
ストレスの原因を意識する	80	非常に辛いときのメンタルケア	82

第3章　疾患の基礎知識とレポートの書き方

⓪ レポート・レジュメの書き方　飯田修平

レポート・レジュメの目的	86	レポートの構成	87
書類作成時の注意点	86	レジュメの作成方法	92
臨床実習指導者への相談と提出	87	症例発表会	93

① 脳卒中 左片麻痺（急性期，初回評価），右片麻痺（回復期，初回評価）　飯田修平

臨床実習における脳血管障害の理学療法の概要	94	症例報告書（急性期）	97
チェックリスト	94	症例報告書（回復期）	102
疾患の基礎知識	96		

② 大腿骨頸部骨折（人工骨頭置換術）　日野邦彦

臨床実習における大腿骨頸部骨折に対する		疾患の基礎知識	113
人工骨頭置換術の理学療法の概要	110	症例報告書	114
チェックリスト	110		

③ 人工膝関節置換術（手術後）　丸山陽介

臨床実習における人工膝関節置換術術後の		変形性膝関節症の基礎知識	122
理学療法の概要	121	人工膝関節の基礎知識	124
チェックリスト	121	症例報告書	126

④ 脛骨近位端骨折（部分荷重）　五日市克利

臨床実習における脛骨近位端骨折（部分荷重）の		疾患の基礎知識	139
理学療法の概要	137	症例報告書	142
チェックリスト	138		

⑤ 変形性膝関節症（外来）　鳥山　実

外来における変形性膝関節症に対する
理学療法の概要······················149
チェックリスト···························149

疾患の基礎知識·······················151
症例報告書·····························153

⑥ 前十字靱帯損傷（外来）　吉本真純

臨床実習における前十字靱帯（ACL）損傷（外来）
の理学療法の概要···················161
チェックリスト···························161

疾患の基礎知識·······················163
症例報告書·····························165

⑦ 下腿切断　梅澤慎吾

臨床実習における下腿切断の理学療法の概要···173
チェックリスト···························173

下腿切断と義足の基礎知識···············175
症例報告書·····························177

⑧ パーキンソン病　中城雄一

はじめに·······························187
チェックリスト···························187
疾患の基礎知識·······················189

チェックリストのおさらい···············193
症例報告書·····························195

⑨ 慢性閉塞性肺疾患（COPD）　景山　剛

実習におけるCOPDの理学療法の概要···········204
チェックリスト···························204

疾患の基礎知識·······················205
症例報告書·····························207

⑩ 住環境評価について　徳田良英

住環境評価の必要性について·············210
住環境評価で必要となる主な項目········210
住環境評価のポイント··················211

レポートの構成からみた住環境評価の位置付け···211
住まいの状況に関するレポートの記載············212
平面図を使い，住まいでの生活をイメージする···213

付録　代表的な評価集　青木主税・飯田修平·····················217

索引···237

本書の特徴と使い方

　理学療法士養成校では，日本理学療法士協会が作成した「臨床実習学生評価表」をもとに，独自の学生評価表を作成し，学生を評価しています。本書には，学生が臨床実習の場でどのような点をチェックすべきかを示した「チェックリスト」が掲載されています。このチェックリストは，日本理学療法士協会が作成した「臨床実習学生評価表」をもとに作成されていますので，効率よく臨床実習の要点を押さえることができます。

　また「症例報告書」には，学生が苦労するレポートの見本が掲載されています。参考にしてレポートを作成してみましょう。

日本理学療法士協会の学生評価表との対応項目を示しています。「教育で，なにを習得するか」を示したものが教育目標，それを一般的に表現したものが一般目標です。

チェックリスト

教育目標 1 理学療法の対象者に対して基本的理学療法を体験し，実践できる

■**一般目標 1** 理学療法の対象者に対して初期評価を行うことができる

PT協会学生評価表該当項目	1) 情報収集ができる	☑
C-1, 2	Hoehn-Yahrの重症度分類と生活機能障害度，on-off，wearing off，不随意運動（ジスキネジア）などの障害度分類をイメージできる	
	振戦，筋強剛，無動・寡動，姿勢反射障害などの運動症状を理解している	
	幻覚，幻視，妄想，高次脳機能障害，睡眠障害，便秘，痛みなどの非運動症状を理解している	
P-1	発症からの現病歴を確認し，現在までの医療，リハビリの経過を把握する	
	いつからどのような症状が出現してきたのか，運動症状と非運動症状を整理して理解する	
	服薬状況を確認する	

「C」や「P」は，それぞれ「cognitive domain ＝知識，問題解決，分析」「psychomotor domain ＝技術」に関することを示し，そのチェックリストがどのような観点で設定されているかを表しています。

臨床実習の場で具体的にチェックすべき項目を示しています。

症例報告書のなかのポイントを解説しています。

症例報告書（急性期）

右中大脳動脈梗塞により左片麻痺を呈し，ADL拡大と歩行自立を目指す患者の初期評価報告

脳梗塞や脳出血の発症部位による症状の違いや一般的な治療方法は実習前に必ず覚えよう。

①はじめに

今回　右中大脳動脈梗塞により左片麻痺と軽度の半側空間無視を呈

イントロダクション

第 **0** 章

臨床実習学生評価表について

 臨床実習で大切なこと

　理学療法士養成校では必ず臨床実習が実施され，そこで実践的な現場を学びます．実際の患者さんを担当させていただくことにより，学校では決して学ぶことができないことを経験でき，とても貴重な期間となります．しかし学生の多くは，「臨床実習は大変なこと，つらいこと」としてとらえ，実習に対して大きな不安を抱えています．

　実際の学生に何が不安か具体的に確認すると，「1人で知らない環境に置かれるから」，「できなくて怒られそう．知識が足りないからついていけなさそう．合格できるかわからない」などが挙げられます．

　前者の「1人で知らない環境に行く」という点は，理学療法士の臨床実習がどうこうではなく，普通の大学生でも教育実習やインターンシップなどで経験することになります．この点は社会人になっていく1人の学生として，当たり前に乗り越えていくという心構えで望んで欲しいと思います．後者では，大きくまとめますと，「実習の成績・合否」が不安要素になっているということです．

　臨床実習では，多くの施設の場合，長期的に対象者を担当し，評価，目標設定，治療計画立案，治療までを実施します．また，組織の一員としての実務や業務管理を経験し，理学療法士として実践的な能力を身に付けることが目標とされます．深いところまで知識を求める病院や施設もあると思いますが，大切なことは患者さんの状態をよくしたいという気持ち，理学療法士になりたいという強い気持ちであり，実習で学生が評価されるポイントのベースはそこです．

　次ページ以降は臨床実習における一般的な学生評価表です．養成校によって学生評価表の言い回しなどの若干の違いはありますが，基本的には大差はありません．臨床実習指導者は，次の評価表を確認して実習生である学生を評価します．上から，教育目標とは「教育で，なにを習得するか」を示したもの，一般目標とは，教育目標を一般的な表現にしたもの，行動目標とは，学生が具体的に何ができればよいかを示したものです．また，左の欄にある「C」「P」「A」は，それぞれ「cognitive domain＝認知領域」「psychomotor domain＝精神運動領域」「affective domain＝情意領域」を表しています．なにかの技術を教育するとき，教えられる側が起こす行動は，これらの3つに分類されるといわれています．簡単にいえば，「C」はその事柄の知識・問題解決・分析に関すること，「P」は技術に関すること，「A」は態度に関することです．次ページ以降の学生評価表の目標は，これら3つの観点で設定されています．本書に掲載されているさまざまなチェックリストも，同じく「C」「P」「A」の観点で作成されていますので，参考にしてみてください．

臨床実習学生評価表

これをもとに学生は評価されている

教育目標1 理学療法の対象者に対して基本的理学療法を体験し，実践できる

■**一般目標1** 理学療法の対象者に対して初期評価を行うことができる

行動目標		
	1）情報収集ができる	
C-1	対象者の疾病の症候学が説明できる	
C-2	対象者の一般的な障害について説明できる	
P-1	対象者の一般的な情報を事前に入手し，整理された状態で系統立てて問診できる	
P-2	対象者のニーズや主訴を理解し，主要な問題を聞きもらさず問診できる	
P-3	対象者に関する他職種からの情報を入手し，整理できる	
	2）理学療法評価ができる	
C-1	対象者の評価に必要な検査・測定項目を列挙できる	
C-2	必要な検査・測定項目に必要とされる正しい技法を説明できる	
C-3	検査を実施するに当たってリスクとその管理方法を説明できる	
C-4	選択した検査・測定項目に優先順位をつけることができる	
C-5	検査を進めるなかで事前に把握されない所見について気付き，適切な検査・測定項目を選択できる	
P-1	検査の実施場所を適切に判断し，対象者の着衣その他に配慮できる	
P-2	選択した検査・測定項目を安全に実施することができる	
P-3	対象者を疲労させることなく手際よく行うことができる	
P-4	学んだ検査技法がケースに適応できないとき，工夫し応用することができる	
	3）検査結果をもとに分析・統合・解釈ができる	
C-1	検査・測定の結果について正常，異常の判断ができる	
C-2	検査・測定の結果を項目ごとに分析し，簡潔に記載することができる	
C-3	検査・測定の結果を統合的に解釈することができる	
C-4	対象者の全体像を把握することができる	

📝 基本的な知識は実習前に必ず押さえておこう！

📝 情報収集に関する知識は当然のうえ，対象者個々に必要な質問項目の選択と質問手順が大切となる。情報収集は，患者さん本人だけでなく，ご家族，または他職種にも行う。

📝 学生が患者さんのリスクや評価の優先順位などを，瞬時に見極めて判断することは難しい。対象者に起こりうるリスク，評価の選択や手順などは，事前に考え，患者さんに行う前に必ずシミュレーションをしてから行おう。

📝 学生が苦戦する分野の一つ。検査・測定の正常値は必ず把握しておこう！

0章 イントロダクション

003

	4）問題点の抽出ができる	
C-1	対象者の生活機能をICFの観点で整理し，ケースを全体的・構造的に把握することができる
C-2	問題点を抽出することができる
C-3	各検査データ相互に影響を及ぼす因子を見つけ出し，ケースの障害像を把握することができる
C-4	理学療法のみでは解決できない問題点があることに気付くことができる
C-5	チーム医療の必要性に気付くことができる

ICFやICIDHの違いや特徴は把握しておこう！

■**一般目標2** 対象者の身体状況に応じて，科学的根拠に基づく目標設定ができる

C-1	対象者の問題点を教科書・文献と比較し，障害像の特殊性・個別性を把握することができる
C-2	各問題点の相互関係を考慮し，問題解決の優先順位を設定することができる
C-3	理学療法の短期ゴールを，対象者の個別性に配慮して設定することができる
C-4	理学療法の短期ゴール達成のために，具体的短期ゴールを段階的に設定することができる
C-5	理学療法の長期ゴールおよびリハビリテーションの長期ゴールを提案することができる

疾患ごとの一般的な症状や経過，リハビリの内容などは必ず把握しよう。また，一般的な入院期間などは対象者のゴール設定を決めるうえで重要な要素になる。

■**一般目標3** 問題点および目標設定から理学療法治療・指導計画の立案ができる

C-1	対象者の現状に即した基本的な理学療法治療・指導計画を提案することができる
C-2	教科書・文献を参考に，具体的に基本的な理学療法治療・指導計画を立案することができる
C-3	治療指導計画を対象者と家族のニーズに即したものとして提示することができる
P-1	インフォームドコンセントを実施できる

患者の予後予測やゴール設定の話は注意が必要である。

■**一般目標4** 理学療法治療・指導を行うことができる

C-1	基本的な理学療法治療・指導計画に先立ち，教科書・文献で介助法や治療内容を確認することができる
P-1	基本的な理学療法治療・指導計画に当たって事前に必要な機器，物品，場面を準備することができる
P-2	関連部門・対象者と治療時間について事前に調整をはかることができる
P-3	治療内容の時間配分とその実施時期を調整し実施することができる
P-4	指導者の監督のもとに，基本的な理学療法治療・指導を実施することができる
P-5	対象者のリスクを提案し，指導者の助言を仰ぎながら，リスク管理を行うことができる
P-6	守秘義務を果たし，プライバシーへの配慮ができる

理学療法アプローチ内容や実施手順などは，事前に担当の理学療法士に確認すること。些細なことでも報告・連絡・相談をすることが大切！

■一般目標5　再評価・最終評価を行うことができる

P-1	症例記録（カルテに準じる記録）に必要事項を記載することができる
C-1	対象者の理学療法の経過について，指導者に報告することができる
C-2	再評価を行う時期を決定することができる
P-2	再評価を行い，問題点，ゴール，プログラムの変更を行うことができる
P-3	最終評価を行い，担当患者の引継ぎを行うことができる
C-2	症例報告書を作成することができる
C-3	問題志向的に評価・治療は進められ，妥当なものとして実施されたか，検討することができる

レポート，デイリーノート，そのほかの課題などの期日は厳守。指導者からの指導内容は，小さいことでもメモをして，デイリーノートやレポートに反映することが大事。

> **教育目標2** 職場における理学療法士の役割と責任について理解し，その一員として自覚をもった行動がとれる

■一般目標1　対象者を尊重し，共感的態度をもって，良い人間関係を形成できる

A-1	対象者に対して社会人として相応しいコミュニケーション（適切な挨拶，言葉遣いなど）がとれる
A-2	対象者に対して一般人としての手助けができる
A-3	医療人としての自覚をもち，対象者（家族を含む）と良好な関係をつくり，維持することができる
A-4	心理社会的側面への配慮ができる

■一般目標2　職場における理学療法士の役割と責任について理解し，その一員として自覚をもった行動がとれる

A-1	職場のスケジュールに従って行動することができる
A-2	医療専門職として求められる態度を理解し，責任感をもって行動することができる
A-3	実習指導者と十分なコミュニケーションを保って，良好な関係を維持することができる
A-4	積極的に理学療法スタッフや関係職種とかかわり，良好な関係を維持することができる
A-5	提出物は期限を守って提出することができる
A-6	院内感染対策を理解し，実施できる
P-1	インシデントレポートの意義を理解し，適切に記載できる

当たり前の内容だが，最も重要！ 実習が不合格になるケースはこれらの内容ができていないことが多い。礼節面（あいさつ，敬語など）・患者さんやスタッフへの配慮・提出物に気を付けよう。学校や普段の生活面から見直していこう！「実習になればできます」と思っている学生ほどできないものである。

教育目標3 臨床実習を通して，自己の理学療法士としての自覚を高めることができる

■**一般目標1** 基本的理学療法の体験・実践を通して，自己の理学療法観を育成できる

C-1	病院・施設における理学療法部門の位置づけ（他部門とのかかわり方）を把握できる
C-2	理学療法士の患者に対する臨床業務（評価・治療）の内容を把握できる
C-3	各部門の業務と役割分担の概要を説明することができる
C-4	カンファレンスや勉強会，学会活動などスタッフの行事に積極的に参加し，新たな知見を得ることができる
A-1	自己管理能力，生涯学習の態度を身につけることができる
A-2	理学療法士になることへの動機づけを高めることができる
A-3	十分な意欲をもって実習に参加することができる
A-4	文献や指導によって知識・技術を増やすことができる
A-5	実習施設の社会的役割と組織と運営について理解し，概要を説明することができる
A-6	各職場における理学療法士の役割を理解し，概略を説明することができる
A-7	医の倫理・生命倫理について説明できる

（日本理学療法士協会：臨床実習教育の手引き 第5版，2007. より引用）

実習だからこそ経験できることが多い！前向きに，明るく。1つでも多くのことを吸収できるよう，積極的な姿勢で臨むことが大切！

理学療法士の実習

第 1 章

1 はじめに

 臨床実習の現状

　臨床実習に関しては，理学療法士作業療法士養成施設指定規則（以下，指定規則とします）によって実習時間が定められています。指定規則は1966年に施行され，1,680時間で始まりました。しかし，1972年の改正で1,080時間，1999年の改正で810時間と，減少しています。この時間数は，修得単位93単位のうち18単位とされていて，20％程度を占めています。臨床実習は，実践的な教育の機会であり，実学を学ぶ大切な期間です。臨床実習の時間数の減少は，臨床で活躍できる理学療法士を育成する観点からみると，卒前の教育目標に大きく影響を及ぼしています。

　近年，養成校の急激な増加に伴い，臨床実習施設不足は大きな課題になっています。医師の養成とは違い，ほとんどの養成校は臨床実習を行うことができる付属施設をもっておらず，外部の病院やリハビリセンター，施設などに実習を委託しているのが現状です。養成校と臨床実習施設間での実習委託契約は，原則，単年度契約であり，養成校は絶えず実習施設不足の不安を抱えているのが現状です。また，学生を受け入れる臨床実習施設側にとっては，診療報酬の縛りがあり，診療時間内に規定の診療実績を確保しつつ，学生を指導しなくてはならないという現実に直面し，後輩の指導の大切さを認識しつつも，実習の受け入れを断念してしまう施設もみられます。このような状況において，実習施設の需要と供給のアンバランスによって養成校側は弱い立場になりやすく，養成校が求めている教育水準を下げてでも実習施設確保を最優先しているのが現状です。

 臨床実習とは

　理学療法士を志す学生にとって臨床実習は，学内で学んできた基礎医学，基礎理学療法学，専門理学療法学を踏まえて，臨床場面で理学療法を実施できる貴重な学習の機会です。学内における講義・実習では，基本的な知識は習得できますが，理学療法士が対象とする患者さん，障害者に接する期間は非常に限られています。臨床実習，多くの患者さんに接することで，疾病の理解が深まるとともに，理学療法への関心が高まり，積極的に学習するよいきっかけになります。

　臨床実習は，理学療法学養成施設指定規則で定められている18単位，総数810時間以上行うことが定められています。また，各養成校において，実習の時期，期間，実習施設は異なり，養成校独自の実習の手引きが作成されています。

到達目標

2005年の「理学療法白書」では，卒業直後の理学療法士に求める日本理学療法士協会会員の到達水準は「理学療法を行ううえである程度の助言を必要とする」レベルであり，これを踏まえて，卒前教育の到達目標は，「理学療法の基本的な知識と技能の習得と自ら学ぶ力を育てること」と設定されています。

日本理学療法士協会発行の『臨床実習教育の手引き 第5版』(2007年) では，臨床実習の到達目標のミニマムは，「基本的理学療法をある程度の助言・指導の下に行えるレベル」とされています。ここでいう基本的理学療法とは「複雑な障害像を呈しない一般的な疾患に対して，理学療法が実践されること」と定義されています。

理学療法教育ガイドライン1版 (2010) では，卒業時の到達目標から考えた教育目標は次の3つとされています。

① 理学療法の対象者に対して，基本的理学療法を体験し，実践できる。
② 保健・医療・福祉の各分野の職場における理学療法士の役割と責任について理解し，その一員として自覚をもった行動が取れる。
③ 臨床実習を通して，理学療法士を目指す学生としての自覚を高めることができる。

臨床実習の方法

臨床実習前の準備

学内オリエンテーション

各養成校では，臨床実習を実施する前に実習に参加できる条件を定め，学生の質を担保しています。各養成校で作成されている「臨床実習の手引き」に沿って，臨床実習の目的，到達目標，指定課題，評定，注意事項などが説明されます。

学生は「実習の手引き」を熟読し，十分に理解しておきましょう。また，実習施設の情報は，事前に積極的に収集する必要がありますが，偏った臨床実習のイメージ形成には注意が必要です。

また，緊急時の連絡先(養成校・実習病院・担当教員)を確認しておきましょう。

実習指導者会議

実習開始前に臨床実習指導者と教員が，臨床実習について討議する重要な会議です。多くの場合，実習指導者とその実習施設に配置された学生との面接時間が設定されています。学生は緊張すると思いますが，面接で確認すべき項目をメモしておくことが必要です。例として，実習前準備期の課題，実習期間中の留意点，実習病院における院内規則，実習で特に学びたい内容などをおさえましょう。第1印象が大切です。

実習指導者が会議に出席していない場合は，実習開始1週間前に電話で挨拶を行い，その際に必要な確認を行いましょう。

臨床実習施設

各養成校では，臨床実習権を見学実習，評価実習，総合実習などに区分し，見学実習を1学年の後期(1週間)，評価実習を2学年後期，または3学年前期(3〜5週間)，総合実習を

3学年後期〜4学年前・後期 (8〜10週間) などと，独自の裁量でカリキュラムを作成しています。ピックアップされた実習施設の特徴を勘案し，養成校側は見学実習に適した実習施設，評価実習に適した実習施設，総合実習に適した実習施設に振り分けをしています。理学療法教育ガイドライン1版には，「臨床実習を行う実習施設は医療機関であることが望ましいが，指定規則の通り，実習単位の1/3未満を保健・福祉施設で行うことも可能である」と記載されています。このことを踏まえて，学生が卒業後の就職先を老人保健施設などの保健・福祉施設に決めている場合は，保健・福祉施設での総合実習を組み込む場合もあります。

実習形態

　実習形態については，従来から「症例担当型臨床実習」が多くの養成校の臨床実習で行われています。「症例担当型臨床実習」とは，実習指導者の承認を受けながら，実習生が患者さんを評価，目標設定をし，治療プログラムを立案したうえで実際に理学療法を行い，その経過を症例レポートとしてまとめ，実習先でケース発表を行い，実習終了後に養成校に提出する形式で行います (図1)。ここで問題なのは，無資格である実習生が患者さんを担当していることです。医学部の臨床実習教育で同じことが問題となった経緯があり，1968年に卒前実習のインターンが廃止されました。しかし，1991年に「臨床実習開始前の学生の評価を適切に行うこと」という条件付きで，学生が医療行為を行っても違法性を阻却する，との厚生省(当時)の見解を得て，指導医の責任の下で，ある程度の知識・技術を担保したうえでチームとして臨床に参加させるという形態の「診療参加型臨床実習 (クリニカル・クラークシップ)」に改革されました。2005年には，医療系大学間共用試験が実施され，現在では全国の医学部・歯学部が参加し，その試験の合格をもって臨床実習に参加できるという学生の評価を行っています。

　これらの経過を踏まえ，日本理学療法士協会の『臨床実習教育の手引き』では「臨床実習はクリニカル・クラークシップ方式を原則とする」と記載されています。しかし，「症例担当型臨床実習」と「診療参加型臨床実習 (クリニカル・クラークシップ)」が混在しているのが現状であり，臨床実習施設では養成校の意向で実習形態を変えています。複数の実習生を同時に受け入れている場合は，実習生および実習指導者にも混乱が生じています。

　「診療参加型臨床実習 (クリニカル・クラークシップ)」は，実習生は自らが患者さんを担当するのではなく，助手として診療に参加し，見学，模倣，実施の段階付けを行い，できることから診療参加型学習を行います。

　理学療法教育ガイドライン1版では，次のように定義されています。

診療参加型臨床実習Ⅰ (2・3年次)：
患者を対象にした評価・治療を行う必要はなく，患者および病院スタッフに医療チームの一員として適切な態度で接することを学ぶ。

診療参加型臨床実習Ⅱ (最終学年次)：
数名の患者の障害像の全体を把握し，ゴール設定・プログラム立案について学ぶ。実習対象には，「骨関節障害」，「神経障害」，「内部障害」の3領域すべての患者・障がい者が含まれていることが望ましい。

図1 症例担当型臨床実習におけるPDCAサイクル

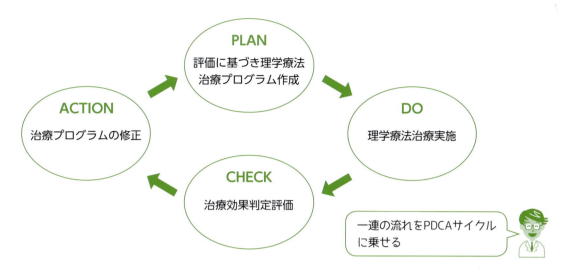

臨床実習の課題

養成施設側の問題

　教育制度において，4年制大学，3年制短期大学，4年制専門学校，3年制専門学校があり，臨床実習に対する十分な意思統一がなされていない点が問題です。これにより，10週の到達目標，実習期間もまちまちとなり，受け入れ側の実習施設の戸惑いも多く聞かれます。

臨床実習者側の問題

　理学療法士作業療法士養成施設指導要綱には，
① 実習指導者は，理学療法士養成施設においては，理学療法に関し相当の経験を有する理学療法士，かつ，そのうち少なくとも1人は免許を受けた後3年以上業務に従事した者である
② 実習施設における実習人員と当該施設の実習指導者数の対比は，2対1程度とすることが望ましい
③ 実習施設の少なくとも1カ所は養成施設に近接していることが望ましい
④ 実習施設は実習を行ううえで必要な機械器具を備えている
と記載されています。
　養成校の増加に伴い，多くの実習対象学生に対して，十分な実習指導者が確保できていない状況です。実習指導者の指導の質を確保，向上させるために，厚生労働省と医療研修推進財団（公益財団法人）との共催で，養成施設教員等講習会が毎年開催されていますが，受講定員に限りがあり，多くの実習指導者は研修を受講できていないのが現状です。また臨床経験3年で臨床実習指導者になっている場合もあることで，臨床経験および学生指導

経験が乏しく，手探りで指導に当たる状態となり，実習指導者には大きなプレッシャーとなりえます。

臨床実習前の学修到達レベル

臨床実習を行える学生のレベルをどのように評価するのかが問題です。「症例担当型臨床実習」と「診療参加型臨床実習」であれ，学生が臨床実習を行えるレベルに達しているのか否かの評価を行い，実習生の質的担保を行う必要があります。実習に出る前に，「OSCE (objective structured clinical examination：客観的臨床能力試験)」と「CBT (computer based testing)」※に合格することを必須条件としている養成校も出現しています。臨床実習に送り出す養成校側では，なんらかの基準を設ける必要があり，将来的には，医学部・薬学部教育と同様に，全国統一のCBTやOSCEの実施が必要となるでしょう。

※ **CBT**：臨床実習を行うために必要な知識，態度が一定の基準に達しているのかをコンピュータを使って客観的に評価する試験。

患者の権利意識の問題

2016年3月に行われた国会で，理学療法士・作業療法士に関する阿部知子衆議院議員の質問が話題になりました。その内容を次に記載します。

無資格診療の疑いについて（阿部知子衆議院議員の質問）

大学，専門学校等の養成校は，臨床実習委託先の病院および診療所等施設へ学生を派遣し，学生はその施設の理学療法士を臨床実習指導者として，その指導下に実際の患者を担当のうえ，検査・評価・治療・再評価などの一連の理学療法を実施している。しかし，理学療法士等は名称独占であるとともに，実質的には無資格者が行ってはならない固有の業務分野を占有しており，学生が資格取得前に理学療法行為および作業療法行為を行うことは「無資格診療」に当たるのではないかという見解を示した。

安倍首相の答弁書

医師の指示および相当の経験を有する理学療法士または作業療法士(以下「理学療法士等」という)による指導ならびに患者の同意の下，その目的，手段および方法が社会通念からみて相当であり，理学療法士等が行う理学療法等と同程度の安全性が確保される範囲内であれば，学校教育法(昭和二十二年法律代二十六号)に基づく大学の医学部の学生が臨床実習で行う医療行為および保健師助産師看護師法(昭和二十三年法律第二百三号)第二十一条第一号の大学，同条第二号の学校および同条第三号の看護師養成所の学生または生徒が，臨地実習で行う診療の補助と同様，違法性はないと解することができると考えている。

理学療法士，作業療法士が少なかった黎明期には，臨床実習生が多くの時間を患者さんの評価・検査・治療行為に費やすため，患者さんからの評判がよい時期がありましたが，

インフォームド・コンセント※や，昨今の患者さんの権利意識の変化により，「無資格の実習生の実験対象にはなりたくない」との意見も聞かれるようになっています。

※ **インフォームド・コンセント**：正しい情報を得た（伝えられた）うえでの合意。

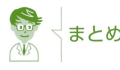 まとめ

　理学療法の臨床実習における現状，実習内容，課題について整理すると，安倍首相の答弁によって，無資格の学生が「症例担当型臨床実習」を行っても法律上は「無資格診療」には当たらないとの見解が示されました。しかし，医師の教育において，1968年に卒前実習のインターンが廃止され，指導医の責任の下で，ある程度の知識・技術を担保したうえでチームとして臨床に参加させるという形態の「診療参加型臨床実習（クリニカル・クラークシップ）」に改革されています。さらに，2005年には，医療系大学間共用試験が実施され，現在では全国の医学部・歯学部が参加しその試験の合格をもって臨床実習に参加できるというある程度の知識・技術を担保しています。

　理学療法および作業療法の臨床実習においても，医学部，歯学部，看護学部などの臨床実習形態に準拠することになるでしょう。そのためには，卒前教育・卒後教育のシームレスな一貫性が必要不可欠です。卒前教育においては，OSCEとCBTに合格することで，参加する学生の適性と質を保証したうえで，クリニカル・クラークシップを行い，最終的には必要な卒業単位数を満たして国家試験を受験することになりますが，卒業・国家試験合格後は，卒後教育として，「多様なニーズに対応できる」，「社会の変遷への対応できる」能力を養う新たな形式の「症例担当型臨床実習」が求められます。

文献

1) 日本理学療法士協会：臨床実習教育の手引き 第5版, 2007.
2) 文部科学省：医学教育モデルコアカリキュラム 平成28年度改訂版, 2016. (http://www.mext.go.jp/component/b_menu/shingi/toushin/__icsFiles/afieldfile/2017/06/28/1383961_01.pdf)
3) 第190回国会 理学療法士・作業療法士の臨床実習に関する質問主意書および答弁書, 2016.
4) 理学療法士作業療法士養成施設指導ガイドライン, 2015.
5) 髙橋精一郎：教育ガイドライン. 理学療法学, 40: 529-534, 2013.
6) 日本作業療法士協会 編：臨床実習の手引き～第4版～, 日本作業療法士協会, 2010.
7) 日高正巳：一般社団法人 日本リハビリテーション臨床教育研究会について. Jpn J Rehabi Med, 54(6): 464-465, 2017.

1章 理学療法士の実習

② 見学実習

 はじめに

　理学療法見学実習は，学校内で勉強してきた知識を生かすよい機会になります．理学療法介入の醍醐味，また厳しさや難しさ，さらに患者さん・利用者，ご家族とのかかわり合い，多職種との関係など，さまざまなことを学ぶことができます．
　充実した見学実習にするためには，十分な準備から始まります．見学実習を行うにあたって，どのような事前準備をすればよいのか，どのようなことに気を付ければよいのかなど，見学実習前準備～見学実習終了までに必要な事項について解説します．

チェックリスト

実習の持ち物チェックリスト	☑
通勤着（初日，最終日はスーツ，それ以外の日でも，病院職員らしい服装で通いましょう）	
実習着（ケーシー上下，白衣，ポロシャツ，ジャージ，靴下，上履き，カーディガン，マスクなど）	
実習の手引き（事前に熟読しておきましょう）	
実習ノート（デイリーノート）	
筆記用具（メモ帳，ボールペンなど）	
資料（事前に準備するように指示された資料），本など	
検査用具一式（ゴニオメータ大・小，メジャー，打腱器，聴診器など）	
学校提出用ノート，パソコン，保存用USB（パソコンは指示があった場合に，保存用USBはロック機能があるものを持っていきましょう）	
学生証，手帳，携帯電話，保険証，お金，定期券，印鑑，ハンカチ，ティッシュなど	
事前電話連絡質問事項	
何時にどこへ行けばよいか	
実習中の服装（ケーシー，白衣，ジャージ，ポロシャツなど）	
特別に持参するものがあるか	

014

どのような疾患の患者さん・利用者がいるか	
必要な事前学修はなにか	
昼食の持参が必要か	

理学療法見学実習とは

　見学実習は，病院や施設，リハビリテーション（以下リハと略す）センターなどを訪問し，患者さんや利用者とのかかわりや理学療法士としての在り方，態度などを5日〜6日かけて学ぶ，校外学習です。病院・施設などの機能，理学療法士の業務と業務範囲などの学内授業で学んできた知識や技術を活用します。現場での体験や臨床実習者の指導を通じて，学生が医療・保健・福祉・介護・地域などのリハについて，認識を深め，多職種との連携の重要性，患者さん・利用者の抱えている問題点（心理・社会・身体的な）についても学習します。

　臨床の場では，患者さんや利用者への接し方，ほかの関連専門職とのかかわり合い，ご家族への対応など，多くのことを学習できます。病院やリハ施設，クリニック，諸施設などによって，見学実習内容が異なります。

　理学療法の達成感や難しさなどは，理学療法の現場での実践を通さなければ知ることができません。見学実習は約1週間行いますが，臨床の現場でしか学べないことが多くあり，しっかりと準備し，実習中はよく観察し，考え，積極的に行動するなど，有意義な見学実習になるよう努めましょう。

見学実習の準備

　見学実習を始めるにあたって，事前準備が必要です。実習を通して何がしたいのか，何を学びたいのか「目標設定」をし，見学実習に臨みましょう。

見学実習の目標設定

　見学実習を通して，学びたいことを考え，書き出しましょう。

> **見学実習目標の例**
>
> ・病院，施設の特色と，機能について知る。
> ・実施されている理学療法について知る。
> ・患者さんや利用者の運動機能，障害，社会的な問題を知る。
> ・理学療法と関連する専門職との連携について知る。
> ・入院している患者さんや利用者の生活を把握する。
> ・理学療法士の言葉がけや立ち振る舞いについて学ぶ。
> ・多くの患者さん，利用者，多職種と積極的にかかわる。

実習病院・施設等情報収集

見学実習先の実習病院・施設の特色などの情報を事前に集めます。病院・施設の概要，理念・基本方針，精神や機能について，事前にホームページやパンフレットなどで調べ，実習前ノートに記載しましょう（図1）。また，実習先までの通勤方法を調べ，余裕がもてるよう，時間配分に配慮しましょう。

図1　実習前ノート（デイリーノートの1ページ目などに記載）

実習前ノート（デイリーノート）

年　　　月　　　日

実習施設名：　　　　　　　学籍番号：　　　　　　　学生氏名：

病院・施設について

1　概要：時代を先取りした設備と医療機器を備えた病院。ベッド400床を設置。
2　理念・基本方針，精神：患者そして家族とともに歩む医療。
3　病院・施設の機能：特定機能病院。高度で良質の医療を提供し，地域の医療機関とも十分な連携をもち地域医療に貢献。
4　病院の診療科目，病院・施設の職員数など：診療科目（内科，循環器内科，小児科，脳神経外科，外科など18科）。職員数（400人：うちPT 13人，OT 5人，ST 2人）

病院・施設での見学実習目標

1　患者さん・利用者の疾病について理解する。
2　患者さん・利用者の主訴・HOPE・NEED を把握できるようにする。
3　臨床指導者・患者さん・利用者，職員の方々と適切な関係を築けるようにする。
4　関連職種のなかでの理学療法士の業務を理解する。

見学実習前準備

1　学内学習内容の復習。
2　学内学習で修得した理学療法技術の実技練習（評価や移乗動作など）。
3　実習病院・施設での理学療法対象疾患の学習。
4　実習病院内・施設内でのリスク管理，対策の予備知識など。

見学実習に必要な備品，資料の準備

実習前に通勤着や実習着，検査用具，手引き，資料などを準備しておきましょう。実習に持参する持ち物のチェックリストを作りましょう（p.14の「実習の持ち物チェックリスト」を参照）。

ケーシーや白衣などの下のシャツは白やベージュとし，袖や襟元からはみ出さないようにします。メモ帳はポケットに入るサイズのものにしましょう。手帳には，実習病院・施設，実習訪問担当教員などの連絡先を事前に記入しておきましょう。

実習地への連絡

1週間前には必ず実習病院・施設に電話で連絡し，p.14の事前電話連絡質問事項チェックリストにあるようなことを確認しましょう。

電話をする時間帯は，午前の業務開始前（8時30分〜9時），昼休み前（12時前），夕方（16〜17時）が好ましいです。なるべく午前中に連絡をして，担当臨床実習指導者の指示を仰ぎましょう。昼食ですが，病院，施設によっては別途昼食の注文が必要になる場合もあります。なるべく初日は持参しましょう。

見学実習の開始

見学実習を開始するにあたって，「自己紹介」から始まります。自己紹介は2〜3分程度です。この時間内で，職員，患者さん・利用者に自分の長所や実習の目的などを話しましょう。

また，実習中は理学療法士の動き方，話し方・言葉遣い，患者さん・利用者の行動，1日の流れなどをしっかり「観察」しておきましょう。実習中には「デイリーノート」を付けます。これが実習の基本となります。病院・施設，対象疾患，実施されていた治療，理学療法，カンファレンスなど，要点をまとめて，わかりやすく書くようにしましょう（p. 63，2章③「デイリーノートの書き方」参照）。

見学実習の流れ

観察は見学実習で最も大切な勉強になります。見学実習の全体，1日の流れ，各時間帯の理学療法士の活動内容，患者さん・利用者の活動内容など，把握しましょう（表1）。理学療法士が特に気を付けるべきこと，患者さん・利用者への対応・配慮，環境の整備など，特に理学療法場面における安全への取り組みをしっかり学びましょう（p.69，2章④「リスク管理」参照）。

1日ごとに目標を立て，それを中心に見学・観察していくとよいでしょう。見学現場で気付いたこと，疑問に思ったことを記録に残しておきましょう。

表1　実習1週間の流れ

実習初日, 2日目	・1日の流れ（活動内容）を把握する ・職員や患者さん・利用者の顔と名前を覚える ・職員, 患者さん・利用者に名前を覚えてもらう ・多くの患者さん・利用者とかかわる
3, 4日目（中間）	・病院, 施設内ではどのような安全管理が行われているのかを知る ・理学療法士, 患者さん・利用者, 他職種, 家族との連携を学ぶ ・理学療法の実際の場面や病棟・居室での生活などを通して, 患者さん・利用者と積極的にかかわる ・理学療法技術（言葉がけ, 理学療法介入, 日常生活援助, 対応やカルテ・報告書などの記入）を学ぶ ・患者さん・利用者への援助法を知る
5, 6日目（終盤）	・理学療法士のかかわりの意図を知る ・問題発生時の対処法を知る ・患者さん・利用者の今後の動向（退院や退所後）を知る

ホウレンソウ（「報告」「連絡」「相談」）

　見学実習やほかの臨床実習でも同様ですが, ホウレンソウ（「報告」「連絡」「相談」のそれぞれの頭の文字をとって「報連相（ホウレンソウ）」といわれています）が重要になります。病院・施設の職場で業務を円滑に進めるために欠かすことができないものです。

①**報告**

　臨床実習指導者や先輩職員からの指示や命令に対して, 学生が, 患者さん・利用者の状態や経過, 結果などを担当者に知らせること。

②**連絡**

　臨床実習指導者や先輩職員, 学生同士にかかわらず, 簡単な情報を関係者に知らせること。これには自分の意見や憶測は入れないようにします。

③**相談**

　判断に迷うときや意見を聞いてほしいときに, 臨床実習指導者やほかの職員に参考意見を聞き, アドバイスをもらうこと。学生自身の判断で, 意見や憶測は言わないようにしましょう。

　ホウレンソウを理解して実習を行えば, スムーズなコミュニケーションが取れ, 有意義な見学実習になるでしょう。

実習を終えて

　臨床実習を終え, これまでの実習のなかで, 自分がどのような理学療法介入ができたのか, 課題や問題点はなかったかなどを振り返り, 自己評価することで次の臨床実習に非常

に役に立ちます。

　自己評価することで，自身の理学療法に対する意欲が増し，向学心が高まるでしょう。実習期間中に臨床実習指導者から，今までに気付かなかったことを指摘されることもあります。また，現場の職員や患者さん・利用者からよく頑張ったと褒められるかもしれません。このときの気持ちを忘れずに，次の勉学と臨床実習に生かしましょう。

感想文・レポート

　今回の見学実習のなかで何を学んだのか，どんな失敗をして反省したのか，今後どのようにすればよいのかなど，自分の言葉で具体的に書きましょう。誤字脱字など基本的なことに注意を払い，丁寧に書くようにしましょう。

学校へのデイリーノート，評価表・成績表，連絡票などの提出

　実習が終了したら，速やかに学校の実習担当教員と連絡をとり，見学実習の報告をしましょう。実習中のデイリーノート，評価・成績表，連絡票，諸書類の提出，事故処理（事故発生した場合はただちに連絡をし，対応する），実習の成果や今後の課題などを報告しましょう。

お礼状

　臨床実習が終了すると，病院・施設等へ感謝の気持ちを込めてお礼状を送ります。書き方に関しては，あまり形式にこだわる必要はありません。養成校の講義では，手紙の書き方を学生に教授しています。それらを参考にして，感謝の気持ちを相手に伝わるような文面にしましょう。

お礼状のマナー
① 実習終了後，1〜2週間以内を目安に投函します。
② パソコンではなく手書きで書きましょう。誤字・脱字に注意し，丁寧に書きましょう。
③ 1枚ではなく2枚以上書きます。封筒は白地のものを使用しましょう。

おわりに

　今回の病院・施設で実際に理学療法の現場で見学実習を最後までやり遂げれば，達成感や充実感を感じることができ，自分を成長させることができます。その成果は，きっと今後の臨床実習への自信につながります。

文献
1) 岡田慎一郎 ほか著：理学療法 臨床実習サポートブック，医学書院，2015.
2) 菊池恵美子 編：OT 臨地実習ルートマップ，メジカルビュー社，2011.

3 評価実習・検査測定実習

 すべての実習に共通すること

事前学習

　学校で習っていることの理解は当然ですが，実技で体を動かして練習を積んできたかどうかが重要です。トランスファーはじめ各種検査・測定の練習は十分に行いましょう。患者さんへの指示，患者さんとの距離，四肢の持ち方などは，実際に練習することではじめて気付くことも多いです。その点を自分なりにクリアにしておかないと，実際に患者さんに遂行するときに上手くいきません。学校での実技試験同様に，実際に体を動かしてきたか否かは，施設の指導者ならすぐにわかってしまいます。

　初日にペーパーテスト（国家試験の過去問）や口答試験を課す施設もあります。あくまで基礎知識の確認が目的で，必ずしも高得点の必要はありませんが，あまりにも低いと学習面での準備不足とされてしまいます。

準備するもの

オリジナル評価用紙

　これがあるかないかですべてが決まると言っても過言ではありません。何を検査するかを決めていたとしても，効率性は常に考えていかねばなりません。例えばROMを測るときに，メモ帳に肩屈曲外転と書きながら実施していては時間がかかり，次に何を測るかわからなくなってしまいます。あらかじめROMの評価用紙ができていれば角度を書き込むだけで済み，何が未測定かもわかり，あらかじめ参考可動域も載せておけば，測定した時点でその角度が異常値かどうかも判断できます。

　もちろん参考可動域などはすべて頭に入れておくべきものです。実際の場面を想定し，自分にとって必要なものかどうかを判断し，事前に評価用紙を作成しておくことで，予習にもなります。逆にすべての項目が何十枚にもなると，評価用紙とはいえず使いづらくなってしまいます。既存のものではなく自分に使いやすいように工夫したものを作成するのがよいでしょう。

ストップウォッチ

　腕時計は患者さんを傷付ける場合もあるので，時計の形状によっては外していることが多いです。脈，歩行スピードなどで使用する頻度は高く，ストップウォッチのほうが操作がしやすく，見やすいので，必須ではありませんが推奨はされています。

文献コピー

　昨今はインターネットで文献が容易に検索でき，手に入りやすいですが，閲覧制限されている場合もあります。学内では閲覧できるところが多いので，あらかじめ用意しておいたほうがよいでしょう。

実習先への連絡

　おおむね実習の1週間前に，実習地に連絡し，何時にどこへ行けばよいか確認します。どのような疾患を担当しそうか確認します。寮などの宿泊施設利用の場合は，1カ月程度前に連絡し，入寮日，鍵の受け取り，設備，備品，荷物の送り先などを確認しておきます。場所によっては別途食事などの注文や光熱費の契約があります。

服装

　初日や最終日は関係各所に挨拶に行く場合があり，スーツが原則です。実習着も施設により，ケーシーだけでなく，ポロシャツ，ジャージ，エプロンなどがあります。冬場の寒い時期の上着も，カーディガン，白衣，長袖のインナーなどさまざまなので，指示に従いましょう。肌着，下着類は透けることがあるので，色，柄に注意し，透けにくいものを身に着けましょう。行き帰りの私服も，過剰な装飾品，露出の多い服装は控えましょう。

言葉使い

　挨拶は基本で，患者さん，患者家族，スタッフに積極的に行いましょう。初めて会う人には夜でも「おはようございます」という業種もありますが，通常，朝は「おはようございます」，昼は「こんにちは」，夜は「こんばんは」です。「おはようございまーす」，「失礼しまーす」など語尾を伸ばすのはよくありません。「お疲れ様でした」は便利な言葉であり，患者さん，スタッフに使用してもほぼ問題ありません。しかし，「お疲れ様でした」などの労いの言葉に違和感を覚える人がいることは知っておきましょう。

　別のことをする際「じゃあ」ではなく，「では」「今度は」「それでは」を用います。「すみません」「大丈夫ですか」を多用し過ぎるのも不快になるので注意しましょう。

立ち居振る舞い

　腕組み，足組み，あくび，伸び，頬杖などは意識しないとうっかりやってしまうこともあるので注意しましょう。検査・測定中に首をかしげてはいけません。患者さんが不安になります。メモを取るのにも許可をとり，メモに夢中になりすぎないようにしましょう。顔も見ずに一字一句すべてをメモするようなことはしないようにしましょう。

エチケット

　長髪はまとめ，前髪も垂れないようピン留めします。髭は剃りましょう。髪型にも気を配り，整髪料，シャンプー，洗剤のにおい，体臭や足のにおいにも注意を払います。

　不用意に日焼けをしていると実習前に遊び呆けていたと勘違いされることもあります。大きなピアス穴は目立ち，好印象を与えません。

　インフルエンザワクチン接種が義務の施設が多いです。またノロウイルスやメチシリン耐性黄色ブドウ球菌（MRSA：methicillin resistant *staphylococcus aureus*）など，院

内感染を拡大させないよう注意が必要です。感染症対策として手洗い，消毒はしっかり行いましょう。施設によっては個人個人が消毒液を持ち歩いている場合もあります。マスクやガウンも必要な場合があります。マスクは感染症対策，予防などでリハビリテーション室内でスタッフも学生もしている人は多いですが，人と話すときはマスクをとるのが礼儀です。

1日の流れ

　勤務時間が9時から17時とは限りません。昼休みが長く，夜19～20時まで診療時間であったり，土日祝日が休みとも限りません。365日リハビリ体制や，平日休みや，指導者が休みのときに学生も休みであるなど，さまざまです。施設によっては1週間ごと，もしくは実習期間中のすべてのスケジュールが細かく決められている場合もあれば，毎日フレキシブルな場合もあります。施設の方針に従いましょう。

朝

　電車の遅延は患者さんには関係ありません。十分に余裕をもって到着するようにしましょう。遅刻や早退，休みの連絡は施設と学校の両方にします。朝は掃除や各種物理療法機器の電源の確認など，施設の指示に従いましょう。

昼休み

　休み時間は気を抜く時間ではありません。休み時間の過ごし方にも注意を払いましょう。基本的に休憩をして構いませんが，不明なことがあれば調べたり，教えを請うことも大事なことです。スタッフと一緒に寝ていたり，スマートフォンのチェック，待合い室の新聞雑誌を読むこと，リハビリテーション室の設備を使用し，筋トレ，ストレッチなどをすることも好ましくありません。

　昼食は，学生が職員と同様に食堂を使える場合もあります。弁当持参であっても，スタッフルームで食事できる場合と，食事は食堂で，という場合もあります。冷蔵庫やレンジも勝手に使わずに，許可をとりましょう。院外に出る必要があるときは，着替えたほうがよいでしょう。

夕方

　診療時間終了後は，掃除や指導者からの指導などが多いはずです。昼休みが長い場合は，昼休みに指導者からの指導が入ることが多いでしょう。

電話対応

　スタッフルームに自分しかいないときに電話がかかってくることはよくあります。学生だと名乗り，対応しましょう。

会議への参加

　カンファレンスなどの会議にも参加し，自分の受け持ち患者に対し，現況を一部報告することもあります。

厳重注意事項

患者さんとのコミュニケーション

　自分のプライベートを延々語ることがコミュニケーションではありません。会話も大事ですが，表情や，リハ室以外の病棟での様子を観察することも重要です。金品を貰ったり，あげたりしてはいけません。おしゃべりが嫌いな人も当然いるでしょう。何を話してよいかわからないときなどは，施設のある地域の話，ニュースの話など，プライベート以外の話のほうがよいでしょう。患者さんと親しくなりすぎ，連絡先の交換などしてはいけません。見合い話など，エスカレートして収集がつかなくなりそうな場合は，早めにスタッフに相談し，対応を求めましょう。自分だけで解決しないようにしましょう。

　問診のときにカルテに記載済みの家族構成，住所，職業などを何度も聞かないようにしましょう。また，内縁関係の家族もいる場合があります。病状や予後は安易に答えないようにしましょう。学生なので詳しくは存じませんという姿勢で対応します。

守秘義務

　カルテなどの書類を撮影することや，わからないことをネット上で質問したりしないようにしましょう。患者さんのことを施設外でしゃべってはいけません。職員専用バスの車中でも同様です。レポートなどの書類や，USBなどの紛失は大問題につながるので最大限注意しましょう。

レポート

　クシャクシャな状態の書類は失礼です。切り貼りしたものはコピーを提出しましょう。消えるボールペンは使用してはいけません。レポートやレジュメの体裁，形式，発表方法も確認しておきます。用紙はA3かA4か，何枚か，パソコンでの発表かなどを確認します。

報告，連絡，相談

　学生の居場所がわからないのは困ります。食事，トイレ，病棟に行くときなどもきちんと連絡します。ヒヤリハットが起こったときなど，それが大したことがあるのかないのか自分で判断せず，必ず報告，連絡，相談をします。

検査測定実習（1〜2週間）

　検査測定実習は，情報収集，検査測定という流れで行います。

　学校のカリキュラムによってどこまでを到達目標にするかは若干異なりますが，検査測定実習は学生同士や健常者相手とは異なり，患者さんに検査や測定を実践する最初の実習です。誘導なども含め検査測定の手順を学び，コミュニケーションが取れること，慣れること，効率的にできることにウェイトが置かれています。ROMやMMT，感覚検査などを一所懸命に遂行することに気をとられ，顔色，表情といった外見を観察することが疎かになりやすいです。亜脱臼，翼状肩甲，筋萎縮，浮腫などを目で見ることと，手で触れて確認することも重要です。

検査測定に入る前段階のトランスファーや寝返り，起き上がりの介助などがうまくいかずに困惑することがあります。健常者同士の練習と異なり，実際の患者さんは，自分で動ける人，動けない人などさまざまです。ベッドの端に寄ってもらう，車いすに浅く腰掛けてもらうといった動作が，実は一番大変で，介助で行う際には，かなり苦労します。慌てたり，力ずくでやらないように注意しましょう。

　施設には学校にはない新旧さまざまな設備や道具がある場合もあります。せっかく実習に来ているのですから，そのような設備や道具にも興味をもち，使用方法を学び，体験してみることは実習として有意義なものになります。

評価実習（3～4週間）

　評価実習は，情報収集，検査測定，解釈・統合という流れで行います。

　評価実習では比較的時間をかけて評価することができるので，ボトムアップ式に行うことが多いです。ボトムアップ式とは，検査項目をすべて実施し，すべての検査項目の結果から問題点を抽出し全体像を把握する方法です。ボトムアップ式の利点は，学生が用いやすく，細かい問題も見つけられることです。欠点は，効率が悪く，全体像が把握しづらいことです。実際にはすべての評価項目の実施は，時間的にも患者さんの負担の面からも困難で，疾患に沿った評価を前提に行います。

　評価実習は，検査測定実習とは異なります。検査測定を踏まえ，患者さんの背景を把握することで，その患者さん特有の問題点を押さえることが重要です。検査測定実習では，例えば関節可動域を測定すること，その角度が参考可動域より小さいことを確認し，問題点を列挙することで，とりあえず完了となることが多いですが，評価実習の場合は，関節可動域が小さい場合，そのことが患者さんにとって問題かどうかという考えが必要になります。関節可動域が参考可動域よりも小さいことが，大きな問題になる人もいれば，そうでない人もいます。単なる問題点抽出作業に陥ることにならないように気を付けましょう。問題になるかならないかという判断には，主訴，HOPEのほか，職業，家族構成，家屋構造，周辺環境が大きくかかわってきます。よく見落とされがちなのは周辺環境で，都心部なのか郊外なのかを考慮します。買い物をする際，商店街などを歩いて買い物をせざるを得ない地域もあれば，コンビニエンスストアに行くにも車に乗らなくてはならない地域もあります。出前（ケータリング）などの必要性も確認します。「トイレ動作可能」も，トイレに行くまでが可能でも，本当に用を足せるか，最後に手を洗えるかということはよく検証していないこともあります。どのような行動が問題になるかならないかわからないときは，自分の行動に置き換えるとよいでしょう。自分が家路につくまでと同じ行動ができるかを考えます。雨が降ってきたらどうするか，電車に乗れるかだけではなく切符を買えるか，交通電子マネーを使用できるか，コンビニの冷蔵庫を開けられるかなどです。評価実習は，学習が進んでから臨むので，カルテからの情報で血液データなども活用します。炎症にかかわる検査値が高くとも痛みを訴えない人もいれば，逆にデータ上問題はなくても強い痛みを訴える人もいます。合併症についても，糖尿病であれば血糖値，心筋梗塞があれば酵素の値が重要となり，合併症の程度により問題点も変わってきます。

他部門からの情報で，作業療法や言語療法からのアプローチが理学療法と重複するようなら，別の面からのアプローチを考える必要もあります。麻痺が重くても上手に歩く人もいれば，麻痺は軽くてもほとんど歩行ができない人もいます。そのような原因がどこにあるのか（筋力なのか可動域制限なのかなど）を分析する作業が統合と解釈です。分析のために問題点を整理する作業として国際障害分類（ICIDH：international classification of impairments, disabilities and handicaps）や，国際生活機能分類（ICF：international classification of functioning, disability and health）が用いられています。ICIDHは，impairment（機能障害），disability（能力低下），handicap（社会的不利）から構成され，問題点をチャート式に整理します。ICFは，body function & structures（心身機能・構造），activity（活動），participation（参加）で構成され，問題点だけではなくよい点も列挙し，総合的に検証します。これらの作業によりゴールを設定します。

　ゴールには短期目標（STG：short term goal）と長期目標（LTG：long term goal）があり，短期目標は，いつまでに何をどうするか，具体的に示す必要があります。ROM拡大や，歩行獲得といった抽象表現ではなく，3日間で膝関節屈曲100°，1週間で平行棒内歩行10m往復獲得など，具体的な日数や数値で表します。長期目標は，短期目標を踏まえ，長期的な目標を定めます。短期目標が屋内歩行自立，長期目標が屋外歩行自立というパターンを見かけますが，目標が患者さんの主訴，HOPEとまったくかけ離れたものにならないよう注意が必要です。

 さいごに

　実習全般を通して，学生が何をどこまでわかっているのか，いないのか，困っているのか，いないのか，わからないのが指導する側は1番困るでしょう。いろいろ調べたがわからないということは当然あり，わからないと正直に言うことは決して悪いことではありません。ただなんでもかんでも教えてもらうのではなく，自分の考え，思うところを伝えることが重要です。

4 地域理学療法の実習（見学実習）

はじめに

　理学療法士の役割として，地域における生活支援の期待が高まっており，在宅医療，訪問看護や訪問リハビリテーションの機能が重視されています．「地域理学療法」にかかわる授業や実習は，養成校によって取り組みが異なっていますが，2019年度からすべての養成校でカリキュラムを重視するように「理学療法士・作業療法士学校養成施設指定規則」，「理学療法士作業療法士 養成施設指導ガイドライン」の見直しの改定が検討されています．
　本項目では，訪問リハビリテーションの実習の内容と学習のポイントを紹介します．

地域理学療法の実習の目的

　医療機関などでは，医師をはじめ，すべての医療職，そして学生の皆さんも臨床実習で担当する患者さんの最終ゴールに「在宅生活」をイメージした目標設定をすることが多くあるでしょう．急性期，回復期の患者さんを相手に実習を行う前に，在宅での生活状況をみることは重要な体験となります．
　訪問リハビリテーションの見学実習では，地域に住む高齢者と障害者（小児・神経難病を含む）などを対象に，地域における理学療法の役割を知り，生活を支援していくために必要な「知識・専門技術」と「他職種との連携」について学びます．

実習生の到達目標

① 利用者，家族の生活特性について理解できる．
② 利用者，家族そして関係者に対して適切なコミュニケーションをとり，必要な態度を理解できる．
③ 各事業所で提供しているサービス内容の特徴を理解できる．
④ 理学療法士やほかの医療職の業務内容と役割を理解できる．
⑤ 利用者の理学療法ニーズを理解できる．
⑥ 地域における他職種との連携が理解できる．
⑦ 実習後に，訪問リハビリテーションおよび関連する制度（医療保険，介護保険など）について調べられる．
⑧ 実習後の学内セミナーにおいて，同行訪問した症例について報告し，ディスカッショ

ンできる。

実習およびセミナー

① 実習前オリエンテーション（1～2カ月前に学内で1時限）
「手引き」をもとに次のような説明を受ける。
・学生の事前準備，心構え
・訪問サービスの特徴と実習の心構え
・社会常識，接遇，マナーに関しての注意事項
・事業所（施設）内の情報，個人情報に関する取り扱い
・事故が発生した場合の対応（学生保険の取り扱いを含む）
・担当教員との連絡に関して
② 1施設で「連続2日間（16時間相当）」の見学実習となっている。
③ 実習セミナー（学内で10時限）
学生による事例発表と質疑を行う。

実習施設

理学療法士による訪問リハビリテーションを実施する，①訪問リハビリテーション事業所（医療機関または介護老人保健施設）または②訪問看護事業所。

訪問時の移動方法

①徒歩，②各事業所の自転車利用，③公共交通機関，④各事業所の車両に同乗
以上の4つに限定（※ バイク利用は禁止）。

臨床実習の形式

理学療法士等による訪問リハビリテーションの現場での「同行訪問による見学実習」（各学生1人）が基本ですが，利用者または家族との会話，指導者の指示のもと「簡単な補助業務（お手伝い）」を体験する場合もあります。

利用者などの情報について

指導者からのオリエンテーションまたは利用者・家族などの各種情報は，朝の時間また

は訪問移動中に聞くことがあります。

また「診療チャート」は訪問移動中や事業所に戻ってきてから閲覧させてもらうこともあります。

実習前の準備

実習施設の事前確認をしましょう。「実習施設のHP」「事前の電話によるご挨拶」「先に実習を終えた学生による実習報告書」「同施設の実習経験学生から直接情報収集」などから次のことを整理・把握してください。
① 運営法人・事業所の特徴
② 朝の集合時間帯，服装（上着，パンツ，靴，タオルなど），持ち物
③ 所在地や交通経路・所要時間

事前の「電話連絡」にあたっては，数日前（1週間程度）に，業務時間中であることを十分に認識して多忙な時間帯を避け，問い合わせをします（朝から夕方まで訪問に出払うことが多いので，17:00過ぎがタイミングがよいことが多い）。しかし，同施設・実習経験学生または教員から「事前の電話連絡は遠慮するように」と伝達された場合は，もちろん電話連絡は不要です。

体調管理

新しい環境で緊張が続くため，各自体調管理には十分気を付けましょう。体調管理も働くうえで非常に重要です。

臨床実習時の心構え

訪問リハビリテーション実習は大変貴重な経験であることを認識しましょう。実習学生の受け入れは，施設側法人，担当の実習指導者，そして利用者・家族のご厚意と理解と協力によって成り立っていることを心得て，謙虚さを忘れず，感謝の気持ちをもって実習を行いましょう。

実習中の対応

① 報連相：指導者の指示に従い，必ず「報告」「連絡」「相談」を実施すること。
② 規則遵守：各施設（事業所）の業務体制・職務規定に従うこと。
③ 欠席・遅刻・早退
　➡訪問業務は，「早朝」から訪問に出発することが多いです。1度訪問に出ると事業所に

戻ることなく，夕方まで連続することも多いです。そのため，遅刻や指定された時刻に不在の場合，同行訪問に出られずに実習が遂行できないこともあります。時間厳守で遅刻は絶対にないようにしましょう。

※ 電車の遅延などにも対応できるように，朝は「30分以上」の余裕をもつこと（早朝，事業所に入れない場合でも，最寄りの駅周辺で待機しましょう）。

➡やむを得ず「欠席，遅刻，早退」することになった場合は，次のことを確実に行います。

・「欠席」の場合：朝の始業時間に，実習指導者に欠席する旨とその理由を電話連絡し承諾を得ます。その後，学内担当教員にもその旨を速やかに報告しましょう。

・「遅刻」の場合：遅刻がわかった時点で，遅刻の理由と到着予定時刻を実習指導者に電話連絡をします。その後，学内担当教員にもその旨を速やかに報告しましょう。

・「早退」の場合：事前に早退する旨とその理由を実習指導者に伝え承諾を得ます。その後，学内担当教員に速やかに報告しましょう。

・「欠席・遅刻・早退」のすべてについて，所定の届けを作成します。実習終了後，速やかに学内担当教員に提出しましょう。

④ **身だしなみ**：

身だしなみは清潔で，機能性を保てるよう心がけること。身だしなみを保つことは，医療職として重要な役割の1つです。身だしなみが守られていない場合，実習を受けさせてもらえないこともあります。

➡**服装と靴**

各施設（事業所），実習指導者から指定された服装（上着・パンツ・靴），持ち物（タオルなど），その他（コート・雨具など）の着用・携帯をする。

実習先からの指示がなければ，

・**上衣**：ポロシャツ，もしくはそれに準じるもの（襟付きであること），寒い時期はカーディガン，フリース／ダウン／コート類など，状況に応じて清潔で華美でないもの（紺・黒・グレー・ベージュなどの単色）を適宜着用します。

・**下衣**：チノパン，もしくはそれに準じるもの（ジーパン，カーゴパンツなど，作業着類は禁止）。

・**靴下**：華美でないもの（白，グレーなどの単色が無難），雨の日など濡れた靴下で居宅にあがることがないよう，替え（2本ほど）があると安心です，足の臭い，汚れがないようにします。

※ 利用者宅にあがるために，靴下は「清潔さ（見た目も）」「足の臭い」に注意を払います。

・**靴**：動きやすいスニーカーなどがおすすめ，雨の日は長靴も使用可能。

➡**訪問時の「マナー」**

・**コート類の着脱**

ドアを開ける前にコートは脱いで，腕に持ちます。

・**目を見て，落ち着いて軽く「あいさつ」**

患者さんには，実習指導者に続いて，（膝をついて，目線の高さを合わせて）目を見て，落ち着いて軽く「あいさつ」を行う。できれば「分離礼（先に口頭で挨拶を言

い，そのあとでお辞儀する）」をしましょう。

・**靴を脱ぐ**

靴を脱ぐときは，玄関扉を背にして脱ぎ，家のなかへあがります。できるだけ家人に背中やお尻を向けないよう，振り返って（体を横向きにして膝をついて）靴の爪先を玄関扉に向かってそろえ直します。脱ぐのに手間・時間がかかるロングブーツなどは避けること。

➡ **態度，挨拶，言葉遣いについて**

・態度，挨拶，言葉遣いには気を配り，好感をもたれるように心がけましょう。

・挨拶の励行は基本的なマナーです。

（例えば，おはようございます，ありがとうございました，失礼します，よろしくお願いします，など）

・相手に礼儀をつくし，時・場所にあった挨拶，丁寧な言葉遣いをします。

・他人に不快感を与えるような態度や言葉遣いなどがあれば改めるよう心がけましょう。「自分がこう言った」でなく，「相手がどう感じたか」への気配りを！

・施設（事業所）内は禁煙（利用者や職員が喫煙できる場所が確保されている場合でも，実習学生は喫煙を慎む）

・実習生としての立場をわきまえた行動を心がけます。

・信頼関係を築くよう笑顔と傾聴的態度に努めましょう。

・施設の職員や利用者・家族の方々とは，節度をもって親しみのある態度で接し，私的な関係をもつことのないよう注意しましょう。

・私的な連絡先の交換はしてはいけません。

・利用者・家族の方々などから金品の授受をしてはいけません。

・場の雰囲気を読んで，積極的な「気遣い」を心がけましょう。

（狭い利用者宅での立ち位置，笑顔，傾聴的態度，治療の空間の確保など）

・わからないことは，適宜指導・助言（質問）を求めましょう。

・未熟な知見で職員，治療，施設などの批判は厳に慎みましょう。

⑤訪問先の外での待機について

利用者のなかには，学生の同行訪問を「快く思われない」または「遠慮してほしい」と希望される場合もあります。この場合は，学生は「待機」を余儀なくされます。実習指導者の訪問業務が終わるまで，車内またはコンビニなどで待機します。その際，利用者宅周辺であることを考慮して，行動・言動には注意しましょう。実習生の不意な言動・行動がクレームとしてあげられることもあります。

⑥訪問中のトイレ使用について

実習指導者に相談しましょう。利用者宅，途中のコンビニなどとなります。

⑦持ち物について

・筆記用具（ペン，メモ帳）のみ

・メモ帳はポケットに入る大きさのもの

⑧「個人情報の取り扱い」について

　実習先・養成校から指定された場合は,「個人情報保護に関する誓約書」などを作成して,実習初日に実習指導者に手渡すこともあります。実習でかかわった利用者,対象者への「個人情報の取り扱い」については,施設の指針に従い,カルテ,記録などは実習指導者の職員の許可を得て閲覧しましょう。私的なメモ類の取り扱いにも注意します。なお,「個人を特定できる情報」を勝手に外部に持ち出したり,口外したりすることは法令違反となります。

　「USB・ポータブルハードディスク」などの携帯型情報記録媒体は絶対に使用してはいけません。診療・実習にかかわる「記録紙またはメモ」は,たとえ落としたとしても個人が特定できるような「氏名（利用者・スタッフ名など）・生年月日・住所・電話番号・履歴の病院名など」の情報は記載しないこと。

⑨非常時,災害時の対応について

　実習期間中に事故が発生した場合には,速やかに,実習指導者および大学担当教員に報告し,指示を仰ぎます。また,事故発生報告書に必要事項を記載し,実習指導者に提出します。災害時などは,実習指導者ならびに事業所の指示に従います。

実習終了後の対応

①実習終了時の確認
- 鍵などの借用品の返納
- 諸経費（食事代など）の清算
- 控え室や更衣室の整理整頓
- 私物の持ち帰り
- 実習期間中に受けた指導に対して,関係者（職員,利用者・家族など）に感謝の意を表すること。
- 最終学生の実習終了後1週間を目途に,実習指導者ならびにスタッフに礼状を書き,感謝の意を表すること。実習生が複数の場合は,学生全員の連名で1施設1通の礼状を送る。
- 養成校からの指定で,実習終了後1週間以内に,「実習報告」の内容を参考に提出あるいは後に訪問する学生に伝達することもある。
- 実習終了後1週間を目途に,規定の「実習評価書（実習指導者および学生本人の押印または自署されているか確認）」を大学担当教員に提出。
- 必要に応じて養成校から指定の「事故発生報告書（実習指導者および学生本人の押印または自署されているか確認）」を作成。

文献

1）阪井 康友 ほか：地域理学療法実習の手引き．帝京平成大学健康メディカル学部理学療法学科, 2017.

5 OSCE

はじめに

　日本の医師の教育カリキュラムは国際基準に合わせて，臨床実習前にCBT[*1]とOSCE[*2]の評価後に認定書が全国医学部長病院長会議より発行されます。そして，白衣式後にstudent doctor（医学実習生）として臨床実習へと進むことができます。同様にOSCEなどの評価を通過して，看護師であれば戴帽式後にstudent nurseとして，理学療法士であればstudent PTとして臨床実習に臨むことが国際基準となっています。

　OSCEは「医療面接」「接遇」「検査・測定技術」「評価能力」「介助・誘導技術」「臨床手技」「臨床能力」「リスク管理能力」などの評価目的によって問題設定も評価内容も異なり，養成校によっても取り組みがさまざまです。2019年度から，すべての養成校でOSCEを導入するよう，「理学療法士・作業療法士学校養成施設指定規則」，「理学療法士作業療法士 養成施設指導ガイドライン」の見直しの改定が検討されています。

　帝京平成大学理学療法学科では，OSCEを導入して10年以上になり，臨床実習に臨むstudent PTとして能力評価と意識付けを目的に，3年次の後期にCBTと併せて実施しています。その特徴は，臨床実習を終えた4年生を模擬患者（SP：simulated patient）に採用し，試験官は学内教員でなく，学外の臨床経験の豊富な理学療法士が行います。その内容と事前準備のポイントを本学科で行っている「OSCE」の問題集から引用して紹介します（p.34以降を参照）。

[*1] CBT（computer based training）：総合的専門知識を評価するコンピュータを用いた客観的な共用試験。
[*2] OSCE（オスキー：objective structured clinical examination）：基本的な診療技能と態度を評価する客観的能力試験。

OSCEの目的

OSCEの目的は，
① 臨床実習に参加するために準備すべき臨床スキル（礼節，安全性，臨床効率性，基本的臨床能力）の到達目標を明確にすること
② OSCE受験準備で「気付き」と「学習」のプロセスを体験すること
③ 客観的評価で臨床実習に参加する能力があるかを確認すること
が目的です。

　さらに，ここで紹介するOSCEのモデルでは，受験者にとっては「試験官の評価」の予測をすることは比較的簡単ですが，「模擬患者（SP）の評価」は実際の臨床の場でも得られない「患者のクレーム」であり，受験者にとって貴重でリアルな意見をフィードバックするこ

とで学習効率を高めることを狙っています。

学生の到達目標

① 挨拶および自己紹介ができる。
② 患者への礼節（挨拶，自己紹介，適切な言葉使いとアイコンタクト，傾聴，声のかけ方・トーン，指示の仕方，気遣い）に配慮できる。
③ 患者のコミュニケーションの特性を把握し，適切な説明ができる。
④ 患者の障害像を把握し，適切な対応ができる。
⑤ 患者の反応（痛み，表情，指示動作など）をみて対応ができる。
⑥ 体調全般に関する情報の聴取ができる。
⑦ 患者へ理学療法の内容を説明し同意を得ることがきる
⑧ 患者の「安全性」に配慮して，事故の予測と危険因子の除外などの適切な対応ができる。
⑨ 理学療法士として適切な介助・誘導ができる。
⑩ 理学療法士として「効率的」な立ち位置，構え，行動ができる。
⑪ クロージング（臨床の終わりでの，実施内容の説明と疼痛・痛みなどの簡単な確認）ができる。
⑫ 臨床実習に参加して指定された臨床的な基本手技を実施することかできる。
⑬ 患者に不快感を与えずに好印象をもってもらえるように配慮できる。
⑭ 臨床実習に参加するうえでの「礼節」「安全性」「臨床効率性」に配慮でき，基本的な「臨床能力」を実行できる。

OSCEの概要

・試験4週間前に「試験の課題および評価表（内容）」が開示されます（ただし「シナリオ」の部分は未公開）。
・試験課題：ランダムに選ばれる3症例。本項目では，臨床実習で担当する可能性のある脳血管障害の症例を取り上げました。
・試験時間：1症例につき12分（試験時間9分間＋試験官によるフィードバック2分）＋1分（移動）
・試験官：学外試験官（経験豊富な理学療法士）
・模擬患者（SP）：理学療法学科4年生（臨床実習終了者）　※ SPもSP用評価シートを記入。
・合否基準：①各ブース（3症例）の試験官の総合印象で「問題あり」，②模擬患者（SP）の評価で「全体の印象として，次回もこの理学療法士にかかりたいですか？」の問いで「いいえ」または「絶対いやだ」の評価の場合は不合格として，対象ブースの再試験となります。
・再試験：試験は2名以上の学科教員，模擬患者は同学年の学生となります。
※ 備考：CBTがOSCE受験の条件となっており，OSCEに合格することが「臨床実習」の履修要件となります。

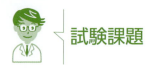 試験課題

　3課題のうち問題1の「各症例・課題内容・試験官の評価シート」と「模擬患者(SP)用評価シート(3課題共通)」を次に示します。ただし，各症例の「シナリオ」は非公開です。

　シナリオの内容は，「事前に設定した内容」と「試験当日ブースごとに設定し，毎回または数人ごとに変更する場合がある」があり，例えば「バランスを崩す」「膝折れしそうになる」「痛みで顔をしかめる」「"痛っ"と言う」「無反応を装う」「腕を袖に通せない行動」「指示の前に行動を起こす」「見ていないときに座位で後方に倒れる」などとさまざまです。

※ 事前に「症例と試験官が評価する項目」を開示するOSCEの場合は，受験者すべての行動が同一な場合があり，間違いや異常な対応もすべての受験生が実施することもあります。そのため，ランダムなシナリオを設定する場合があります。とにかく，臨床の基本として「患者の反応を見て対応すること」「何をしたでなく，患者の反応がどうだったか，どう感じたか」に心掛けることが重要です。

【問題1】脳血管系障害（左片麻痺，空間無視，半側身体失認）Ⅰ

氏　　名：Aさん　60歳代
診断名：脳梗塞・左片麻痺
現病歴：2カ月前に右頭頂葉梗塞にて発症。
合併症：高血圧
ＢＲＳ：上肢Ⅱ，手指Ⅱ，下肢Ⅲ
高次脳機能障害：左空間無視，左半側身体失認，注意障害
感　　覚：左上下肢で表在・深部感覚中等度鈍麻。
補　　足：PT室までは車椅子・駆動介助により来室。
※ 左肩関節に，亜脱臼，屈曲120°，外旋40°程度のＲＯＭ制限と疼痛あり。

課題

必要な情報を取得してから，
①立位能力を確認しながら，残存機能を十分活かせるよう配慮して「車いすからベッドへのトランスファー」を行い，
②上着(前開き)の更衣動作の指導を行いなさい。
（以上を9分間で行いなさい。時間内に終了するように）
※ 最後に，この患者さんに対し「PTとしてアプローチするうえで重視したい内容を2点以上」試験官に述べなさい。

通常はPT開始前に血圧，脈拍などのバイタル確認を行いますが，今回は省略します。

脳血管系障害（左片麻痺，空間無視，半側身体失認）Ⅰ：試験官・評価シート

※「行った・した」-----2点，「行ったが不十分」-----1点，「行わない」-----0点

			行った （2点）	不十分 （1点）	行わない （0点）
導入	1	挨拶および自己紹介を行った	☐	☐	☐
	2	体調全般に関する情報の聴取を行った	☐	☐	☐
移乗動作	3	車いすを適切な位置に設定した	☐	☐	☐
	4	移乗動作と上衣更衣動作の概要を説明し同意を得た	☐	☐	☐
	5	通常の移乗動作方法の確認を行った	☐	☐	☐
	6	車いすのブレーキ，フットレストなどの確認を行った	☐	☐	☐
	7	移乗動作に際して，足部の位置や姿勢を適切に修正した	☐	☐	☐
	8	立ち上がりに際して，適切な介助・誘導（あるいは介助）をした	☐	☐	☐
	9	方向を変え，着座動作を安全に介助・誘導（あるいは介助）した	☐	☐	☐
	10	患者の座位保持状態に注意しながら，車いすを移動した	☐	☐	☐
座位バランス	11	体幹の構えを確認・修正した	☐	☐	☐
	12	足部の位置の確認・修正をした	☐	☐	☐
	13	左上肢の位置の確認・修正した	☐	☐	☐
	14	右上肢を支持しない場合の座位バランスを確認した	☐	☐	☐
	15	着衣に必要な右上肢のリーチ範囲（前・左右）を確認した	☐	☐	☐
上衣の着衣動作	16	ジェスチャーなどを交えて着衣の手順をわかりやすく説明した	☐	☐	☐
	17	袖に左手を通す誘導を行った ※ 肩関節の保護と疼痛への配慮	☐	☐	☐
	18	左手を袖に通した後，上衣を右の肩口に通す誘導を行った	☐	☐	☐
	19	座位姿勢の崩れに対応した	☐	☐	☐
	20	着衣後の服の乱れを確認させ，整えるように促した	☐	☐	☐
上衣の脱衣動作	21	ジェスチャーなどを交えて脱衣の手順をわかりやすく説明した	☐	☐	☐
	22	左肩をずらすこと（動作の導入）を誘導した	☐	☐	☐
	23	右手を袖口から抜くことを誘導した	☐	☐	☐
	24	左上肢を袖口から抜くことを誘導した	☐	☐	☐
	25	座位姿勢の崩れに対応した	☐	☐	☐
全体を通して	26	更衣動作の終了後，疼痛や疲労の確認を行った	☐	☐	☐
	27	全体的に安全への配慮を行った	☐	☐	☐
ゴール設定 または治療計画	28	具体的内容を説明した（PTとして重視したいこと） 内容は問わない	☐	☐	☐
総合印象	29	☐ 問題あり　　　☐ 特に問題なし　　　☐ 好印象			
コメント	30	※「問題あり」とした場合（可能な範囲で）内容を記載して下さい			

模擬患者（SP）用評価シート（3課題共通）

1	ステーション名は？	□ ①「脳血管Ⅰ」	□ ②「脳血管Ⅱ」	□ ③「筋骨格」
2	挨拶や自己紹介などはできていましたか	□ ①はい	□ ②ふつう	□ ③いいえ
3	適切な言葉遣いでしたか	□ ①はい	□ ②ふつう	□ ③いいえ
4	患者に対する配慮を感じられましたか	□ ①はい	□ ②ふつう	□ ③いいえ
5	説明はよくわかりましたか	□ ①はい	□ ②ふつう	□ ③いいえ
6	声のかけ方，指示の仕方は適切でしたか	□ ①はい	□ ②ふつう	□ ③いいえ
7	患者の反応をみて対応していましたか	□ ①はい	□ ②ふつう	□ ③いいえ
8	転倒の不安はありませんでしたか	□ ①はい	□ ②ふつう	□ ③いいえ
9	説明時にアイコンタクトはありましたか	□ ①はい	□ ②ふつう	□ ③いいえ
10	接触は適切でしたか（不快ではない）	□ ①はい	□ ②ふつう	□ ③いいえ
11	介助時に痛みや不快感を伴いませんでしたか	□ ①はい	□ ②ふつう	□ ③いいえ
12	全体の印象として，次回もこの理学療法士にかかりたいですか？	□ ①是非　　□ ②はい　　　　　□ ③どちらでもない □ ④いいえ　□ ⑤絶対いやだ		

※ **コメント：特に印象に残ったことを必ず記載して下さい。**

📗 **文献**

1) 阪井康友 ほか：理学療法教育におけるクラークシップ型臨床実習に対応した Basic OSCE の開発 . 理学療法いばらき , 10(1): 22-26, 2006.
2) 阪井康友 ほか：クラークシップ型臨床実習に対応した THU・理学療法版 Basic OSCE. 帝京平成大学紀要 , 19:127-133, 2008.
3) 阪井康友 ほか：理学療法領域における臨床技能の評価と学習支援の試み・帝京平成大学での例 . 理学療法ジャーナル , 46(4)308-310. 2012.

⑥ 臨床実習

はじめに

　臨床実習は，初期評価・治療・経過 →（中間評価・治療・経過）→ 最終評価，といった流れで約2カ月間行います。初期評価を実施し，実際に治療し，経過を追い，中間評価もしくは最終評価時に，初期評価時と比較し変化を分析します。表1に臨床実習の目標を示します。

表1　臨床実習の目標

①オリエンテーションができるようになる（患者さんに丁寧な説明と同意を得ることも含む）
②安全性，リスクなどに配慮できるようになる
③面接およびカルテから情報収集ができるようになる
④症例に即した検査測定方法を選択できるようになる
⑤症例に即した検査測定を実施できるようになる
⑥情報収集・検査測定の結果を記録できるようになる
⑦得られた情報から問題点を挙げることができるようになる
⑧他部門から情報収集をし，総合的に患者さんの背景を把握することができるようになる
⑨問題点を整理し，適切なゴール設定ができるようになる
⑩ゴール到達のための適切な治療プログラムを立てることができるようになる
⑪治療プログラムを実施できるようになる
⑫治療の経過を観察することができるようになる
⑬ゴールの見直し，治療プログラムの見直しができるようになる
⑭最終評価により，初期評価からの変化を分析できるようになる

臨床実習は集大成

　評価実習では評価期間が2～3週間ありますが，臨床実習では評価にそんなに時間はかけられません。ですから，まず何を評価していくかという計画性がより重要となります。

2，3日から長くとも1週間程度で評価を終えるのが理想です。

そのためトップダウン式の評価が必要となってきます。トップダウン式とは，患者さんの全体像（動作，歩行，ADLなど）を大まかにとらえ，そこから問題点を予測し，必要な検査項目から実施する方法です。トップダウン式の利点は，疾患や重症度が明確な場合は効率がよいことであり，欠点は，細かい問題点を見過ごすことで，遂行にはそれなりの経験が必要とされます。

このとき学生がつまずくのは，知らない疾患だと評価できなくなってしまうことです。例えばパーキンソン病であればHoehn&Yahrの分類，4大徴候など，評価項目がすぐに頭に浮かぶと思いますが，聞いたことのない疾患，知っていても症状が多岐にわたる疾患や，診断名がはっきりしない場合，何を評価してよいかわからなくなります。このような場合，疾患から評価項目を見つけるのではなく，患者さんの症状から困っていること，できることできないことを評価すればよいのです。

臨床実習で大事なことは，ゴール設定と治療プログラムです。評価ができなくては話になりませんが，問題点を列挙したとしても，筋力低下に対し，筋力強化，関節可動域減少に対し，関節可動域の拡大では適切な治療プログラムとはいえません。どのような手段で，どのくらいの負荷で，何回行えばよいのか，手探りの状況のときもありますが，適当ではいけません。エビデンスに基づいて実施していく必要があります。高齢者の大腿骨頸部骨折と若者のACL損傷では，同じ四頭筋の筋力強化であっても，やり方は当然違ってくるのです。ペーパーペイシェントでは四点杖はよく使われていますが，実際は安定せず，使いにくいことも多いです。また，杖や装具を着けたくない人もいます。高齢者であれば，肺炎，認知症などの2次障害を予防できるプログラムが必要となります。さらに同年代で同じ疾患であっても，合併症の有無でやれることやれないこと，性格的なことでやってくれることやってくれないことなどさまざまで，ゴールの設定も難しくなります。

また治療は，決められた時間のなかで，どの問題点を優先にプログラムを遂行していくかが重要です。学生が苦労するのはこの点です。すべてが問題点であり，すべてが大事と考えるのは学生として当然の考え方かもしれませんが，実際は限られた時間のなかで優先順位を付けて治療していかなくてはなりません。臨床実習は，学習も学年も進み，数回の実習を経るわけですが，どの施設でも同じ考え方，同じ治療の進め方ということはありません。「前と違う」と感じることは多いでしょう。ここで多少指導者と意見が異なったとしても，その考え方の多様性こそが実習の本来の狙いであり，前の指導者の考え，今の指導者の考え，自分の考え，他部門の意見などさまざまな意見を織り交ぜて，ディスカッションしていくことが臨床実習の本当の目的です。後述のクリニカルクラークシップでも同様です（p.41）。

評価実習では，問題点からのゴール設定で完了してしまいますが，臨床実習では，その後治療し，経過を観察していくので，ゴールを変更していく必要があります。退院後のホームプログラムも，患者さん自身だけでなく，介護保険の活用，家族の協力，家屋構造，周辺環境を考慮します。施設内では一所懸命頑張っていた人も，家に帰ったとたんに何もしなくなってしまうことはよくあることです。

注意点

　初日は見学だと思い込まないようにしましょう。初めての実習とは異なり，慣れや見学の期間は特に設けず，初日から患者さんを受け持たされることは多いです。対応できるように準備はしておきましょう。

　1施設に同じ学校から2人以上同時に実習になる場合や，他校の学生と一緒になることもあります。騒がしくせずに，互いに情報交換をして，苦しいときは励まし合い，よりよい実習にしていきましょう。

　慣れることはよいことで，緊張状態よりもリラックスできたほうが冷静に，客観的になれるでしょう。ただし想定外のことは必ずあるものです。慣れが出てくると，リスク管理がおざなりになってくる可能性もあります。患者さんの周辺には常に注意をしておきましょう。

　長期になるので，困ること，理不尽なことも経験するでしょう。抱え込み，自分だけで解決しようとしないようにしましょう。また容態の急変など，慌ただしくなっている場や，亡くなった人を移送する場に出くわすこともあります。慌てずに常識をもって対応しましょう。

レジュメ作成

　レジュメの多くはA3サイズ1枚，発表は10分以内です。評価実習でも作成しますが，評価実習とは異なり，治療とその経過も入り，初期評価と最終評価の対比の構図になるので，紙面はより限られてきます。細かく書きすぎても読みづらく，時間内に発表も終わらなくなってしまいます。レポートと異なり，すべてを紙面上に載せる訳にはいきません。必要最小限で患者さんを表現し，自分が1番主張したいことを記載し，発表でも述べます。タイトルで内容がわかる表現を用い，考察は要約して述べます。主訴に対してか，HOPEに対してか，問題点に対してか，治療プログラムに関してか，絞って述べたほうがよいでしょう。主訴が痛みだとしたら，除痛に何を用い，効果があったのかなかったのか，何に苦労したか，効果があった理由，なかった理由を分析し述べていきます。発表はレジュメを作成せずにパワーポイントのみでの発表も増えていますが，述べる内容は同様です。

記録物

　後述のクリニカルクラークシップ（p.41）もそうですが，昨今の実習では書きものは減少傾向にあります。書きもののための実習ではいけませんが，経過の記録，すなわちカルテ記載は将来実際に必要な仕事になるので，学生なりの診療記録が必要となります。デイリーノートに記載するか，学生用のカルテを作成するかは施設によりますが，記録は細かく丁寧に書いたとしても，第3者が読みにくい，わかりにくいものでは使えません。一般的に広く用いられているのは，問題志向システム（POS：problem oriented system）に

ある問題志向型診療録のSOAPです。SOAPはほかのスタッフ，他職種にも共通で理解できるものであり，長文での記載ではないので，学生も書きやすいです。

S(subjective data)主観的情報：
　患者さんの訴えをそのまま載せます。「痛みの訴えがある」ではなく「ずきんずきん痛い」「ぴりぴり痛い」と，表現をそのまま記します。

O(objective data)客観的情報：
　外見上の変化(腫れ，熱感，色)や実際に実施した医療行為や理学療法を記します。

A(assessment)評価：
　改善した理由，悪化した理由，ゴール達成具合などを記します。

P(plan)計画：
　変更された計画を記します。変更がなければ継続とします。

I(information)情報：
　本来はSOAPにない項目ですが，他部門情報やほかのスタッフからの情報をIとして記載するとまとめやすいでしょう。

> 例）膝の筋力強化中の患者さん
>
> 7月9日
> S　変わりないです
> O　理学療法プログラム実施(重錘バンド2kgで20回5セット)
> S　ずきずき痛い
> O　腫脹はないが，熱感あり
> A　負荷が多かったか
> P　重りを2kgから1kgに変更。回数はそのまま。主治医に確認
>
> 7月10日
> S　夜は少し痛かったが，今は平気です
> I　主治医より，様子みて判断とのこと
> O　1kgにて実施
> A　熱感，腫脹ともになし。2kgは負荷が多かったと考えられる
> P　1kgで継続
>
> 今何を理学療法で実施しているか，患者さんの状態，様子が長文でなくてもわかりやすい。

 訪問リハビリテーション

　訪問リハビリテーションはこれから必要不可欠になる分野です。実習期間中に訪問リハの機会があれば参加させてもらいましょう。施設内と違い，設備や道具も限られています。訪問リハは患者さんの家にあがるので，必要以上にきょろきょろ見回したり，勝手にメモを取ってはいけません。家にあがるときの靴の正し方，お茶のお替りのいただきかたなど，作法も1度見直しておきましょう。当然外国人のお宅の場合もあります。

認知症や小児の対応

　認知症の患者さんをみることもあるでしょう。コミュニケーションや評価治療は当然困難が予想されます。

　ユマニチュードはフランス発祥の認知症のケアです。「見る」「話しかける」「触れる」「立つ」の4つを軸にした150の技術から成り立っていて，一朝一夕にできる訳ではありません。「見る」「話しかける」「触れる」「立つ」の4つは日頃実施されているでしょうし，特別難しい要素はないように思えますが，「見る」といっても案外顔を見ていないのではないか，「話しかける」といっても常に声掛けをしているか，「触れる」といっても触り方が雑なことはないか，「立つ」といっても無理やり立たせていないか，など検討の余地は十分にあります。単に難しい，できないではなく，改めて見直して実践していく必要があり，そのなかで，学生が活路を切り開ける可能性も十分にあります。

　子供は小児施設だけでなく，総合病院であっても子供の担当になることもあります。子供は基本的に言うことを聞いてくれません。遊びながら，または遊びを通して評価し治療していく必要があります。大人であっても興味を引くようなものを見つけ，趣味・特技を活用することも重要です。コミュニケーションが取れない，協力してくれない患者さんであっても，観察によりある程度の能力が判断できる場合もあります。どのように工夫して臨んだかが大事になってきます。難しいケースほど，どうやって対応するのか現場から学んでおきましょう。

クリニカルクラークシップ

　これまで解説したのは，従来の患者を担当し，初期評価，最終評価と経過を追える場合ですが，昨今は，クリニカルクラークシップ（CCS：clinical clerkship）を取り入れている施設もあります。クリニカルクラークシップとは診療参加型臨床実習のことです。もともと医学部では学生は見学中心の実習でしたが，スチューデントドクターという位置付けで，医師の診療の一部を助手として担い，診療に一緒に参加し，一緒に患者さんを評価する実習形態で，もとの見学型から実践型に変更されたのです。昨今，実習の場でクリニカルクラークシップが取り入れられる理由は，書きものをしている時間を多くとるよりも，患者さんと接する体験が大切だと考えられるようになってきたからです。

　クリニカルクラークシップを理学療法の臨床実習に当てはめてみると，指導者の患者評価，治療の場面に，学生も一緒に参加しながら学ぶスタイルということになります。従来であれば，患者さんをある程度任され，不十分な部分を指導者が補って指導をしていくスタイルでしたが，クリニカルクラークシップでは，見学，模倣，実践という手順を踏むために，患者さんを任せていた時間が減り，見学の時間が相対的に増えるので，見学が多いように感じるのです。決して実践型から見学型になる訳ではなく，従来型であっても見学，模倣，実践という手順は行われていました。

　またクリニカルクラークシップにはレポートがまったくないという誤解があります。症

例レポートとして作成をすることは少なくなっていますが，デイリーノート，学生カルテ，レジュメなど，何かしらのツールで指導者とのやりとりは存在します。レポートの形で提出するか，パソコンでの報告会なのかはさまざまですが，いずれにせよ学生が本当に理解しているかどうかは，何か手段がないと確認はできません。非常に弱い分野があれば調べる作業は常について回ります。記録物が何も残らなければ困るのは学生自身です。実習でなんの記録もなく記憶を頼りにするだけでは，次の実習に活かすことも，卒業後に活かすこともできません。

　従来型は，患者さんを任されることで目の前のことに疑問が湧いたり，困惑することがしばしばありますが，クリニカルクラークシップでは，参加の仕方によってはいつまでも受動的になってしまう傾向があり，従来型の，任されることの責任感や自分で疑問点を見つける，気付けるといった部分が減少してしまう可能性はあります。従来型であれクリニカルクラークシップであれ，気付き，考えることは必要なのです。クリニカルクラークシップであれば，より自発性・自主性を求められ，すばやく指導者の意図を汲んで対処できなければ従来型以上に指導に時間がかかってしまいます。

就職活動

　臨床実習は高学年で行われるため，実習期間中に就職試験に当たる場合もあります。実習先には早めに連絡し，承諾をもらってから試験を受けましょう。遠方の場合，前後に移動日が必要な場合なども考慮します。実習中にその施設に就職を誘われることもあります。相思相愛であれば，その機会に決めるのも1つの方法です。

礼状

　実習終了後，礼状はすぐに出すよう心掛けましょう。お世話になった施設には，その後卒業の知らせや就職の知らせもするとよいでしょう。従事者数が増えたといっても狭い業界です。指導者は受け持った学生のことはいつまでも覚えているものです。学会や，職場が変わったときに再会することはよくあることです。

さいごに

　臨床実習は，長くもあり短くもあります。有効な時間の使い方を意識しましょう。トランスファーやROMこそ，練習してもうまくいかないもので，また自分はできていると錯覚しやすいものです。患者さん相手に初めからうまくいくはずはありません。簡単そうなことこそきちんと指導を仰ぎ，うまくいかないようならばトレーニングをしてもらいましょう。

column

1 学生評価の実際

「私，合格がもらえないかもしれません……」「指導者からどう評価されているか気になります……」
実習中の学生から時折そんな言葉が聞かれる。臨床実習は学生にとって孤独な闘いかもしれない。足
りない部分を克服して成長し，一人前の理学療法士を目指して成長するための期間と心得てはいても，
ときに不安に襲われることがあるだろう。そこで，先輩理学療法士は実習にやってく
る学生のどんなところに注目しているのかインタビューをした。いただいた回答をみ
てみよう。

> コミュニケーション能力，積極性を重視します。とはいえ，学校で教わるような基本的な知識
> は頭に入っていて欲しいです。また，積極的に質問したり，評価に加わらせてもらったりと，最
> 大限に実習を活かそうとする姿勢を評価したいです。「とりあえずこなせばいい」と思っている学
> 生の姿勢は，やはりすぐわかってしまいますね。　　　　　　　　（リハビリテーション病院勤務1年目）

> 勉強ができるかより，社会人としての態度や礼儀ができているかが最も大切です。あまりに知
> 識がなさすぎる，実技ができなさすぎるのはさすがに問題ですが，まずはスタッフや患者さんと
> のコミュニケーションがとれるかを評価しています。　　　　　　（整形外科クリニック勤務4年目）

　これらは，比較的臨床経験の短い，いわば学生に近い立場の理学療法士による意見である。現場で
新しい症例を担当するたびに大汗をかき，自らの知識や経験の不足を反省しつつ，日々学習を繰り返
しながら，臨床家としての責任感を深める日々を送っていることだろう。このような意見に共通する
のは，積極性や接遇面を重視するかたわら「養成課程で習得しているはずの最低限の知識は必要」とい
う点である。あらかじめ複数の英単語を知っておかなければ英文を理解できるはずがないように，目
の前の患者さんに生じている現象の意味を考え，指導者からの指摘を的確に理解するためには，専門
用語や基礎知識は必須の道具となる。臨床実習は，解剖学や運動学を勉強しに行く場ではなく，すで
にもっているそれらの知識をどう使うかの実践練習場といえる。各自が現場に立たせてもらうための
準備をしっかり行って臨むべきである。

> 重視するのは毎日遅刻せずに来ること，掃除などの業務の手伝いを率先して行ってくれる姿勢，
> そして，元気に挨拶できることですね。また，同僚からは「患者さんを治したい気持ち」を重視す
> るという意見がありました。この気持ちさえあれば，自己学習の必要性も痛感するでしょうし，
> 頑張り抜けますからね。また「笑顔」や「謙虚な姿勢」といった表出・態度面，体調管理，自分の
> やるべきことに対する「責任感」も大切なポイントです。　　　　　　　　（総合病院勤務16年目）

　経験の長い指導者から示されたのは「対象者に対する意識」の重要性だ。わからないことだらけ，症
例発表準備にてんてこまい……。必死にもがく実習の日々は，考え方が自分本位になりがちかもしれ
ない。医療者を目指す根本には，対象者の抱える問題をともに解決しようとする思いがあるはずだ。
実習生といえど，心に刻んでおくべき事柄である。

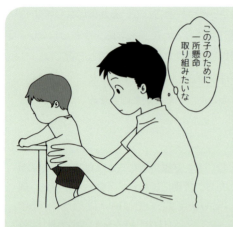

1番は「実習に取り組む姿勢」です。レジュメ作成やプログラム実施ができる，できないは二の次だと思います。他者の話を真摯（しんし）に聴く，指導者などから言われたことをまずやってみる素直な姿勢は好ましく感じます。個人的には，理屈をつけて動けない頭でっかちになりがちな学生より，とりあえず能動的に動いて，聞いて，考える学生に好感をもちます。そういう学生のほうが，就職してからよい理学療法士に成長して行く印象があります。

また，担当する子供たちのことを，かわいいと思って欲しいです。そして，その子たちの生活状況はどれだけ大変なんだろう，という想像力を働かせて欲しいです。そうでないと，その子たちのために本気で何かしようって思えないのではないかな，と。その想像力を治療までつなげて考えられる学生はなかなかいないですが……それは小児以外の分野でも同じですね。なお，挨拶ができる，締め切りを守る，遅刻しないなど，最低限のルールを守ることは必須です。正直，ここができていない学生は庇（かば）いきれないですね。　　（小児病院勤務17年目）

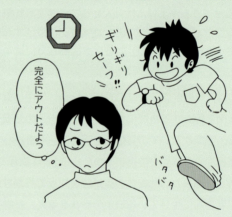

　小児分野に限らず，「担当する患者さんへの愛情」は，彼らの人生をよりよくしようと努力する原動力になる。真摯に対象者を見つめ，想像力を駆使し，深く理解したいと思う情熱が中心にあること。指導者からのフィードバックは，狭くなりがちな視野を広げ，イメージを軌道修正してくれる手助けと心得，謙虚に聴いて吸収すること。積極的に周囲の状況を読み，率先して動ける軽やかなフットワークをもつこと。指導者は，以上のような意味合いを込めた表現として，実習に臨む「姿勢」や「態度」という言葉を用いるのだろう。われわれの最終ゴールは「実習を無事やり遂げること」ではなく，1人のプロフェッショナルとして社会に参加して行くことだ。実習指導も当然これを意識して行われるのだから，社会人としての常識・良識を評価されるのはいうまでもない。よい実習生であるためには，近い将来，自分が医療従事者として働くことを自覚して立ち振る舞い，「よい人間」になろうと努力し続けることこそ必要なのだろう。折角の実習期間，自分の評価に怯えるのではなく，よい実習にする努力を惜しまず頑張ろう。

実習での注意事項

第2章

2章 実習での注意事項

1 実習前に確認！最低限のマナー

社会で求められている力

　今，社会で求められている力はどのようなものでしょうか。経済産業省は，読み書き・計算・ITスキルなどの「基礎学力」，仕事に必要な知識・技能などの「専門知識」，職場や地域社会で多様な人々と仕事をしていくために必要な基礎的な力である「前に踏み出す力」「考え抜く力」「チームで働く力」から構成される「社会人基礎力」を示しています。また，これらの基盤となる一個の人間として社会で生活を送るための責任感や思いやり，公共心，倫理観，基本的なマナー，一般常識・教養などの「人間性，基本的な生活習慣」を提示しています[1,2]（図1）。

　「基礎学力」「専門知識」「社会人基礎力」は，予習復習，授業，グループ学習，グループ発表を行うことで，学内で可能な限り能力を向上させています。1年次よりしっかり取り組むことで，社会人としての力が身に付きます。

　「人間性，基本的な生活習慣」のうち，基本的な生活習慣は，予習復習をし，15回の授業すべてに遅刻欠席せず出席することである程度身に付くでしょう。しかし，思いやり，公共心，倫理観などは，授業から学ぶのではなく，経験から学ぶことが多いのではないでしょうか。また，書物や各種メディアからも影響を受けるでしょう。人を思いやる心や態度は，一朝一夕に身に付くものではありません。日頃から心がけ徐々に身に付けるべきで

図1　社会で求められている力

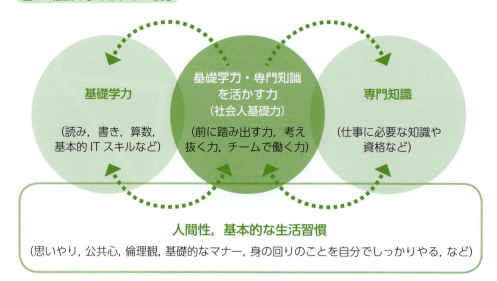

（文献1より引用）

046

しょう。理学療法士としての倫理は，職能団体である日本理学療法士協会のホームページで確認することをお勧めします。

実習に臨む姿勢とマナー

　マナーとは態度，作法を意味し，一般的には人が物事を行うときに望ましいと考えられている作法です。相手も自分も気持ちよく過ごせるよう，礼を尽くすことが基本です。見学実習，臨床実習は，学生にとっては「取得しなければならない科目の一つ」ですが，実習施設にとっては，通常業務を行いながら実施する後進の教育活動です。患者さんにとっては，学生に自身の心身状況などのプライバシーを知られる経験です。実習施設において見学，評価，治療をさせてもらい，指導を受けることは，皆様のご厚意あってのことであることを忘れず，実習をさせてもらっていることに感謝する姿勢で実習を行いましょう。

①身だしなみ，服装

　外部の人間が，医療施設，介護施設，事業所，ご自宅を訪問させていただいているということを忘れないでください。清潔であることを心がけましょう。

【身だしなみ】
- 髪色は地毛の色を基本とします。男性は髪が目にかからない，耳にかからない程度が望ましいでしょう。女性は，前髪は目にかからない程度か，目にかかる場合はピンでとめましょう。下を向いたときに顔にかかる場合は，髪をピンでとめるか，縛ってまとめます。肩にかかる髪は縛ってまとめます。
- 派手な化粧はしないようにしましょう。患者さんと接触したときに，相手の服にクッキリ跡が残る色は避けます。
- ピアス，イヤリング，つけまつげ，エクステは実習時の外し忘れ，落下を考え，移動中も含め使用しないようにしましょう。
- 爪は短く保ち，マニキュアなどは使用しないようにしましょう。肌荒れを最小限にとどめるよう，ケアをしてください。

【服装】
- 色，柄がケーシー型白衣から透けて見えない下着を着用します。
- 靴下の色の基本は白とします。柄物は避けましょう。雨でぬれた場合などを考え，予備を用意しましょう。

②表情，立位姿勢（図2）
- 生き生きとした表情を心がけましょう。顔は下げず，正面を見る程度に上げます。
- 人を睨まず優しい表情を心がけましょう。視力が悪く表情が険しくなる学生は，視力の補正を行いましょう。
- 高圧的な印象を与えるため，腕組みをしないようにしましょう。また立位では手を後ろで組まず，体側，または前で手を合わせます。
- 重力に抗した姿勢，頭頂を真上に引かれているイメージの姿勢をとりましょう。

図2 立位姿勢　　どちらがよい印象を与えますか？

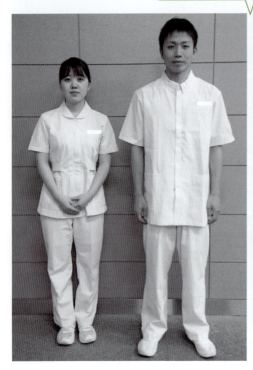
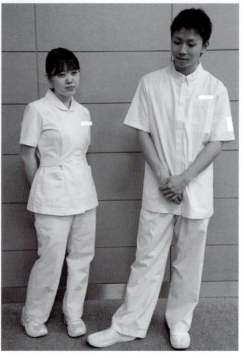

③挨拶

　自分から挨拶をしましょう。目上の人から挨拶をさせるのは失礼だと考えてください。大きな声で、はっきりと挨拶をする習慣をつけましょう。
・「おはようございます」は午前中のみ使用します。
・午後は「こんにちは」、夜は「こんばんは」を使用します。
・見学をさせてもらうときは、挨拶とともに「よろしくお願いいたします」、見学終了時は「ありがとうございました」と感謝の気持ちを伝えましょう。
・帰宅するときは、「お先に失礼させていただきます」とご挨拶し、適宜「本日もご指導いただきありがとうございました」と感謝の気持ちを伝えましょう。
・言葉とともに、お辞儀をします。お辞儀は、腰から曲げましょう(図3)。

④態度
・10分前の行動を心がけます。所在がわかるよう、臨床実習指導者に報告します。
・感謝の気持ちをもちましょう。不備があった場合、言い訳はせず謝罪をします。

図3 お辞儀

どのお辞儀がよい例でしょうか？

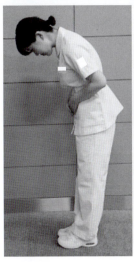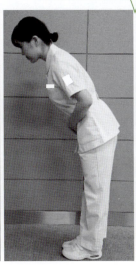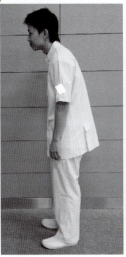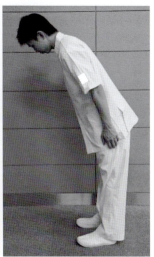

2章 実習での注意事項

情報収集と丁寧な書類作成

　実習は，実習施設と学校の関係性のうえに成り立っています。実習に行くことで，あなたもその関係性に加わることになります。よい関係を構築するためには，相手を自ら知ろうとすることが大切です。書類作成前には，実習施設のホームページなどで情報収集（法人名，院長名，関連施設，沿革，診療科，リハビリテーションスタッフ数，リハビリテーションサービス提供内容など）をすることが望ましいでしょう。

　実習関連書類は，実習指導者があなたを知る初めての情報です。所定の様式に従い，丁寧な文字で記載しましょう。下書きの残存，用紙の破損がある場合，自分の書類管理能力の低さを露呈することになってしまいます。初めての自己紹介書類となることを意識して作成するようにしましょう。

実習前に準備するもの

①物品
　表1に実習前に準備するものを示します。

②体調
　抗体検査の結果から，必要なワクチン接種を検討します。インフルエンザの予防接種は，実習前（10月または11月）に受けましょう。

　既往歴，現病歴のある学生は体調を改善してから実習に備えます。自らの体調管理で改善しない場合は，病院へ通って治療を受けましょう。体調不良については，事前に教員に報告します。

049

表1　実習前に準備するものの例

	物品	注意事項
服装関連物品	ケーシー型白衣※	実習先によってはポロシャツなど指定あり。しわがないようアイロンなどを使用する
	長袖上着（上着）	ダークカラーを基本とする
	靴下	白色を基本とする
	靴（内履き）	白色を基本とする
	時計	腕時計など，移動時にも時間確認するために用意する
	スーツ上下※	初日，最終日はスーツで来訪することが推奨されている
	シャツ※	初日，最終日はスーツで来訪することが推奨されている
	革靴※	初日，最終日はスーツで来訪することが推奨されている
	私服	通う服装はラフすぎないものとすること
文具関連物品	手帳	スマホ紛失時のために実習先，大学の電話番号などを記録しておく
	メモ帳	情報はメモを取り記録する
	鉛筆	―
	ボールペン	―
	印鑑	出欠表や書類に用いる
	クリアフォルダー	文書提出用に用意する
	ファイル	文書破損を防止するために用意する
	パソコン※	臨床実習では必須
	プリンター※	臨床実習では必須
学習関連物品	検査用具	ゴニオメータ・聴診器・打腱器など
	文献	知識の確認，補完のために用意する
	辞書※	インターネット環境がない場合も用語を調べられるように用意する
衛生用品	マスク	―
	ハンカチ，ちり紙	ハンカチは毎日新しいものを使用する。

※　実習形態，実習施設に合わせて対応する

実習前の電話の掛け方

　実習前の連絡は，実習施設の昼休みまたは夕方の時間帯に行います。17時が1つの目安です。宿泊のない学生は1週間前，宿泊のある学生は1カ月前を目安とします。連絡時は実習に当たってのご挨拶とともに，初日に到着すべき時間，終了時間，服装，昼食持参の可否，そのほか持参すべき物品などを確認します。

例	実習先	：はい，○○病院でございます。
	学　生	：こんにちは。私，1月20日より実習でお世話になります，△△大学理学療法学科3年の，理学太郎と申します。リハビリテーション科理学療法士の□□先生をお願いできますでしょうか。
	実習先	：はい，少々お待ちください。
	担当者	：お待たせいたしました，理学療法士の□□です。
	学　生	：こんにちは。△△大学理学療法学科3年の，理学太郎です。11月の臨床実習指導者会議では，貴院（御院）についてのご説明をいただき，ありがとうございました。本日は，1月20日から開始となります臨床実習のご挨拶と，時間などの確認のため，ご連絡いたしました。今，お時間を頂戴してもよろしいでしょうか。ご多用の場合は，後ほど改めてご連絡いたします。
		………………………………
	学　生	：本日は，お時間をいただきありがとうございました。それでは，1月20日8時にご訪問させていただきます。失礼いたします【先方が切るまで待つ】。

欠席・遅刻の連絡

①欠席

まず，実習先に電話連絡をし，欠席の理由を伝え，謝罪をします。早い時間帯で連絡がつかなかった場合は，始業時間前に再度連絡します。

> 例：「大変申し訳ございません，本日の実習ですが，38度と体温が高いため，お休みさせていただきたいのですがよろしいでしょうか。病院を受診し，17時に再度体調をご報告させていただきます。」

次に，学校に電話連絡し，実習訪問担当教員にメールで連絡をします。体調不良の場合は必ず受診し診断書を作成してもらいます。欠席理由が証明できる書類を用意し，後日実習先に提出します。また欠席に関する書類を作成し，実習指導者の署名，捺印をもらい，実習終了時に学校へ提出します。その際，欠席理由を証明する書類のコピーも提出しましょう。

②遅刻

まず，実習先に電話連絡をし，遅刻の理由と到着見込み時刻を伝え謝罪をします。

> 例：「本日の実習ですが，電車が止まり，到着が9時になりそうです。ご迷惑をおかけいたします。申し訳ございません。」

時間に余裕があるときに学校に電話連絡し，実習訪問担当教員にメールで連絡をします。体調不良の場合は受診し，診断書を提出します。また，遅刻に関する書類を作成し，実習指導者の署名，捺印をもらい，後日学校へ提出します。

実習訪問担当教員との話し合い

　実習前，1カ月を目安に連絡をとり，面談します。自ら実習の目的，目標を明確にし，面談に臨みましょう。

　実習開始後，臨床実習指導者の名前を伝えます。また，適宜実習の様子を報告します。セクシャルハラスメント，パワーハラスメントなどの疑いがある場合は，教員に相談します。悩みは1人で抱えず，教員への報告，相談を心がけます。

　実習終了時には終了を報告し，終了時面談の約束をします。終了時面談では，目標が達成できたか報告し，書類を提出します。実習施設へのお礼状の下書きを持参し，確認を受けます。封筒には大きさと重量に合わせた切手を貼ります。

 文献

1) 経済産業省：社会人基礎力（http://www.meti.go.jp/policy/kisoryoku/index.html, 2017年10月31日現在）
2) 経済産業省：1章「社会人基礎力」とは．社会人基礎力　育成の手引き－日本の将来を託す若者を育てるために　教育の実践現場から．(https://www.wakuwaku-catch.com/ 社会人基礎力 / 社会人基礎力育成の手引き /, 2017年10月31日現在）
3) 公益社団法人日本理学療法士協会　倫理規程（http://www.japanpt.or.jp/upload/japanpt/obj/files/about/0432.pdf, 2017年10月31日現在）

column

2 OB・OGの意見

　急性期病院，回復期リハビリテーション病院，総合病院，診療所，介護老人保健施設。どんな実習になるかは，実習先によって千差万別だ。もちろん，病院の規模や設備といったハード面だけではなく，勤務するスタッフや実習生の指導体制といったソフト面も実習内容には大きくかかわってくる。それだけでなく，学生を送り出す養成校側の考え方，実習を行う学生のキャラクターによっても，実習内容は大きく変わりうる。何を目的とする何週間の実習なのか，到達目標はどう設定されているのか。意義ある臨床実習を行うためには，実習を依頼する養成校側，実習生を受け入れる臨床現場，そして臨床実習指導者と実習生本人に，あらかじめ到達目標がきちんと理解され，共有されていることが望ましい。もちろん，設定された期間内に，設定した目標に届きそうにない場合，その目標自体が修正・調整されることも多い。状況に応じて多様に変化しうる環境のなかで，先輩たちはどのような実習を経験し，そこからどんな学びを得たのだろうか。自分の実習を振り返った意見を諸先輩からいただいたので，いくつか紹介したい。

> 　1期目は整形外科クリニックでの実習でした。大変なことも多かったですが，実際にたくさんの患者さんに触れて，話して，自分で考えられる実習地で大変勉強になりました。一方，2期目の大学病院の実習では，急性期ゆえ患者さんの退院が早かったこともあり，中枢，整形を問わず何人ものケースを担当させていただき，よい経験になりました。
> 　　　　　　　　　　　　　　　　　　　　　　　　　　　　　　　　　（臨床経験4年目OG）

　1人の理学療法士が1日に担当できる患者数や，1人の対象者に割ける時間は，実習地によって大きく異なる。忘れがちなことだが，学生にとっては「バイザー」でも，臨床実習指導者は同時に臨床の理学療法士として勤務中である。実習指導をしているからといって臨床業務を減らしてもらえるわけではないし，そもそも，指導を優先して対象者の治療がおろそかになっては本末転倒だ。となると，実習生にも当然，現場でのスタッフのスピード感に合わせて1つ1つを消化していくことが求められる。ゆっくりじっくり時間をかけて考えられる実習ばかりではないかもしれない。感覚をフルに研ぎ澄まし，貴重な情報を見逃したり聞き漏らしたりすることのないよう気を配ろう。慣れないうちは，いつ，誰を見学し，何の評価をし，どう感じたのか，思い出そうとしても情報が整理されておらず，きちんと思い出せないことが多い。業務の合間や終了後，貴重なフィードバックをもらえることに備えて，少しでも気が付いたことはメモを取っておこう。せっかくの実習時間を最大限に活かしきり，「よい経験」として蓄積できるかどうかは心がけ次第だ。

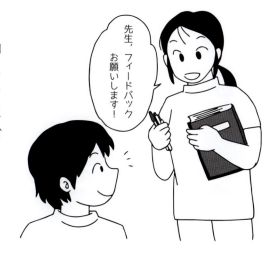

大変だったのは，患者さんの身体機能の状態から，ICFを利用して，治療の内容やリハビリの目標を考えていくプロセスでした．理学療法評価の方法や意味を理解していることはもちろん，患者さんや，病院スタッフとのコミュニケーション能力が必要だと思います．私は消極的な性格で，意見や疑問を率直に伝えることができていなかったと反省しています． （臨床経験4年目OB）

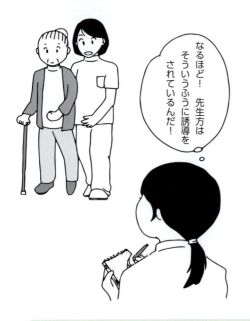

　臨床実習では，養成校で習った一連の知識が，なぜ必要だったのかを心底思い知る．評価結果をどのように統合・解釈していくべきなのかを，症例を通して理解しようと悩み，試行錯誤しながらゴールまでの道筋を具体的に組み立てていくことこそ，実習のなかで最も苦心し力を注ぐ部分だろう．養成校での学習では得られない，圧倒的なリアリティが臨床現場にはある．目の前の対象者の存在こそが，1人の人間を取り巻く多様な要因に気付き，それを統合する力をもたせるのではないだろうか．
　いろいろな対象者に接した経験のある指導者は，いわば大先輩．物事をとらえる視点や考え方のプロセスは，ぜひ学ばせてもらうべきだろう．率直に質問し，模倣を重ねて自分のものにしていきたい．

　学校での学習だけではわからなかったこと，ピンとこなかったことが，頭のなかで1つのストーリーとして繋がったときの喜びは忘れられません．また，「ありがとう」と患者さんから言われたときの喜びは，何ものにも代えがたいと感じました．大変ではありましたが，2度と味わうことのできない，終了したときの達成感を心から感じられる実習でした． （臨床経験2年目OG）

　思うように課題が進まず睡眠不足，不甲斐なさに嘆く日々．心を奮い立たせてくれるのは，やはり対象者からの一言なのだ．いきなり上手くできなくて当たり前．大丈夫，頑張っている姿は，きっと誰かが見ていてくれる．実習終了時，初日の自分を振り返れば，誰もが少しは前進できているはず．小さな喜びに力をもらい，最後に達成感を味わえるよう，真摯に取り組もう．

　他校からの実習生友達ができることで，母校とは違う環境を知り，刺激を受けました．将来多職種のスタッフと接する予行練習のように感じました．PTの仕事は，他者と密に接する必要がありますから，いろんな人に出会うよい機会だと思います． （臨床経験3年目OG）

　たくさんの出会いがある臨床実習は，必ず今後の人生の宝物になる．実習を乗り越えながら，目指す理学療法士像に少しずつ近付いていくのだ．さあ，学ぶことを楽しんでこよう！

2 コミュニケーションの取り方（報告・連絡・相談）

臨床実習とコミュニケーション（表1）

　理学療法における臨床実習の教育目標1には「理学療法の対象者に対して，基本的理学療法を体験し実践できる」が設定されています。そのなかの一般目標1「理学療法の対象者に対して初期評価を行うことができる」にある「1）情報収集ができる」には対象者への問診や，他職種からの情報収集といった，コミュニケーションによって達成される目標が含まれています。また，教育目標2「職場における理学療法士の役割と責任について理解し，その一員として自覚をもった行動がとれる」においても，「対象者を尊重し，共感的態度をもって，良い人間関係を形成できる」（一般目標1），「職場における理学療法士の役割と責任について理解し，その一員としての自覚をもった行動がとれる」（一般目標2）が設定されており，具体的な行動目標として「コミュニケーション」という言葉が直接的に示されています。このように，理学療法にはコミュニケーションが必要であり，その技術も臨床実習によって学ぶ目標とされています。

表1　『臨床実習教育の手引き（第5版）』学生評価表，コミュニケーション関連項目

教育目標1	理学療法の対象者に対して基本的理学療法を体験し，実践できる
一般目標1	理学療法の対象者に対して初期評価を行うことができる
	1）情報収集ができる
P-1	対象者の一般的情報を事前に入手し，整理された状態で系統立てて問診できる
P-2	対象者のニーズや主訴を理解し，主要な問題点を聞きもらさず問診できる
P-3	対象者に関する他職種からの情報を入手し，整理できる
一般目標4	理学療法治療・指導を行うことができる
P-5	対象者のリスクを提案し，指導者の助言を仰ぎながら，リスク管理を行うことができる
P-6	守秘義務を果たし，プライバシーへの配慮ができる
一般目標5	再評価・最終評価を行うことができる
C-1	対象者の理学療法の経過について，指導者に報告することができる
教育目標2	職場における理学療法士の役割と責任について理解し，その一員として自覚をもった行動がとれる
一般目標1	対象者を尊重し，共感的態度をもって，良い人間関係を形成できる
A-1	対象者に対して社会人として相応しいコミュニケーション（適切な挨拶，言葉遣いなど）がとれる
A-3	医療人としての自覚をもち対象者（家族を含む）と良好な関係をつくり，維持することができる。
一般目標2	職場における理学療法士の役割と責任について理解し，その一員としての自覚をもった行動がとれる
A-3	実習指導者と十分なコミュニケーションを保って良好な関係を維持することができる
A-4	積極的に理学療法スタッフや関係職種とかかわり，良好な関係を維持することができる

そしてまた，臨床実習は実習指導者の助言のもとで体験し，実践できることを目標としています。評価の実施・問題点の解釈・目標設定・指導計画の立案においても，実習指導者の指導・指示のもとに行われます。そのため実習生の報告・連絡・相談は，重要な行動となります。このように，臨床実習におけるコミュニケーションは必要不可欠であり，円滑で充実した実習へと学生を導いてくれる技術です。

チェックリスト

> **教育目標 1**　理学療法の対象者に対して基本的理学療法を体験し，実践できる

■**一般目標 1**　理学療法の対象者に対して初期評価を行うことができる

PT協会学生評価表該当項目	1）情報収集ができる	☑
P-1	疾患の病態・症状・予後，現病歴・合併症・既往歴について事前に確認する	
	個人特性（年齢・性別・家族・職業・趣味），ADL能力（現在・入院前）について確認する	
	疾病により対象者・家族に生じる問題を列挙する	
	理学療法士として支援できる内容を列挙する	
	他職種の支援内容，他職種からの情報収集内容を列挙する	
	上記項目の作業をもとに，対象者に質問する内容を列挙する	
	質問の方法（質問法の種類）とわかりやすい言葉での質問文を考える	
	問診・情報収集に要する時間を計算し，1回の問診で行う内容を整理する	
	問診・情報収集がほかの患者に聞こえない環境を準備する（守秘義務とプライバシーへの配慮）	
	問診のオリエンテーションを行う	

■**一般目標 4**　理学療法治療・指導を行うことができる

■**一般目標 5**　再評価・最終評価を行うことができる

P-2, C-1	疾患・症状・個人特性に伴うリスクについて報告書を作成し，それを用いながら口頭で報告し，指導・指示を受ける	
	理学療法経過の報告書（SOAP書式）を作成し，それを用いながら口頭で報告し，指導・指示を受ける	
	報告は専門用語を用いる	
	指導・指示を受けたときは必ず感謝を伝える	

> **教育目標2** 職場における理学療法士の役割と責任について理解し，その一員として自覚をもった行動がとれる

■**一般目標1** 対象者を尊重し，共感的態度をもって，良い人間関係を形成できる

A-3，4	挨拶をする（施設内・通学時に出会ったとき，病室・診療室に入るとき）	
	治療場面の見学ではお礼を言う（対象者・家族・職員）	
	相手を名前で呼び，話し始める・話しかける	
	自己紹介をする	
	声の大きさは，相手が聞こえるが，ほかの患者に聞こえない大きさにする（守秘義務とプライバシーへの配慮）	
	適切な言葉遣い（敬語）で，専門用語や曖昧な言葉（同音異義語・曖昧な表現）は使わない	
	目の高さを合わせ，目を見て話す・聞く（顔と体も相手に向ける）	
	相手の表情・声・視線などの感情表現に意識を向ける	
	相手のパーソナルスペースに入らない	
	相手の話に相槌・頷きをして，話の内容に合わせた表情をする（相手に興味・関心を示す）	
	相手の訴えは傾聴の態度で聞く	
	一方的に話をしない（相手の話を遮らない）	
	ほかの人と話しているときに話しかけない（緊急時を除く）	
	病状や予後に関する説明やほかの患者の話をしない	

■**一般目標2** 職場における理学療法士の役割と責任について理解し，その一員として自覚をもった行動がとれる

A-3，4	挨拶をする（出勤時・帰宅時，リハ室やスタッフルーム入室時など）	
	報告・連絡・相談をする（1日の予定，実習実施内容，インシデント・アクシデント，対象者やほかのスタッフとかかわった内容など）	
	5W1Hを意識して内容を整理して話す	
	指導・指示を正しく理解できているかを確認する	

医療人・社会人としてのコミュニケーション

　コミュニケーションは，相互に意思や感情，認知（認識）の伝達をすることによって，互いの理解を深める手段です．臨床実習では，医療の対人援助職である理学療法業務を体験しながら学びます．そのため，対象者や実習指導者，実習地職員と社会人・医療人として積極的にコミュニケーションを行い，互いの理解を深め，良好な関係を築き維持していくことも必要です．

　コミュニケーションはお互いの存在を認知するところから始まります．挨拶，自己紹介，名前の呼びかけ，が基本となります．好意的な表情で顔や体を相手に向け，目を見ながら，相手が聞き取りやすい声と理解しやすい言葉，相手を敬う言葉遣い（敬語）で話しかけることによって，コミュニケーション意欲を相手に伝えていくことができます．一方的に話さず，相手の発言にときどき相槌や返事をすることによって，相手の表現を引き出しやすくなります．相手の表情や声・視線などは非言語的な感情表現ですので，意識を向けましょう．相手が対象者や家族の場合，共感的態度と傾聴の姿勢でいると相手のコミュニケーション意欲が高まりやすいです．また，コミュニケーションを試みる場合，相手との距離にも配慮が必要です．相手に近付き個人がもっているパーソナルスペースに侵入してしまうと不快感が生じるため，コミュニケーションに影響が生じます．これは，年齢・性別・精神状態・相手との関係性によっても異なるため，相手に合わせて距離を決めていくことが必要であり，相手に尋ねたり，表情を見て判断をします．

　医療人として必要なコミュニケーションのルールには，守秘義務・プライバシーへの配慮（表2）があります．対象者の個人情報やプライバシーに関する話をする場合，ほかの患

表2　守秘義務・個人情報保護

1. 守秘義務

1)	「理学療法士および作業療法士法第16条」および「刑法第134条」に則り，患者および対象者の秘密を正当な理由なしに第三者に漏らしてはならない
2)	秘密とは診療や相談指導の過程で知り得た患者および対象者の秘密であり，心身の障害や病状には限らず，その事項が他人に知られないことが本人の利益である限り秘密であることを認識する
3)	診療録やパソコン・データ，メモ，および会話などについて，漏示の防止に努めなければならない

2. 個人情報保護

1)	高度情報社会にあって，守秘義務と合わせて，プライバシー保護の観点から個人情報および個人に関する情報が公になることを防がねばならない
2)	患者や対象者に関する，氏名や生年月日および住所などの個人情報は，漏洩のないように保護しなければならない
3)	患者や対象者の病状・患者評価・治療プログラム・治療の効果と治癒状況などに関する情報など，患者や対象者の個人に関する情報は，漏洩のないように保護しなければならない
4)	施設の職員に関する氏名や生年月日などの個人情報は，漏洩のないように保護しなければならない
5)	施設の職員の，身体的特徴や性格など個人に関する情報は，漏洩のないように保護しなければならない

（文献10より引用）

者さんに内容が聞こえないような場所・声の大きさといった配慮をします。これは，対象者とのコミュニケーションだけでなく，実習指導者や他職員とのコミュニケーションにおいても同様の配慮が必要となります。患者さんの理学療法場面などを見学するときも，患者さんと理学療法士の了承を得ないといけません。見学後は，両者にお礼を述べ，質問があるときは，前述のとおり個人情報やプライバシーへの配慮を行います。また，対象者や家族に対して，病状や予後に関する話をしない，専門用語を用いない，ほかの患者さんの話をしない，というのも当然のコミュニケーションマナーです。

社会人として必要なコミュニケーションのマナーとしては，「機械」「機会」などの同音異義語や，「多め」などの曖昧な言葉の使い方に注意します。緊急時以外は，ほかの人と話しているときには話しかけないようにしましょう。常に謙虚な態度で，相手を敬って接します。そして，実習指導者への報告・連絡・相談を徹底します。

実習指導者とのコミュニケーション

臨床実習は，学生が実習施設の一員となって実施されるため，職場への報告・連絡・相談は重要な行動です。臨床実習は実習指導者の助言のもとで体験し，実践できることを目標としており，また実習生は対象者や実習地の信用に対して責任を負える身分ではないため，実習生が報告・連絡・相談するべき内容は多岐にわたります。

実習生は，実習指導者の助言・指示を受けて行動するため，事前に行動を計画し報告・連絡・相談する必要があります。内容の伝達漏れを防ぐために，内容を整理し，書面を用いて口頭で報告するとよいでしょう。内容の整理方法としては，評価計画や治療計画などは5W1H（表3），経過報告はSOAPを活用すると整理がしやすいです。実習生は実習指導者から指導・指示を受けたら，自分が理解した内容の確認を行い伝達漏れと誤解を防ぎます。指導・指示を受けたときには，必ず感謝を伝えることも重要なことです。そして，このような指導者とのかかわりも，「医療人・社会人としてのコミュニケーション」（p.58）のコミュニケーション態度で行っていきます。

表3　5W1H

What	何をするか	内容
Why	何のために	目的
When	いつ	時間・時期
Where	どこで	場所
Who（1）	誰が	実施者
Who（2）	誰に	対象者
How	どのように	方法

情報収集とコミュニケーション

　理学療法を実施するうえでは，対象者や他職種からの情報収集も重要な評価です．特に，対象者の気持ちはコミュニケーション以外では把握ができないため，理学療法の支援を考えていくためには問診は重要な手段です．

　問診の目的は，対象者や家族の考え方や気持ちを理解し，理学療法の目標設定や治療・指導計画を立案することです．そのため，問診を行う前に疾患の病態や予後，現病歴や既往歴，ADL能力などの確認を行い，理学療法士として支援できること，他職種が支援できることを整理しておきます．疾病により対象者・家族に生じる問題を整理し，対象者に問診する内容を列挙します．問診での質問方法を考え（表4），わかりやすい言葉での質問文をあらかじめ考えておくとよいでしょう．問診では，個人情報やプライバシーに関する情報が得られるため，ほかの患者さんに聞こえない環境を準備し，オリエンテーションを行い，同意が得られてから開始することを忘れてはいけません．他職種からの情報収集も問診と同じ準備をしますが，質問文は専門用語で準備します．

　問診も他職種からの情報収集も，コミュニケーションで達成されるため前述の「医療人・社会人としてのコミュニケーション」（p.58）にあるような態度でコミュニケーションを行います．

表4　質問法の種類

	特徴	例
自由質問法 (open-ended question)	自由に返答できる質問法	「今日はどうしましたか？」
直接的質問法 (closed question)	「はい」か「いいえ」で返答される質問法	「右膝が痛みますか？」
重点的質問法 (focused question)	特定のことに焦点を当てた質問法	「どのような痛みか詳しく教えてください」
中立的質問法 (neutral question)	聞き手の意見や考えを入れずに話を促す質問法．重点的質問法や自由質問法からつなげることができる	「それからどうなりましたか？」
多項目質問法 (multiple choice question)	複数の選択肢から返答させる質問法	「右膝が痛むのは座っているときですか？　立っているときですか？」

文献

1) 帝京平成大学 健康メディカル学部 理学療法学科：クリニカルインターンシップⅡ・Ⅲの手引き．
2) 山口美和：PT・OTのための これで安心 コミュニケーション実践ガイド 第2版，医学書院，2016．
3) 野口さとみ：報連相の基本＆実践力がイチから身につく本，すばる舎，2007．
4) 柳澤　健 監訳：理学療法・作業療法のSOAPノートマニュアル 問題志向型診療記録の書き方 第2版，協同医書出版社，2000．
5) 潮見泰藏 ほか編：リハビリテーション基礎評価学，羊土社，2014．
6) 臼田　滋 編著：ビジュアルレクチャー 理学療法基礎評価学，医歯薬出版，2014．
7) 池上貴美子：対人距離に関する性・年齢・魅力・親密度の要因の検討，金沢大学教育学部紀要，56：1-12，2007．
8) 富樫誠二：理学療法士としてのコミュニケーションスキル，PTジャーナル，39(3)：267-273，2005．
9) 横谷省治 ほか：良好な患者−医療者関係をつくるコミュニケーションの基礎，PTジャーナル，36(7)：502-506，2002．
10) 日本理学療法士協会：理学療法士の職業倫理ガイドライン，(http://www.japanpt.or.jp/upload/japanpt/obj/files/about/02-gyomu-03rinrigude2.pdf，2018年1月現在)

column

3 スーパーバイザーのタイプ

　自分の指導を担当してくださる先生って，どんな人だろう……実習開始前，一度は気になることではないだろうか。一般的に指導者には，自分の仕事に愛着と誇りをもち，勉強熱心で，自身の後輩を育成することに真面目に取り組んでいる先生が多い印象がある。過去には，指導者をタイプ別に分類した資料もあり，興味深い。

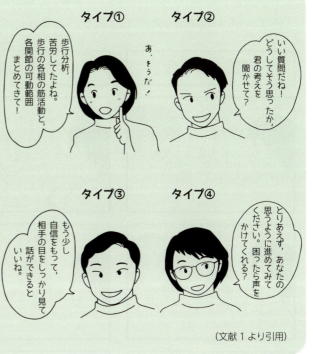

タイプ① 知識技術重視型
卒後3〜5年目に多い。知識および技術などの教育を重視。課題レポートが多く出されることもあり，治療後のフィードバックが長時間に及ぶことが多い。

タイプ② 見方考え方重視型
知識・技術より，患者さんの見方・考え方を重視するタイプ。6年目以降の指導者に多い。

タイプ③ 人間性重視型
学生の心構え，態度および理学療法士としての資質を重視。常識を備え，医療職としての心構えを重要とする。

タイプ④ 自主性尊重型
学生の積極性を重視し，指導者からの具体的な指導は少なく放任的。積極的に学修することが重要となる。

（文献1より引用）

　なるほど，自分の指導者はどんなタイプかなと見極めることで，自分が実習中に気を付けるべきポイントなどの対策を練ることができるかもしれない。事実，ビジネスコーチングの分野では，相手をコミュニケーションスタイルによって分類し，そのキャラクターに応じてコミュニケーションテクニックを使い分けることの有効性が多数報告され，近年では医療現場での新人育成や患者教育などでも活用され始めている。

　しかし，だ。ちょっと考えてみてほしい。例えば，指導者側とのいわゆる「相性」は，指導する側だけの問題だろうか？　対策とは言い換えれば，「指導者から，教えてもらいたいことを上手にごっそり引き出すスキルを身に付ける」ことにほかならないのではないだろうか。指導者をよく観察し，そのキャラクターを掴み，何が自分に望まれているのか，何を優先して頑張るべきなのかを理解して，その期待に添えるよう努力することは，実は奇をてらった対策ではない。

　確かに臨床実習指導者は「臨床家」であり，教えることの専門家ではないだろう。従って，指導者の指導方法に疑問や不満を感じる場面もあるかもしれない。でも本当に指導者の教え方「のみ」に問題があるのか？　自分は「ぜひこの学生に教えたい！　伸びてほしい！」と思わせるような態度でいるだろ

うか？　教わることにあぐらをかいてはいないか？

　指導者の先生方は皆，臨床実習を乗り越え，臨床業務に励むわれわれの頼もしい先輩だ。せっかくの機会，自分の経験をしっかりこの学生に伝えたい，いい臨床家に育ってほしい，と思わせられるような学生になって欲しい。これはこの先の人生において，いい学びを得るためにずっと役立つ方法だ。自分以外の人はすべて，自分のもたないものをもっている。すなわち，他者からは何かしら学ぶべきものがあるのだ。患者さんも例外ではない。真摯に他者の声に耳を傾け，学ぶべきことを一生懸命探していこう。きっと皆がそんなあなたを育ててくれる。

学生 A，B に指導者がかけている言葉は同じ。学生 A は指導者の教え方に不満があるようだ。学生 B は指導者の顔を見て頷き，メモを取り，自分の理解が誤っていないか再確認するなど，積極的に学ぶ姿勢を示しているうえ，自主的に知識の不足を補う努力も行っている。指導者はどちらに好感をもつだろう？？

文献

1) 実習の達人 学生編 第 4 版 , 理学療法科学学会 , 2007.

2章 実習での注意事項

3 デイリーノートの書き方

デイリーノートの概要

　このページを開いたあなたは，これから実習に行く予定でしょうか。もしくは今日からデイリーノートを書かなければいけないのに，どうしたらいいのかわからないという状況でしょうか。実習指導者から「明日からデイリーノートを作ってきてくださいね」といわれても困らないように，ぜひ本項目を熟読してほしいと思います。

　よく「デイリーノートが大変で終わりません！」という声を聞くことがありますが，デイリーノート作成は決して大変な作業ではありません。1〜2ページで十分足りるという認識でよいのです。自由形式であるからこそ，どうすればよいのかわからず，時間だけが過ぎていく……，という状況にはならないようにしましょう。今すぐ書かなければいけない学生は「デイリーノートの記載例（p.67〜）」を参照してください。

チェックリスト

教育目標1　理学療法の対象者に対して基本的理学療法を体験し，実践できる

■一般目標4　理学療法治療・指導を行うことができる

PT協会学生評価表 該当項目		☑
P-6	対象者・実習スタッフのフルネームを記載せず匿名（例：Aさん）で記載する	

教育目標2　職場における理学療法士の役割と責任について理解し，その一員として自覚をもった行動がとれる

■一般目標2　職場における理学療法士の役割と責任について理解し，その一員として自覚をもった行動がとれる

A-1	デイリーノートに明日の予定を記載しておく	
A-3, 4	今日の出来事から疑問に感じたことを記載し，それに対する意見や調べてもわからなかった疑問を書く	
A-5	毎朝デイリーノートを忘れずに提出する	

教育目標3　臨床実習を通して，自己の理学療法士としての自覚を高めることができる

■一般目標1　基本的理学療法の体験・実践を通して，自己の理学療法観を育成できる

A-1	見学や経験した内容にを正確に記録しておく	

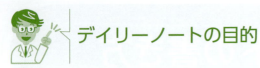
デイリーノートの目的

デイリーノートを作成する目的は，
① 実習を円滑に進めること
② 実習生と実習指導者の関係性を密にしていくこと
③ 実習終了後の復習や課題をみつけるために情報を整理すること
です。

①実習を円滑に進める

　実習を充実したものにするためには，日々の振り返りがとても重要です。デイリーノートは実習中に学んだことを記載するノートで，実習指導者に提出します。毎日提出するので，「今日は何を書けばいいのだろう」と迷ってしまうことも少なくありません。しかし，日々感じたことや疑問に思ったことを書き連ねていくことで，自分の頭のなかを整理したり，知識を深めるために活用することができます。デイリーノートは実習指導者から評価をもらうためのものではなく，自分のために書いていくものです。

②実習生と実習指導者の関係性を密にする

　デイリーノートは自分の言葉で記載していかなければなりません。インターネット上のどこかの文章をコピー・アンド・ペーストしてしまうと，実習指導者との関係性が崩れてしまいます。実習指導者はデイリーノートを通して，学生が何に困っているのか，どういう見方をしているか，どのようなことに興味をもっているのかなどを知ることができます。
　これらを通じて実習指導者は，学生にわかりやすい説明をすることができます。学生は，デイリーノートをうまく活用し，実習指導者やほかの理学療法士とのコミュニケーションを広げていくことが大切です。

③実習終了後の復習や課題をみつけるために情報を整理する

　実習指導者から質問されて答えられなかった項目を記載していくなど，実習が終わってから振り返りができるノートを作成していくとよいでしょう。簡単に答えられた項目でも，さらに学習していくことで知識を深掘りすることができます。また，実習が終わったときに，どれだけ当初の目標と比較して到達できたか今後の課題を整理することができます。

デイリーノートに必要な準備物

　つい最近までは，ノートに手書きで書いている実習生が多かったのですが，最近は，パソコンで記載し，プリントをファイルに綴じていくことが多くなりました。そこで今回は，パソコンで作成するデイリーノートに必要な物品を次に記載します。不足しているものがあれば直ちに準備しましょう。

・プリンターおよびインクの予備
　実習に行くまでプリンターを自宅に持っていないという学生も少なくありません。また，実習中にインクがなくなり印刷できなくなったという場面に出くわす場合もありえます。せっかく作成したデイリーノートが翌日に実習指導者にみてもらえなくなることは避けたい事態です。最近ではコンビニエンスストアでもUSBメモリから印刷できるようになっています。緊急事態の際には活用するとよいでしょう。

・プリントを綴じるためのファイル
　作成したプリントはフラットファイルに綴じていくことをお勧めします。すぐにコメントや添削をしてもらえるよう綴じて最新のページを上にしていくことですぐ見返すことができます。資料などはクリアファイルに綴じるなどして使い分けるのがよいでしょう。なお，フラットファイルに綴じる際には穴あけパンチが必要となるので忘れずに準備しておきましょう。

・ふせん
　解決していない疑問点などを忘れないために目印として貼っておくとよいでしょう。疑問点が解決すれば剥がし，ふせんが増えすぎないように注意しましょう。

デイリーノートで何を書くか

　「デイリーノートを作ってきてくださいね，形式はお任せします」と実習指導者に言われたとき，あなたは何をすればよいでしょう。デイリーノートは，作成する内容を簡潔かつ最短の時間で記載できることが望ましく，そのためには，作成するコツを知らなければなりません。詳細や書き方については，指定がなければ次の要領で書き進めることをお勧めします。
　デイリーノートを書く大まかな内容は次の5つに分けられます。
①1日の流れ（スケジュール）
②見学内容についての簡単なまとめ（詳細はサブノートを作成する）
③本日の感想
④疑問に思ったこと
⑤明日の計画と目標（何ができるようになりたいか）

　この5つをまとめることができればデイリーノートとしては十分です。また，調べてわかったことは教科書や文献を記載して，後から復習できるように関連付けるとよいでしょう。

①1日の流れ
　1日のスケジュールを時系列にまとめます。なるべく時間があかないように記載するようにしましょう。記載内容の例としては，会議（カンファレンス），理学療法の見学，患者

さんの評価，勉強会，などとなります。記載した内容を後日思い出せるように特徴を書いておくとよいでしょう。

②見学内容についての簡単なまとめ（詳細はサブノートを作成する）

見学を行ったときに着目した点，その患者さんに行った主な評価や治療内容についてまとめていきます。同じ疾患でも理学療法士はそれぞれの患者さんについて異なる治療を行っていることに気付くかもしれません。この見学の内容を記載していくことで，振り返ったときに気付きや疑問が生じることができれば，さらなる成長につながります。患者さんの詳細な記録は別途のケースノート（図1）に記載していくとよいでしょう。すべての患者さんについて書く必要はなく，印象に残ったことを書けばよいです。

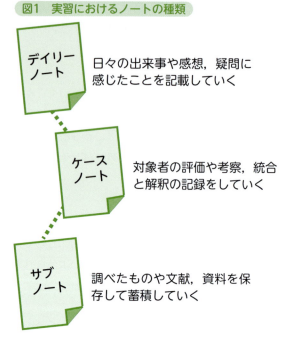

図1　実習におけるノートの種類

デイリーノート：日々の出来事や感想，疑問に感じたことを記載していく

ケースノート：対象者の評価や考察，統合と解釈の記録をしていく

サブノート：調べたものや文献，資料を保存して蓄積していく

サブノートはデイリーノート，ケースノート（ケースレポート）を通じてわからなかった内容，調べて得た資料や文献などを蓄積していくとよい。

③本日の感想

1日を通して，自分の感想をありのままに書いていきます。例えば，ある実習生が記載したノートには「今まで理学療法のやりがいや自分の興味が中枢系にしか向いていなかった。しかし，この実習を通じてさまざまな整形外科疾患の患者さんをみることで，整形外科疾患についての面白さや興味がとても湧いてきました」とありました。これに対し実習指導者から，「本音を言ってくれてうれしく思います。これからも一緒に頑張って勉強していきましょうね」というコメントが残されていました。実習指導者は実習生がどのような気持ちで実習に取り組んでいるのか，わからないものです。表面上の言葉ではなく，自分のありのままの姿を実習指導者にさらけ出すことが，指導者との関係性を築きあげる第1歩となります。口頭で伝えにくいことを文章で書くことは実習指導者にとってもありがたく感じます。自分の思いを素直に書くことが大切です。

④疑問に思ったこと

②の内容を中心に，疑問に思ったこと，指導者に聞く時間がなかったときにデイリーノートを利用して記載します。自分で調べてわかるものはここに記載せず，サブノートを作成してまとめていくとよいでしょう。

⑤明日の計画と目標（何ができるようになりたいか）

　今日は計画通りに行動することができたでしょうか？　計画通りにいかなかったらどこを修正すればよかったか，などを考えながら，明日の計画を立てることが望まれます。そして，明日の目標を1つ立ててみるとよいでしょう。例えば，スタッフ全員とコミュニケーションをしっかりとる，患者さんの視点に立って理学療法が適しているか考える，など自分がもう少しでできることを記載していくようにします。

デイリーノートの記載例

X年Y月Z日（月）　　　　　　実習○日目

①1日の流れ

8：20〜	清掃
9：00〜	午前診療開始
9：30〜	患者Aさん見学および評価体験（ROM-T，MMT）
10：30〜	患者Bさん見学（変形性膝関節症）
	※ ②見学内容に詳細を記載
12：00〜13：00	休憩
13：00〜	午後診療開始
13：30〜	物理療法機器の操作体験（ホットパック，腰椎・頸椎牽引）
15：00〜	整形外科カンファレンス参加（医師，看護師，理学療法士，作業療法士）。「術後の患者さんの状況について」。
16：00〜	患者Cさん見学および評価体験（感覚検査）
17：00〜	カンファレンス参加
18：00〜	終了

②見学内容

　Bさん（変形性膝関節症）を見学。左膝関節周囲に疼痛があるとの訴えがあり，左右で比較すると，左大腿四頭筋に筋萎縮が認められた。パテラセッティングを行うと，内側広筋の収縮が入りづらいことに気付いた。そのため，内側広筋に力が入るように行っていく必要があると感じた。

　➡どのような方法で行うとよいと思いますか？
　　O脚になると，内側広筋の収縮が物理的に入りにくくなり，萎縮が起きやすいといわれています。内側広筋を選択的に収縮させるには，①足関節を背屈させる，②股関節内転・内旋位で行うとよいです。

③本日の感想

　変形性膝関節症の患者さんの画像を拝見した。しかし，画像を見て骨の状態を把握することができなかった。教科書と照らし合わせながら膝OAの分類を判断

し，画像所見をしっかりと把握できるようにしていきたい。
　また，評価体験の実施中に，姿勢の配慮や疲れ具合などが考慮できず，患者さんへの思いやりが不足していたことに反省した。次回は思いやりをもって接することができるように努めていきたい。

　　➡画像診断は実習生にとっては難しい分野かもしれませんが，患者さんの病態を把握するためには必要不可欠なものです。少しずつでよいので画像に慣れていきましょう。
　　　緊張しているなかで配慮していくことは大変だと思いますが，頑張って修正できるようにしていきましょう。

④疑問に思ったこと
　患者さんを見学し，どのような検査をしなければいけないのか列挙することができなかった。その場で評価項目を列挙し，どのような検査をすればよいのか判断できるようにするためにはどうすればよいのでしょうか。

　　➡その患者さんの疾患から生じる症状（例えば，変形性膝関節症であれば，関節可動域制限や筋力低下，膝周囲の疼痛などがありますよね）をまず列挙していきましょう。その症状に対して考えられる検査項目（関節可動域制限…ROM-T，筋力低下…MMT，疼痛…疼痛検査）を挙げていくとわかりやすくなるのではないでしょうか。

⑤明日の計画と目標
　患者さんの症状について考え，それに対して検査項目を列挙できるようにしていく。今日はあまり元気に挨拶をすることができず，先生方とコミュニケーションがとれなかった。明日はもっと積極的に挨拶をして質問をしていきたい。

　　➡笑顔で元気に挨拶をすることで受け手側も元気をもらえます。医療スタッフだけではなく，患者さんにも笑顔と元気を与えてあげられるような挨拶をしていきましょうね。

※ 色文字は実習指導者からコメントです。

文献

1) 内山　靖：デイリーノートの書き方・使い方，理学療法ジャーナル，45(2), 158-162, 2011.
2) 岡田慎一郎 ほか：理学療法 臨床実習サポートブック，医学書院，2015.

2章 実習での注意事項

④ リスク管理と危険予知トレーニング

 ## リスク管理の重要性

理学療法士が対象とするのは，運動機能障害がある患者さん，病状が不安定な患者さん，免疫力が低下した患者さんなどです。そのような対象者に負荷のかかる課題を実施する際，十分なリスク管理を行わないと病状の急変・転倒転落などの事故・感染の危険性が伴います。臨床実習中はもちろんのこと，将来理学療法士として働く際にも当然避けなければならないことであり，十分なリスク管理能力を身に付けなければなりません。

チェックリスト

教育目標1 理学療法の対象者に対して基本的理学療法を体験し，実践できる

■一般目標4 理学療法治療・指導を行うことができる

PT協会学生評価表該当項目		☑
P-5	対象者のカルテから医師の指示（許容されたバイタルサインなど）・手術記録・禁忌・考慮すべき合併症を読み取ることができる	
	看護師より対象者の状態（バイタルサイン・体調・不穏行動など）を聴取できる	
	主治医より理学療法実施時の考慮すべき点を聴取できる	
	対象者に対してバイタルサインの測定を実施できる	
	理学療法実施時に，対象者の自覚的所見（訴え）と他覚的所見（表情・呼吸など）を把握することができる	
	対象者の急変時の対応を説明できる	

教育目標2 職場における理学療法士の役割と責任について理解し，その一員として自覚をもった行動がとれる

■一般目標2 職場における理学療法士の役割と責任について理解し，その一員としての自覚をもった行動がとれる

A-6	感染症予防の必要性について説明できる	
	標準予防策（スタンダードプリコーション）とは何か説明できる	
	感染症予防対策を実践できる	

069

A-6	自分自身の体調不良時の対処方法を説明できる	
P-1	医療事故の構造について説明ができる	
	インシデントレポートの意義について説明ができる	

リハビリ中の事故を防ぐ

アクシデントの構造

　医療現場に限らず，事故（アクシデント）は1つの因子によって生じるのではなく，いくつかの偶然が重なり生じるといわれます。
例えば，

> Aさん（理学療法学生）が担当している患者さんのリハビリ中にT字杖を忘れたことに気付き，患者さんに「ここで座っていてください」と伝え，杖を用具置き場まで取りに行った。戻ると患者さんが1人で立ち上がろうとしたためか，転倒していた。

　この場合，患者さんから目を離した学生は「けしからん！」ということになるかもしれませんが，転倒の原因は，単に患者さんから目を離しただけの問題ではありません。
このアクシデントを引き起こした因子として
- 「座っていてください」という指示を守れない患者さんだった。
- 患者さんは立位保持が困難であった。
- ほかの理学療法士も治療をしており気付けなかった。
- 座っていたいすがほかの職員に気付かない位置にあった。
   など

　このようにいくつかの因子が絡み合い，その結果にアクシデントが生じます。そのため「この患者さんは1人にしてはいけない」「できるだけ，ほかのスタッフが見える場所でリハビリを行う」など，複数視点をもっての対応をすることが重要となります。そのような原因を分析する方法としてインシデントレポートによる報告があります。

インシデントレポート

　インシデントとは「重大事故に至る可能性がある事態が発生し，なおかつ実際には事故につながらなかった潜在的事例」のことを指します。事故が起こりそうになり「ヒヤリ」としたとか「ハット」気付いて回避できたという意味で，ヒヤリ・ハットともいわれます。生死にかかわるような重大なアクシデント1件の背後には，300件のヒヤリ・ハット事例が存在するとされており，ヒヤリ・ハットをインシデントレポートとして報告することが重要です。インシデントレポートは，それ自体が生じたことへの「反省文」ではなく，事例を

分析し，類似するインシデントの再発や医療事故・医療過誤の発生を未然に防止することが目的です。インシデントレポートはSHELモデルなどを用いて分析されることが多いです。実習中にそのようなヒヤリ・ハット事例に遭遇した場合は，学生としても積極的に記載したいものです。

リスクの感性を磨く危険予知トレーニング

　前述したようにアクシデントはいくつかの因子が絡まって生じることが多いです。そのため事前にリスクを予知することがアクシデントを防ぐために重要となります。その方法として危険予知トレーニング（KYT：kiken yochi training）を行うことが有効です。KYTは対象者・職員などの身体に影響を与えるリスクを予知してその対策を検討し，安全意識に対する行動を促すトレーニングです。具体的には，次のようなイラスト（図1）のなかから潜在的な危険要因を検出し，対策を行います。

　図1は，一見よくあるリハビリテーション室の場面かもしれませんが，よく見ると多くの危険な因子が潜んでいます。危険と思われる要因を上げてみましょう。

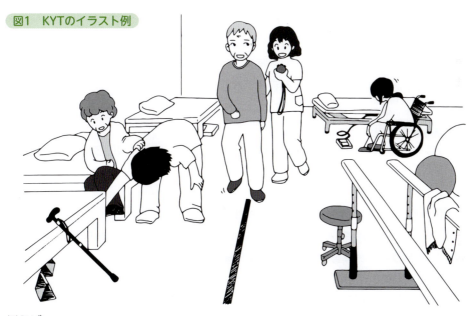

図1　KYTのイラスト例

例えば

- 「立てかけているT字杖に，歩行練習中の患者さんが足を引っかけたら転倒するかもしれない」
- 「前かがみ姿勢の理学療法士が急に立ち上がったら歩行中の患者さんにぶつかるかもしれない」
- 「右奥の昇降ベッドの足踏み式コントローラがベッドよりはみ出していてコードなどに引っかかるかもしれない」
- 「真ん中の理学療法士がストップウォッチに気を取られ，患者さんをよく見ていないため転倒への対応が遅れるかもしれない」

そのほかにも多くの要因が挙げられると思います。このようにリスク管理的な視点でイラストや写真を見ることにより，リスクに関する感度を高めることができます。イラストや写真は自分たちで作成することも推奨されており，実習開始前に複数人でKYTを実施することを勧めます。KYTは通常「KYT4ラウンド法」にて進められます。

患者さんの病態の急変を防ぐ・急変時に適切な対応をする

　理学療法の対象者は，特に急性期の場合，病態が不安定であり，十分なリスク管理のもと実施する必要があります。回復期や生活期においても安心はできず，合併症や既往疾患などにより急変する可能性もあります。ここでは，学生が対象者を担当する流れに沿って，リスク管理に必要な知識や技術の説明をします。

担当する対象者が決まってから

　担当する対象者が決まったら，リスク管理の観点からもカルテや他部門からの情報を入手する必要があります。急性期の場合は，カルテから多くの情報が得られますが，生活期になると，術式（例えば人工股関節全置換術の前方侵入か後方侵入なのか，など）や詳細な医師の指示が明記されていないことも多いです。重要なことは急性期〜生活期などの病期にかかわらず，できるだけ必要な情報を得ようと努力することです。

対象者のカルテから情報を得る

　現病歴・手術の有無・術式など（切開部位・切離された組織・禁忌：例えば脱臼肢位）・合併症・既往歴。

　　医師の指示：許容された負荷量。
　　　　　　　例 端座位まで許可・1／3荷重許可・血圧脈拍の上限など。
　　検査結果：血液データ（栄養状態・炎症所見など）・心電図（不整脈など）・画像など。
　　看護記録：バイタルサイン・体重の変化・食事量・尿量など。
　　その他　：薬剤など。

　カルテは，非常に多くの情報を得ることができます。病期にかかわらず，初診時には確認しておく必要があります。

　「担当が決まった」と言われたら，実習指導者に「担当の患者さんのカルテを確認させていただけませんか」と聞くとよいでしょう。

他職種から情報を得る

　主治医・担当看護師からの情報は，リスク管理の観点からも重要です。しかしあくまでも，相手も業務時間内であるため配慮が必要です。実習指導者を通して情報を得る機会を設定していただき，質問内容を事前に列挙してから話を聞くようにしましょう。

　　質問 例（リスク管理に関するもののみ記載する）
　　看護師：ここ最近の病状の変化について（不穏行動など）。
　　主治医：理学療法実施中に配慮すべき内容，カルテ情報で確認できなかった内容など。

理学療法を実施するとき

理学療法開始時

● バイタルサインの測定

　病期や疾患の違いにもよりますが，原則として理学療法開始時には血圧測定・脈拍測定を実施します。必要に応じて体温，呼吸数，動脈血酸素飽和度（SpO_2）も確認するとよいでしょう。結果が異常値の場合は，アンダーソン－土肥の基準などを参考に対応する必要があります。

● 他覚的所見・自覚症状

　バイタルサインのみに頼るのではなく，対象者の自覚症状（訴え，「今日の調子はどうですか？」）や他覚的所見［表情・顔色・声質（鼻声・声のかすれ）・息切れ・声かけへの反応］を確認することが重要です。普段と様子が異なるなど，気になることがあれば実習指導者に確認する必要があります。

理学療法実施中

　理学療法は対象者に運動負荷や物理的刺激を加えるため，対象者の変化に敏感になる必要があります。前述の他覚的所見に注意しながら実施しましょう。特に初めて行う治療の場合は注意が必要です。

　例 長期臥床後の離床は血圧・脈拍変化に気を付ける。

　　　　屋外歩行：長距離歩行になりやすく，寒暖の差への配慮も必要です。脱水にも注意しましょう。

　　　　物理療法：温熱・寒冷刺激など，循環器系に影響を与えることを考慮しましょう。

　初めて実施する治療は，実施中声掛けや表情をみるなど細心の注意を払い，わずかな変化であっても理学療法を中断し，実習指導者に報告する必要があります。

急変時の対応

　理学療法は対象者に負担をかけるため，細心の注意を払っても急変の可能性をゼロにすることはできません。万が一急変したときの対応方法を理解しておくことも必要になります。ここでは学生として最低限必要な対応のみ記載します。

対象者が急変した場合

・まずは，対象者の安全を確保します。立位・座位からの転倒は絶対に避けなければなりません。とにかくしっかり支えながら，大きな声で助けを求める必要があります。

・できるだけ早く臥位をとらせることが重要です。周囲の人（ほかのスタッフ，訪問リハであれば家族も含む）の協力を得て直ちに臥位をとらせます。意識を消失している場合は嘔吐物や舌根沈下による窒息を防ぐために側臥位をとらせます。

　これ以降は，学生は主体的にかかわらず，実習指導者の指示に従います。対応するスタッフが多ければ邪魔にならない場所で待機します。必要に応じて対応しているスタッフの担当患者を見守ることや場内整備を行い，指示があれば必要物品を取りに行くなどの対応を

2章 実習での注意事項

します。在宅では対応するスタッフが少ないため，場合によっては心肺蘇生を手伝う必要があります。消防署が開催する救命講習会に参加することもよいことです。

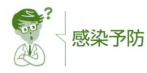
感染予防

　理学療法の対象者は免疫力の低下により感染しやすい状況にある患者さんも多いです。理学療法士は対象者に直接触れるため，対象者からほかの対象者に感染症を移す媒体になりうることをよく理解しておかなければなりません。さらに，施設ではさまざまな感染源をもった対象者が入院しているため，感染源から自分自身を守るという視点でも重要です。感染症対策は，標準的予防策（スタンダードプリコーション）を基本とし，対象者の疾患によって感染経路別対策を行います。

感染経路

　感染症はその種類によって接触感染・飛沫感染・空気感染の3つの感染経路に分けることができます（表1）。

表1　感染経路の種類

	特徴	細菌・ウイルス
接触感染	皮膚や粘膜の直接的な接触や，物体を介しての間接的な接触で感染	薬剤耐性菌（MRSAなど）・疥癬・感染性胃腸炎（ノロウイルスなど）
飛沫感染	咳やくしゃみの飛沫より感染。範囲は2m以内	インフルエンザ・風疹・ムンプス・マイコプラズマ
空気感染	空気中に細菌などが浮遊して感染。広範囲に拡散する	結核・水痘・麻疹

標準的予防策

　標準的予防策とは，「感染症の有無にかかわらずすべての患者のケアに際して普遍的に適用する予防策」です。どのような対象者であっても対象者にかかわる場合は実施する必要な対策です。

手指衛生

　標準的予防策の基本は，手指衛生（石鹸流水による手洗い，または手指消毒）です。適切な方法を理解する必要があります。
・対象者が変わるたびに手指衛生を行います（1対象者1手指衛生）。
・腕時計・指輪などは外して行います。
・目に見える汚れがある場合や，ノロウイルスに感染した対象者に触れた場合は，必ず石鹸と流水で手洗いを行います（その後ペーパータオルで拭き，乾いてから手指消毒を行うとよいでしょう）。
・アルコール擦式手指消毒を行う場合は，ノズルが止まるまでワンプッシュし，乾くまで全体に擦り込みます。

※ 手指衛生というと手洗いを最初に思い浮かべるかもしれませんが，アルコール擦式手指消毒を行うほうが消毒効果は高く，現在では第1選択とされています。

手袋・エプロン・ガウン

・薬物耐性菌をもつ対象者に触れる場合は手袋・エプロン・ガウンを装着して行います。
・血液・体液・分泌液・排泄物・粘膜・傷のある皮膚に触れる可能性がある場合は，手袋装着する必要があります。
・装着の方法・順序などがあるため，必要な場合は確認します。

マスク

　マスクは飛沫感染に関する細菌・ウイルスに感染している対象者に接する場合は必須です。外したマスクは，感染性廃棄物用ごみ箱に捨てましょう。インフルエンザなどが流行する時期は，潜伏期間を考慮しても常にマスクを装着しておくとよいでしょう。施設によっては常に装着するよう指導する場合があります。学生自身が咳・くしゃみが出る場合は，マナーとしてマスクを装着しましょう。

　空気感染に関する病原体に感染している対象者の場合は，N95マスクを使用します。

学生自身が感染してしまった場合

　実習中は睡眠不足・ストレスなどにより，学生自身の免疫力が低下し感染症に罹患する危険性が高まった状態です。日々の体調管理も理学療法士として必要な能力です。「ちょっとくらい体調が悪くても実習だから無理してでも実習に出席する」という考えは感染予防として間違っており，実習指導者に症状などを伝え，対処方法を確認する必要があります。感染症によっては，解熱などの症状改善がみられてもウイルスを排出するため，いつから実習を再開できるか確認する必要があります。インフルエンザの場合は，一般的に「発症後5日間かつ解熱後2日間」は就業停止です。

そのほかに配慮すること

・感染症の予防の観点から，爪は常に短く切っておきます。長い爪は対象者を傷付ける原因にもなります。
・冬季に実習を行う場合は，事前にインフルエンザのワクチン接種を行っておく必要があります。効果が現れるのは接種2週間後であるため，余裕をもって接種します。
・清掃を行っていても床には多くの細菌が存在するため，床に検査器具や評価表を置くことは禁止です。床に物を置くと，対象者の転倒リスクも高まります。対象者の検査治療を行う際や，見学の際に床に膝をつくことも感染のリスクを高めるため禁止です。

📗 文献

1) 河野龍太郎：医療におけるヒューマンエラー 第2版，医学書院，2014.
2) 竹内伸行 ほか：SHEL モデルを用いた事故要因分析．理学療法ジャーナル，42(2): 167-171, 2008.
3) 福丸典芳：院内研修にすぐ使える！　KYT & 5S CD 教材，日総研，2012.
4) 下間正隆 ほか：イラスト　みんなの感染対策，照林社，2016.

column

4 OB・OGより「私はこうして実習を乗り越えた」

　仲間に囲まれて過ごす学校生活とは一変。ダラダラしがちだった自宅時間の使い方も，日々の課題や症例発表準備でかなりタイトになる。パソコンを前に考え込んでいるうちに時間が過ぎていき，結局ろくに睡眠時間もとらないままボンヤリした頭で実習先に向かう毎日。これでは集中力を欠くし，出せるはずの力も出し切れず，現場で事故を起こさないとも限らない。何とかせねば，と焦った経験は諸先輩も同じはず。どんな風に工夫していたのか，聞いてみた。まず出てきたのは，事前準備についての意見である。

> 　事前準備として，健常者の身体をできるだけ多く触り，「他者の身体に触れる」という行為に慣れておくとよいと思います。実習の場で，自信がない状態で触れると，患者さんは意外と「この学生は自信がないな」と不安を感じたりされるんです。また，正常な状態をよくわかっておくことは，異常の発見に役立ちます。
> 　　　　　　　　　　　　　　　　　　　　　　　　　　　　　　　　　（臨床経験4年目OB）

　学校で一通り習ってはいても，患者さんを前にすると，頭は真っ白，評価方法も治療手技もまったく出てこず，理解が曖昧だったことを思い知る。おそらく誰もが少なからず経験することだろう。それでもやっぱり学生同士で繰り返し実技練習はしておくべき。「しっかり練習してきたぞ！」という自信こそが，不安を減らし，背中を押してくれるはずだ。

> 　レポートの考察に必要な資料を適切に集めることを徹底していました。例えば膝OAの症例なら①OAという疾患について，②動作分析について，③OAにかかわらず運動療法について，など，使い慣れた本や読みやすそうな本から多角的に資料を集めます。知りたいと思う1つの物事を，多方向からみる視点をもつのが重要です。この資料の探し方は今でも役に立っています。あと大切なのは，自分の担当症例に近い文献を探すことです。治療経過についての内容でも，動作分析についてでもよいでしょう。漠然とまとまらない考えに，少し方向が見えてくると思います。実習前に準備しておけば，より楽だと思います。
> 　　　　　　　　　　　　　　　　　　　　　　　　　　　　　　　　　（臨床経験2年目OG）

　レポートを書くために臨床実習に行っているわけではないけれど，やはりここで苦しむ学生は多い。症例に関する詳細な考察や記述は，急にできるようにはならないので，まずは参考資料の言い回しを模倣することから練習するとよい。そのままコピペではなく，多角的な視点で集めた複数の資料から，自分の担当症例に照らし合わせ，使える表現を探す。語彙（ボキャブラリー）ハンティングの習慣をつけておく，という言い方もできるかも知れない。人間は言葉を使って思考する生き物なので，自分のもつ語

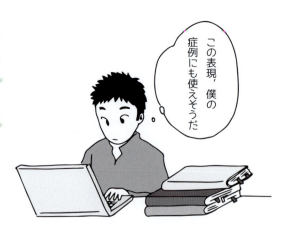

この表現，僕の症例にも使えそうだ

彙の範囲でしか考えることができない。論理的思考を根底で支えるのは，語彙力と表現力。自分が表現したいさまざまな事象を説明するための言葉を集め，積極的に模倣して使うことで，思考力も鍛えられていくのだ。

> 睡眠不足でヘロヘロになったり，ギックリ腰に苦しんだりした臨床実習時の経験から，「無理すると危険」という体調の限界ラインを見極められたことが，現在の自己管理につながっています。睡眠をとるよう心がけ，身体の使い方にも細心の注意を払い，患者さんを指導するのと同じように自分で自分の病態管理を行う感じです。最低限ですが，体調不良での欠勤や遅刻で周りに迷惑をかけないよう，患者さんの不利益にならないよう心がけています。
> （臨床経験3年目OG）

不足分を補おうと一生懸命調べものをしていると，つい無理して睡眠時間を削りがち。しかし，そのまま長い実習期間，普段以上の緊張状態に置かれ続けると，体力も免疫力も低下しやすくなる。大きく体調を崩して数日休むことにならないよう，将来につながる自己管理能力を身に付けることも，臨床実習の大事な目的かもしれない。

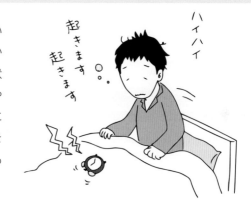

> 休日の過ごし方について。私は長時間集中力を保つのがうまくなかったので，家に1日中こもっていたとしても，実際に課題に取り組む時間は少なめでした。ぐっすり眠るか，息抜きに半日くらい出かけたりもしていましたね。さすがにレポートやレジュメ作成の時期には，睡眠時間が1時間未満となることもありましたが，そのとき一生懸命学んだ知識は今の自分の基礎となっています。
> （臨床経験1年目OB）

どうすれば，ほどよい緊張感と集中力を保つことができるのか，自分を客観視して対策をとることも必要だろう。生活リズムが乱れがちになるなか，1日単位，1週間単位でどうつじつまを合わせるか，ときどき自分の生活を俯瞰してスケジューリングをしてみよう。帰宅してとりあえず短い仮眠をとるとか，入浴だけはしっかりするとか，心身をリフレッシュする自分なりの工夫を組み込み，実習期間の自分をコントロールできているぞ，という心の余裕を手に入れたいものだ。怒濤のような毎日にただ流されるのではなく，教わることをただ受け取るのではなく，先輩たちも能動的に「乗り越えて」きたのである。先輩たちの声に共通するのは，臨床実習で身に付けたことが，今まさに仕事に役立っているという感覚。長いようで短い，限られた実習期間は必ず今後の礎となる。自分の力で舵をとり，学びに満ちたものにして行こう。

2章　実習での注意事項

5 実習ストレスのケア
（実習に悩んでしまったときは）

はじめに

　実習は，学内での講義や演習とは異なる，シビアな現実世界での体験学習です。このため，多くの学生が程度の差はあるにせよストレスを感じます。このストレスを早めにケアできないと，ときにメンタルヘルスの問題につながってしまうこともあり，注意が必要です。

チェックリスト

主要なストレス原因のチェックリスト	☑
実習での作業量（量の多さ，作業時間の長さ，事前事後課題の多さなど）	
作業の質（難しさ，正確さ，時間的プレッシャーなど）	
対人関係（患者さんからのプレッシャー，実習指導者からのフィードバック，医療スタッフとの連携の難しさなど）	
作業の外的環境（温度，湿度，経験など）	
その他　　　　　　特に	
実習でのストレスへの対処行動チェックリスト	
よい対処	前向きな対処（工夫・努力，計画作成など）	
	相談（実習指導者，教員，クラスメート，先輩などに）	
	助けを求める（実習指導者，教員，クラスメート，先輩などに）	
悪い対処	あきらめ	
	感情的な行動（不愉快な気持ちを態度に表すなど）	
	回避行動（過度の飲酒をするなど）	
うつ病のチェックリスト[1]	
ほとんど1日中の落ち込み気分	

078

楽しかった趣味も含め，ほとんどの活動に興味や喜びを感じなくなる	
体重減少（または増加）	
不眠（または過眠）	
気持ちが焦り，落ち着かない	
疲れやすい	
自分が価値のない人間だと思う	
思考力や集中力の低下	
自殺について繰り返し考える	
自殺のチェックリスト[2]	
この1カ月で　死んだほうがよい，と思った	
自分を傷つけたい，と思った	
自殺について考えた	
自殺の計画を立てた	
自殺を試みた	
過去に自殺を試みたことがある	

2章　実習での注意事項

ストレスの理論を理解しよう

　実習では，ミスの許されない正確な対応が求められたり，指導者から厳しい指摘を受けたりします。

　このようなことはストレスの原因となり，結果として不安，落ち込みなどを感じることがあります。これがストレス反応とよばれているものです。強いストレス反応が続くと体調が崩れやすいので注意が必要です。ストレスの原因にさらされても，そのストレスのとらえ方を変えたり，対処行動を上手にとることでストレスの反応を下げることが可能です。

　同じ環境でも元気な人とそうでない人がいることはみなさんも経験があると思います。これは生まれつきの性格によるというよりも，学習可能なストレスのとらえ方や対処行動の違いによることが多いのです。

　このようなストレスの理論を理解しておくと，実習を上手に乗り切っていくことができるでしょう。

079

ストレス反応とは

ストレス反応とはストレスの原因にさらされたときに心身に現れる反応のことです。表1にあるように，不安などの感情面，頭痛などの身体面，茫然とするなどの認知面に現れます。

表1 ストレス反応の種類

感情面	不安
	落ち込み
	イライラ
身体面	肩こり
	腰痛
	頭痛
	胃痛
	腹痛
	下痢
	アトピーなどの皮膚トラブル
認知面	注意散漫
	茫然とする
	忘れっぽい

ストレスの原因を意識する

実習ストレスの原因は多岐にわたります。
①実習での作業量(量の多さ，作業時間の長さ，事前事後課題の多さなど)
②作業の質(難しさ，正確さ，時間的プレッシャーなど)
③対人関係(患者さんからのプレッシャー，実習指導者からのフィードバック，医療スタッフとの連携の難しさなど)
④作業の外的環境(温度，湿度，騒音など)

まずは自分自身がどの原因に対して大きなストレスを感じているかきちんと意識することが大切です。複数該当する場合もあります。ストレスの原因を知り，意識することが，ストレスにうまく対応していく出発点となります。冒頭の主要なストレス原因のチェックリストを埋めてみましょう。

心理尺度テストの質問に回答することで，現在の自分のストレス原因やストレス反応の状態を簡単に知ることも可能です。

手軽にインターネットでできるものとして厚労省による「職場のストレス セルフチェッ

ク」があります(http://kokoro.mhlw.go.jp/check/)。

　厚労省の「こころの耳」というWEBサイト内にあり，面倒な事前登録もなく5分ほどで回答できます。通常の大学生向けの勉学や部活などを想定したものではありませんが，実習が職場で働くことに近い役割行動という意味で大変参考となるでしょう。ストレスの原因因子，ストレスによる心身反応，ストレス反応への影響因子（周囲からのサポートなど）の3つがレポートされます。回答にあたって職場→実習先，上司→指導教員・指導者，同僚→同級生と読み替え実施してみてください。

自分のストレスのとらえ方に対する心理学的スキル

　実習でストレスを感じるときは，そのストレスについて必要以上に悲観的なとらえ方，考え方をしていることがよくあります。

　典型的な誤った考え方の1つに，「そのストレスに対処する力がもうない」と思い込むことがありますが，それに対応できる心理学的スキルがいくつかあります。

　例えば，心のなかで「できる，できる」と自分につぶやく方法があります。これを自己教示法といいます。単純ですがスポーツ選手もプレッシャーのあるときに使っています。

　また，意外に効果的なのが，上手にやっている仲間の学生を観察し，その行動をお手本としマネをしてみることです。これをモデリングといいます。モデリングは過去に経験のない実習のような行動の場合は，特に効果的とされています。

　また，ほかによくみられる悲観的なとらえ方は，ストレスが自分に与える結果を，実際よりずっと深刻なものと考えることです。例えば，「きっと国家試験も受けられず，自分の人生はすべて終わりだ」とか「どうせ何をやっても自分はダメなんだ」といった極端な考えをもつことです。こう考えてしまうと辛くなってしまいますね。

　注意して自分の心のなかを観察すると，自分の考え方の癖に気付くことができます。「その考え方が本当に合理的なのか？」と自分自身のネガティブな考えに対して反論してみるというのも1つのよい方法です。

してはいけないストレスへの対処行動

　ストレス原因への対処行動には好ましいものとそうでないものがあります。あきらめたり感情的になることは，実習のような役割場面では好ましくないでしょう。そのような対処行動は，結局ストレス反応が高いままの状態が続き，心身にも実習の成果にも悪影響が出ます。

　可愛がっていたペットが死んだというプライベートなストレスでしたら，あきらめは適応的な対処行動となりえますが，仕事に近い実習ではそうはいきません。あくまでも前向きに対処することが必要です。

　もし1人では負担が大きいと感じる場合には，実習指導者，教員，クラスメート，先輩などに相談し，支援を求めましょう。働く社会人にとっても仕事のサポートを求めること

は決して恥ずかしいことではなく，むしろ好ましいストレス対処とされています。
　また，原因から目をそらすために，過度の飲酒をするといった回避的行動はNGですので注意しましょう。
　冒頭の実習での対処行動チェックリストを埋めてみましょう。

リラクセーションをしてみよう

　身体のリラクセーションはストレス反応を緩和することにつながります。次の2つの方法は，ストレスのセルフケアだけでなく，発表の前やスポーツなどの緊張場面や気分転換などでも幅広く使われているものです。

筋弛緩法

　ギューと筋肉に力を入れてから，フーッと力を抜く動作です。筋肉が弛緩し，温かく重たい感じがしますが，これがリラックスしている状態です。
① こぶしを握る→緩める
② 上腕に力を入れる→緩める
③ 肩を釣り上げる→肩を下げ，緩める
④ 顔をしかめる→緩める
という順番でやっていくとよいでしょう。それぞれ力を入れる，緩めるを5〜10秒くらいで行います。

呼吸法

　腹式呼吸をゆったり行うことでリラクセーションする方法です。ストレスの高い緊張時は，胸で浅い息をする胸式呼吸となりやすいのですが，この状態を腹式呼吸で緩めることができます。腹式呼吸ではお腹に手のひらを当てて呼吸すると，息を吐くときにお腹が引っ込み，吸うときにお腹が前に出っ張ります。これができていないときは胸式呼吸をしている可能性があります。
　呼吸法では最初に息を吐くほうから始めます。お腹の筋肉の軽い緊張を意識しながら，息を出し切ってからその筋肉の緊張を緩めると自然にお腹に息が入ってきます。わざわざ意識的に息を吸う必要はありません。吐く時間を吸う時間の2倍くらいにするとよいでしょう。1，2，3，4と頭のなかで数えながら吐いて，1，2と自然に息が入ってくるというテンポです。

非常に辛いときのメンタルケア

　非常に辛い状態になったときはこれまでお話してきた方法では対処しきれないことがあります。その場合はSOSを出して支援を求めたり，医療機関でのケアが必要かもしれません。

例えば，冒頭のうつ病のチェックリストのような症状が2週間以上続くようなら，専門医の受診を検討してみてください。特に，最初の2つのいずれか1つを含み，5つ以上あてはまる場合や，最後の自殺の項目にあてはまる場合は要注意です。

　統計によれば，わが国のうつ病の生涯有病率（一生涯のうちにうつ病にかかる比率）は3〜7％で，欧米の3〜16％より低いものの，1999年から2008年の10年間で時点有病率（現時点でうつ病にかかっている比率）は2.3倍に増え，一般的にみられる疾患であるといえます。つまり私たちがうつ病に罹患してもまったく驚くべきことではありません。

　またうつ病はもともとメランコリー親和型性格という，真面目で，几帳面で，責任感の強い人（つまり周囲から信頼されるタイプ）がなりやすいともいわれていて，決して恥ずかしいことではありません。

　うつ病以外でも，p.80の表1の「身体面」にあるように身体化症状がひどいときは心身症のケアも含め受診を検討してみましょう。

　さらには，非常に辛いときは自殺について考え続けてしまうことがあるかもしれません。冒頭の自殺のチェックリストに該当する場合は特別な注意が必要です。とりわけ下のほうの項目にあてはまる場合や，あてはまる数が多い場合にはSOSを出し，迅速にサポートを求めることが何より大切になるでしょう。実習の指導教員，友人に伝え，サポートを求めながら医療機関を受診することも必要になります。なお，深夜など周囲に人がいない場合は，専門の相談機関に電話することも1つの方法です。

　例えば「東京都自殺相談ダイヤル〜こころといのちのほっとライン〜」は午後2時〜翌朝5:30まで対応しています（2018年2月現在）。このようなホットラインは複数ありますが，番号や対応時間が変わる場合もありますので確認が必要です。さらに1カ月より前であっても，過去に自殺を試みたことがあればリスクは高いので，十分なケアが必要です。

　これまで実習に悩んでしまったときの，実習ストレスのケアについて述べてきました。軽いストレスのレベルなら，自分でとらえ方をチェックしたり，リラクセーションをしたり，前向きな対処行動をとって自力（セルフケア）で乗り切ることも可能です。少し大変なら周囲の人に相談するのもよい方法です。

　しかし，万が一うつ病が心配されたり，自殺が頭から離れないような状態になったときは，ためらわずSOSを出し，周囲からサポートを得て，医療機関を受診するようにしましょう。

　それはメディカルスタッフを目指すみなさんにとって適切で好ましい対応です。

📖 文献

1) 高橋三郎 ほか監訳：DSM-5 精神疾患の診断・統計マニュアル, 医学書院, 2014.
2) シーハン, D.V., ルクリュビュ, Y. 著：M.I.N.I. 精神疾患簡易構造化面接法 改訂版, 星和書店, 2000.
3) 鈴木伸一 ほか：職場のストレスに及ぼす認知的評価および対処の効果. 産業精神保健（日本産業精神保健学会誌), 6(3),149-162, 1998.
4) 厚労省HP: 5分でできる職場のストレスチェック. こころの耳 (http://kokoro.mhlw.go.jp/check/, 平成29年9月現在)
5) 厚労省HP: うつ病 (http://www.mhlw.go.jp/kokoro/speciality/detail_depressive.html, 平成29年9月現在)
6) 川上憲人：世界のうつ病, 日本のうつ病−疫学研究の現在. 医学のあゆみ, 219(13), 925-929, 2006.

疾患の基礎知識と
レポートの書き方

第 **3** 章

レポート・レジュメの書き方

レポート・レジュメの目的

- 読み手がわかりやすいように「伝える」「記載する」「まとめる」方法を学ぶこと。
- 情報収集と評価からの情報を整理すること。
- 得られた情報を統合・解釈し，治療方針を決定していくこと。
- 臨床実習指導者からアドバイスを得る1つの手段であること。

図1　レポートとレジュメの違い

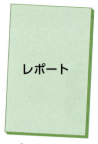
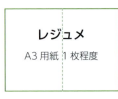
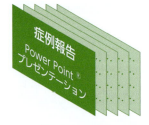

レポート
患者さんの情報収集・評価・治療方針など，すべての情報を記載。

レジュメ
レポートの内容を書面1枚程度で簡潔にまとめたもの。最近ではPower Point®での症例報告をする施設も増えてきている。

書類作成時の注意点

- レポートには表紙を付けましょう。
    →表紙には，表題・所属の学校名・氏名などを記載します。
- 個人情報の記載はしないようにしましょう。
    →患者名・病院名・指導者の名前・発症日・住所などは記載しません。
- 表題は具体的に記載しましょう。
    →症例の特徴を表題に集約してみましょう！
    　×「脳梗塞右片麻痺者の報告」
    　○「脳梗塞により中等度の右片麻痺と失語症を呈した50代男性の症例
    　　～屋外歩行自立と復職に向けて～」
- 語調を統一しましょう
    →「です・ます」または「である・〜だ」のどちらかに統一します。

臨床実習指導者への相談と提出

　どんなに優秀な学生であっても，自分自身の力だけでレポートを完成することは不可能に近いでしょう．何度も繰り返し指導や添削を受けることで，患者さんの障害像がみえてきて，より質の高いレポートを作成することができるようになります．

　またおそらく指導者も，最初から学生が完璧なレポートを提出してくるとは思ってはいません．それよりも次の点を重要視していることが多いでしょう．

・提出期限を必ず守ること．
・こまめに進捗状況の報告と相談をしてくること．
・誤字脱字や意味の通らない表現が少ないこと．
　→提出したレポートを自分で読み直して確認しているかという点が大切です．仮にレポートの内容や着眼点がよかったとしても，誤字脱字が多いと印象が悪くなってしまいます．
・指導者が助言した内容が反映されてくること．
　→とても重要なポイントです．学生は必ずメモをとり，わからないことは曖昧にせずに確認しましょう．修正した点は赤字で記載するなど，読み手がわかりやすくするとさらによいでしょう．

レポートの構成

①はじめに
- 症例の概要（年齢・性別・疾患名・代表的な機能障害・簡単なＡＤＬ能力）
- 症例報告の目的

②症例情報

（１）一般的情報
- 年齢，性別，身長，体重，主訴，HOPE，NEED，家族NEED
　※ 氏名やイニシャル，生年月日など，個人が特定できる情報は記載しないようにしましょう．

（２）医学的情報
- 診断名，障害名，現病歴，既往歴，治療方針，服薬情報，手術方法，禁忌（注意）事項，画像所見(CT，MRI，X線など)
- 検査データ：炎症状態の把握に必要なCRP値，赤沈，白血球数といった生化学検査データなど．

（３）社会的情報
- 家族構成，キーパーソン，家庭内での本人の役割：

発症前までに本人が行っていた役割（例えば料理や買い物，洗濯など）ができなくなってしまった場合，家族内の誰がそれをサポートするか，あるいは介護保険サービスを利用するかなどの調整が必要です。

● **家屋情報**：
一軒家，マンション，アパートなどの情報とエレベーターの有無。
・間取り図の確認。
・トイレ，浴室，玄関上がり框（かまち）などの情報：段差や手すりの有無，住宅改修の可否
・ベッドの使用の有無。
・居室，リビング，トイレなど，本人のよく移動する動線の確認。
　→居室が2階の場合，患者さんの身体状況によっては居室場所の変更も必要です。
・近隣の環境。
　→駅までの距離，近くのスーパーまでの距離，坂道や不整地の有無。
・自宅周辺の交通状況。
　→家の前に一時的に車を止められるか（デイサービスなどの送迎が必要な場合），散歩程度の歩行練習に危険性はないか，など。

● **職業**：仕事内容，職場の場所と通勤方法，復職可能な仕事内容があるかなど。
● **経済状況**：現状と今後の資金計画。
● **その他の情報**：趣味，保険の種類，身体障害者手帳の有無や等級など。

経済状況など，実習生が直接患者さんから聴取することが望ましくない場合もあります。その場合は，実習指導者に相談し，医療ソーシャルワーカー（MSW）から情報収集するとよいでしょう。

（4）他部門情報
● **医師（Dr.）**：治療方針，画像所見，予後予測などを記載。医学的情報の項目に記載する場合もある。
● **看護師（Ns.）**：病棟での「しているADL」，食事・睡眠・排泄・入浴の状況，精神状態など。
● **作業療法士（OT）**：方針，ADL動作，高次脳機能障害など。
● **言語聴覚士（ST）**：方針，言語機能や認知機能などの高次脳機能障害，嚥下機能など。
● **医療ソーシャルワーカー（MSW）**：家族構成，家屋環境，職業などの社会的情報，経済状況，介護保険の申請状況，退院後の介護保険の利用サービスなど。

③理学療法評価

- 評価日。
- 各疾患における必要な評価項目の検査，測定から得られた数値。

各疾患に必要な代表的な評価項目は覚えておきましょう。机上の検査項目（HDS-R やTMTなど）は，実習前に事前に準備しておくとよいでしょう。関節可動域，徒手筋力検査などの結果は，Excel®などで実習前に作成しておくと便利です。

- **動作分析の記載**：動作能力の評価には，寝返り，起き上がり，座位保持，車いす移乗，起立，立位保持，歩行，階段昇降などが挙げられます。最低限ではありますが，次の点に注意が必要です。

- **補助具の使用，動作能力のレベル，歩行様式の記載。**
  例）歩行：4点杖・金属支柱付短下肢装具使用，近位見守りレベル，三動作揃え型。
- **歩行の基礎知識を必ず把握しましょう！**

表1　歩行周期の分類の定義

新しい定義（ランチョ・ロス・アミゴス）	従来の定義
初期接地　：initial contact（IC）	踵接地　：heel contact
荷重応答期：loading response（LR）	足底接地：foot flat
立脚中期　：midstance（MSt）	立脚中期：midstance
立脚終期　：terminal stance（TSt）	踵離地　：heel off
遊脚前期　：preswing（PSw）	足尖離地：toe off
遊脚初期　：initial swing（ISw）	加速期　：acceleration
遊脚中期　：midswing（MSw）	遊脚中期：midswing
遊脚終期　：terminal swing（TSw）	減速期　：deceleration

- 歩行速度：単位時間内の距離。
- 歩行率（ケイデンス）：単位時間内の歩数。

- **動作観察と動作分析の違い**

　歩行観察は現象を記載していくことに対し，歩行分析はその現象が「なぜそうなっているか」について記載していくものであり，分析がとても大切になってきます。

　例）**右腓骨神経麻痺による歩行障害（鶏歩）の表現**
【動作観察】遊脚期の右足関節背屈は生じず，右股関節・右膝関節を過度に屈曲して振り出しを行う。
【動作分析】前脛骨筋と腓骨筋群の麻痺のため，遊脚期での右足関節背屈は生じず，その代償として股関節・右膝関節を過度に屈曲して振り出しを行う。

④問題点の抽出

　ICIDH (国際障害分類) またはICF (国際生活分類) に基づいた概念で作成していきます。ICFでは，生活機能というプラス面に着目しており，個人因子や環境因子などの項目も加わりました。

表2　ICIDHとICF

ICIDH (1980年)	ICF (2001年)
機能障害 (impairment)	心身機能・構造 (body function & structures)
能力障害 (disability)	活動 (activities)
社会的不利 (handicap)	参加 (participation)

⑤目標設定

・短期目標は2週程度，長期目標は3カ月程度で設定することが多いですが，症例によって異なります。
・期間の設定は，対象疾患の一般的な治癒期間・入院期間を参考にするとよいでしょう。
・設定内容として，長期目標を「歩行能力向上」といった曖昧な設定ではなく，「屋内歩行は短下肢装具使用で自立，屋外歩行はT杖と短下肢装具使用で自立」というように具体的に設定します。

⑥治療プログラム

　プログラム内容・目的・方法 (肢位，回数，時間など) を実施する順に記載します。

⑦経過

・初回評価から最終評価までの経過を時系列で記載します。表などで示すことも可です。
・中間評価などを実施した場合は，その結果も記載します。
・機能や能力レベルで変化した点，プログラム内容の変更点などを記載します。
　例 大腿骨頸部内側骨折
　　第Ⅹ病日目：安静時からの術創部痛は消失，腫脹，熱感は消失。
　　　　　　　　周径，MMT，疼痛評価の変化点を記載。
　　　　　　　　プログラムは平行棒内歩行練習から，4点杖歩行練習へと変更。

⑧最終評価

・初回評価結果と比較しながら記載します。
・右半分を初回評価，左半分を最終評価といった2段組みでの記載方法が多いです。
・初回評価と変わりのない項目は，「変化なし」という記載で可です。変化のあった箇所をわかりやすく記載していくことが大切です。

⑨考察

●初回評価の考察

　情報収集，理学療法評価の過程から考えられた問題点，目標設定，治療プログラムの立案について記載していきます。

> **記載手順の例**
>
> ❶患者の全体像を記載。
>
> 　疾患名，発症からの期間，代表的な機能障害，能力障害など。
>
> ❷目標設定の根拠を記載。
>
> 　長期ゴール，短期ゴールの期間と設定内容の理由，一般的な治療期間や予後予測，文献的な補足など。
>
> ❸短期ゴールを達成するために，現在の問題点を記載。
>
> 　動作分析や各種検査測定から得られた問題点を統合・解釈する。
>
> ❹問題点に対して，どのような治療プログラムを立案したかを記載。
>
> ❺結語：全体の要約，長期ゴールを達成するための長期的な方針などを記載。

●最終評価の考察

　初回評価と最終評価を比較し，実施してきた治療について検証するとともに，最終評価時に残されている問題点と今後の治療計画について記載します。

> **記載手順の例**
>
> ❶症例の全体像（疾患名，発症からの期間，初期の代表的な機能障害，能力障害など）と介入期間（6週間の介入を行ったなど）を記載（過去形での文体で）。
>
> ❷初期評価での問題点，設定した目標，治療プログラムの概要を記載（過去形での文体で）。
>
> ❸初期評価と最終評価を比較し，機能面や能力面で変化のあった箇所とその理由を文献的な補足などを行いながら記載。結果として，短期ゴールは達成できたのかも記載する（項目3以降は現在形での文体で）。
>
> ❹現在の残っている問題点は何か記載。
>
> ❺問題点に対して，最終評価ではどのような目標と治療プログラムを立案したかを記載。
>
> ❻結語：全体の要約，長期ゴールを達成するための長期的な方針などを記載。

⑩謝辞

　実習指導者，協力してくださった患者さんやご家族にお礼を述べます。

　※ 個人情報の記載に注意。

⑪参考・引用文献

レポートの最後に記載します。

> **point**
> 項目⑦⑧は最終評価レポートで記載します。初回評価の場合は，治療プログラムの後に⑨考察，⑩謝辞，⑪参考・引用文献を記載します。

レジュメの作成方法

- 形式や記載項目は基本的にレポートと同じです。
- 第3者に内容が伝わるように書くことが1番大切です。
- レジュメへの記載項目は選択する必要があり，文字数の多さや文字の小ささなどは読みにくい印象を与えてしまいます。
- ボリュームはA3用紙1枚，またはA4用紙1枚であることが多いです。
- 段組みで2段に設定することが多いです。
- 個人情報の記載はしてはいけません（実習先の病院名，指導者名など）。

レジュメの基本構成

表題	
学校名 学生氏名： ①はじめに 症例の概要 症例報告の目的 ②症例情報 （1）基本情報 （2）医学的情報 　　画像や図を使用することもあります。 （3）社会的情報 （4）他部門情報 ③理学療法評価 評価日を記載します。評価項目の選定において，優先度が低く，特に異常が見当たらないものは，レジュメには記載しないことがあります。動作分析の記載は必須です。	④問題点の抽出 ⑤ゴール設定 ⑥治療プログラム ⑦考察 ⑧謝辞 ⑨参考・引用文献 ※ 項目⑧⑨はレジュメには記載しないこともあります。

症例発表会

　学生が担当している症例について，評価内容や治療方針などをリハビリスタッフの前で発表します。臨床実習であれば，初回評価と最終評価後の2回，または最終評価後の1回，行われることが多いです。学生の発表時間は7～10分程度が多く，その後に質疑応答が行われます。

　A3用紙のレジュメを配布して資料を読み上げる形での発表が多いですが，近年ではPower Point®を使用した発表を行う施設も増えてきています。

　ここでは症例発表におけるPower Point®の作成ポイントを示します。

Power Point®資料の作成ポイント

基本事項

- 1スライドで30秒程度を目安とする。
- 文字の大きさは24pt以上。
- 文字フォント：メイリオまたはゴシック体がお薦め（Power Point®で明朝体は読みにくい）。
- 背景色は白，文字は黒が最も無難で見やすく，部屋の明るさなどにも左右されにくい。
- 箇条書きがわかりやすい。
- 文章で記載する場合は，7行以内が見やすく，単語の途中では改行をしない。
- 重要な点は太字が好ましい。

図2　Power Point®資料の例

読みにくい例

本症例は，X月Y日に脳血管障害（左側中大脳動脈領域）を発症し，A病院に搬送された50代の男性である。

右片麻痺と失語症を呈し，入院翌日より入院理学療法を開始した。

入院前の生活は自立されており，仕事は東京駅で事務の仕事をしており，通勤は電車で1時間程度かかっていた。

家族構成は，専業主婦の妻と大学生の息子，高校生の娘の4人暮らしである。キーパーソンは妻。

▶

読みやすい例

症例紹介

50歳代　男性
診断名　脳血管障害（左中大脳動脈梗塞領域）
障害名　右片麻痺，失語症
発症日　X月Y日（現在，第Z病日目）
職　業　事務関係の仕事
　　　　（東京駅。通勤時間は電車で1時間程度）
家族構成　4人
　　　　妻（専業主婦）：キーパーソン
　　　　息子（大学2年生）
　　　　娘（高校2年生）

応用事項

- 背景色や文字色など，むやみに色を使いすぎず，色の使い方を統一すると見やすい。
- 結果などの数値は，文字や表だけでなく，グラフ（折れ線グラフや棒グラフなど）で示すと見やすい。
- 「アニメーション」を使い，プレゼンテーション方法を工夫する。

3章 疾患の基礎知識とレポートの書き方

1 脳卒中 左片麻痺（急性期，初回評価） 右片麻痺（回復期，初回評価）

臨床実習における脳血管障害の理学療法の概要

　近年の医療技術の進展に伴い，脳血管障害による死亡率は大きく軽減してきています。一方，介護が必要になる原因のトップは脳血管障害であり，全体の約21％を占めます[1]。脳血管障害では損傷を受けた部位や程度によって症状が大きく異なるため，一概に理学療法の内容を決定することはできませんが，代表的な臨床症状では，脳の損傷側の反対側の運動麻痺や感覚障害，失語症，失認症，失行症などの高次脳機能障害などが挙げられます。

　急性期の理学療法では，リスク管理下での早期離床が重要なポイントとなります。発症後は可能な限り早い時期からリハビリを開始し，意識レベル，血圧などのバイタルサインを確認しながら，座位練習や車いす乗車などの離床を促します。バイタル異常などがなければ，麻痺した上下肢に対する動かし方の練習，起立，立位，移乗，歩行練習などを開始します。また全身状態が安定していない場合には，関節可動域練習やポジショニングなどのベッドサイドでの理学療法を行うこともあります。

　回復期の理学療法では，在宅復帰を目標として身体機能の回復や日常生活活動動作の向上に特化した練習を行います。運動麻痺の促通練習，起居動作，歩行練習のみならず，装具や杖などの補助具の選択，ご家族への介助指導，患者さんの自宅の家屋評価など，他職種と連携を密にしたチームでのアプローチが重要となります。身体機能面だけでなく，退院後の生活面に着目していくことがポイントです。

チェックリスト

教育目標1 理学療法の対象者に対して基本的理学療法を体験し，実践できる

■**一般目標1** 理学療法の対象者に対して初期評価を行うことができる

PT協会学生評価表該当項目	1）情報収集ができる	☑
C-1, 2	脳梗塞（ラクナ梗塞・アテローム血栓性脳梗塞・心原生脳塞栓）の病態，症状を確認する	
	脳出血（被殻・視床・橋・小脳），くも膜下出血の病態，症状を確認する	
	頭蓋内圧亢進症状とは何かを確認する	
	運動麻痺の回復過程について確認する	
P-1, 2, 3	現病歴，既往歴，発症から何病日目かを確認する	

094

P-1, 2, 3	症状（意識レベル，コミュニケーション能力，バイタルサイン，麻痺の程度など）を確認する	
	ベッドサイドでの動作能力（車いす乗車はしているか，1人で行っているのかなど）を確認する	
	入院前のADL能力を確認する	
	家族構成，キーパーソン，職業などの社会的情報を確認する	
	主治医からの安静度の指示（血圧変動の上限や動作制限等）を確認する	
2）理学療法評価ができる		
C-1, 2, 3	脳卒中患者の代表的な評価項目が挙げられる	
C-4, 5	検査測定項目は優先度を付け，事前に評価の順番や肢位などをまとめておく	
P-1, 2, 3	同一肢位で可能な検査測定をまとめておく（体位変換などは最小限にし，患者の負担にならないよう配慮する）	
P-2, 3	血圧測定は，臥位，離床後，動作後に行い，変動の有無も確認する	
	アンダーソン・土肥のリハビリ中止基準を事前に把握する	
	深部腱反射の種類と検査方法を確認する。測定では左右差に注意する	
	病的反射（特にバビンスキー反射とクローヌス）の検査方法を確認する ※ 錐体路障害で陽性になる	
	触覚，位置覚，運動覚の検査方法を確認する	
	Brunnstrom stageの評価方法，連合反応・共同運動・分離運動の違いを確認する	
	MASの測定方法と実施する筋を確認する ※ 注意：上肢は屈筋共同運動，下肢は伸筋共同運動にかかわる筋群が亢進しやすい	
	筋力検査は通常のMMTは適応できないことが多いため，粗大筋力として非麻痺側筋力を確認することもある（膝関節伸展筋群4レベルなど）	
	指鼻指テスト，回内回外テストなど，代表的な協調性検査を確認する	
	関節可動域測定では，拘縮の可能性が高い箇所を優先的に行う（例：麻痺側の足関節背屈，肩関節全般，肘関節伸展など）	
	注意障害の代表的な検査を確認する 注意障害では，選択性，配分性，持続性の意味を確認する	
	半側空間無視のある患者や後頭葉障害のある患者は，視野検査も実施する	
	半側空間無視の代表的な検査を確認する Pusher症候群についても症状を確認する	
	疼痛の有無（安静時・夜間時・自動運動時・他動運動時・動作時），部位，程度を確認する	
	座位（静的・動的），立位（静的・動的），FRT，立ち直り反射，保護伸展反射，BBSなどの評価項目を確認する	
	BIとFIMの評価方法の採点方法を確認する	

3章 疾患の基礎知識とレポートの書き方

P-2, 3	寝返り，起き上がり，座位保持，移乗動作，起立動作，立位保持，歩行の動作能力を確認する	
	動作能力の評価は，自立・修正自立・監視（遠位，近位），軽介助，中等度介助，重度介助，全介助で区分する	

疾患の基礎知識

脳血管障害の分類

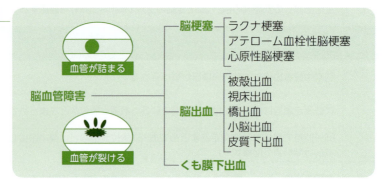

脳梗塞

　脳梗塞は次の3種類に大別でき，下から順に重症化しやすいことに注意する。また脳梗塞の前兆として，一過性脳虚血発作（TIA）が生じることも多い。TIAとは，一時的に脳血管が詰まり，すぐに開通するもので，神経症状も一時的に出現することがある。

- **ラクナ梗塞**：小さい脳の血管（単一の穿通枝領域の1.5cm以下）の梗塞。
- **アテローム血栓性脳梗塞**：脳の動脈のなかで形成された血栓により狭窄・閉塞する梗塞。
- **心原性脳塞栓症**：心臓で形成された血栓が，なんらかの理由ではがれ，脳の動脈まで移動して閉塞する梗塞。

脳出血

　脳出血は，脳内の血管が裂けて血の塊（血腫）ができる状態のことをいう。出血部位により次のような特徴がある。

- **被殻出血**：出血と反対側の顔を含む運動麻痺，感覚障害。上肢の麻痺が強いことが多い。
- **視床出血**：出血と反対側の運動麻痺，感覚障害。感覚障害が重症化することが多い。
- **橋出血**：意識障害，四肢麻痺，除脳硬直肢位，呼吸障害。血腫が小さくても重症化しやすい。
- **小脳出血**：頭痛，嘔吐，回転性のめまい，上下肢と体幹の運動失調。
- **皮質下出血**：失語，失行，失認，運動麻痺，半盲など，前頭葉・頭頂葉・側頭葉・後頭葉の各皮質症状が生じ，症状は限局性であることが多い。

くも膜下出血

　脳表層の膜である軟膜とくも膜の間のくも膜下腔に出血が起きる。急速に脳表面の全体に広がり，脳を圧迫するため，急性期では激しい頭痛と意識障害が生じることが多い。原因の8割が脳動脈瘤の破裂である。

症例報告書（急性期）

右中大脳動脈梗塞により左片麻痺を呈し，ADL拡大と歩行自立を目指す患者の初期評価報告

①はじめに
今回，右中大脳動脈梗塞により左片麻痺と軽度の半側空間無視を呈した症例を，発症第14病日目より担当し，初期評価と治療プログラムの立案をしたため，ここに報告する。

> 脳梗塞や脳出血の発症部位による症状の違いや一般的な治療方法は実習前に必ず覚えよう。

②情報収集
【一般的情報】
年齢：50歳代，性別：女性，身長：170cm，体重：66kg，
BMI：22.84，主訴：動かしたいのに思うように動かない。
HOPE：病前と同じ生活に戻りたい。
NEED：身辺動作の自立，歩行能力の向上。

> HOPEとNEEDの大幅な不一致がないかを注意。特に急性期では，HOPE = NEEDでないことが多い。家族NEEDの聴取も重要！

【医学的情報】
診断名：右中大脳動脈梗塞，障害名：左片麻痺
現病歴：X年Y月Z日17時頃，自宅にて左手足に力が入らなくなり，救急搬送にて当院ICUへ入院し，保存療法にて加療される。第3病日目より入院理学療法を開始した。
既往歴：高血圧（3年前より）。

> 画像所見では，脳画像の断面レベルと皮質脊髄路の通り道を実習前に確認しよう。脳梗塞の急性期では，MRIの拡散協調画像の確認が大切。損傷部位や大きさなどを確認し，障害の予測，頭蓋内圧亢進の有無，離床可能かの判断をしていく。基礎知識を備えたうえでスーパーバイザーや主治医に相談しよう。

【社会的情報】
家族構成：夫，息子（大学生），娘（高校生）の4人暮らし。キーパーソンは夫。
職業：近所のスーパーで週3回のパート。
家屋状況：マンションの3階，マンション入り口に5段の階段あり（手すりあり）。エレベーターあり。

【他部門情報】
Dr.：MRIの拡散強調画像より右中大脳動脈の梗塞。保存的加療にて血圧管理中。**収縮期血圧200mmHg以上，拡張期血圧120mmHg以上でリハビリは中止。**状態がこのまま安定すれば，2週間後にはリハビリ病院へ転院予定。
Ns.：日中は車いすに乗車していることが多い。尿，便意の訴えは可能であるため，トイレに誘導中（下衣操作を軽介助）。

> Dr.情報では，治療方針や安静度を確認！血圧管理においては，リハビリ時の中止基準なども確認をしよう。

> 病棟ADLの拡大を目指すことを視野に，病棟の過ごし方（離床時間，しているADL，精神状態）などを確認。

__ST__：嚥下反射の遅延あり。嚥下食と水分とろみ食で食事開始中。発症後数日は左側の一部に食べ残しがあったが，現在は注意が向くようになった。

③理学療法評価（第14～16病日目）

● __全体像__

明るい性格でリハビリに積極的である。中等度の運動麻痺と軽度の左半側空間無視を有し，起居動作や車いす移乗は見守りで可能である。

● 意識レベル：JCSⅠ－1

● コミュニケーション：日常会話レベルで可能。

● バイタルサイン

安静時：血圧146/82，脈拍72回/分。離床時，動作時の著明な変動はない。

● Br. stage：（左）上肢Ⅱ - 指Ⅱ - 下肢Ⅳ

● 感覚検査：左側の前腕・手部・下腿・足部において，表在・深部感覚ともに軽度鈍麻。

● 関節可動域テスト：明らかな制限はない。

● __筋力テスト__：右上下肢の粗大筋力は4～5レベル。

● 筋緊張検査（MAS）

左上腕二頭筋（2），左ハムストリングス（2），左下腿三頭筋（3），左股関節内転筋（2）。筋緊張低下：左上腕三頭筋，左前脛骨筋，腹筋群（特に左側）。

● 高次脳機能検査

TMT-A：88秒　スピードはやや遅い。誤りなし。

TMT-B：220秒　スピード遅く，誤りは3回。

線分二等分試験：20cmの線分の右から9.0cmの位置に印。

線分末梢テスト：左側下方の1カ所に見落とし。

● __バランス評価__

座位：右上肢で前方や左側方リーチ時に，左側方向へバランスを崩すことがある。

立位：開脚立位の保持は可能。閉脚・閉眼立位や上肢のリーチ動作時は左側へバランスを崩す。

Berg balance scale：5/56点

● 日常生活活動動作

__FIM__：75/126点

※ ADLは全般的に見守りが必要。入浴，移動，更衣，トイレ動作などは介助が必要。

＜姿勢分析＞

発症早期からの栄養摂取が重要。言語機能や高次脳機能障害だけでなく，嚥下機能も確認。ここに記載はないが，OT，医療ソーシャルワーカーの聴取も忘れずに！

全体像では，患者の性格，コミュニケーションの状況，機能能力障害の概要を数行でまとめよう。

脳血管障害患者，特に急性期の場合は血圧変動の評価は重要。体位（臥位・座位・立位など）による変動や動作前後の変動があることも多いため，注意深い測定が大切。

神経疾患では，通常のMMTを実施することが難しい。個々の筋力ではなく，粗大筋力としてまとめて記載することが多い（右膝関節伸展筋群4レベルなど）。

バランス評価では，頚部・体幹の立ち直り，ステップ反応などの観察のほか，BBS，FRT，TUGなどの代表的なバランス評価での確認が大切。

各項目ごとにFIMの評価方法を事前に学習しよう。

姿勢分析（座位・立位）と動作分析（起居・起立・歩行など）は，棒人間などで図示することもある。

- **座位**：静的座位は支持物なしで見守り。骨盤後傾，胸腰椎後弯，体幹は全体的に非麻痺側（右）へ側屈する。左股関節は軽度外旋位。
- **立位**：静的立位は支持物なしで見守り。動的立位は安定性限界が狭く，不安定である。体幹軽度左回旋・左側屈位。左肘関節軽度屈曲，左前腕回内位で体側に垂らす。左股関節軽度屈曲・外旋位，左膝関節軽度屈曲位。

＜動作分析＞

- **寝返り**〔非麻痺側（右）方向〕

ベッド柵使用で自立。右上肢で左上肢を把持。右股・膝関節が屈曲し，遅れて左側下肢も屈曲位となる。頸部の右回旋，両下肢を寝返り方向に回旋するが，左側肩甲骨は内転・下制位の状態で寝返りするため，体幹の回旋運動は少なく，丸太様に寝返る。

- **起き上がり**

ベッド柵を把持して見守り。側臥位の状態から右上肢でベッド柵を把持。両下肢をベッド下に降ろすと同時に，右上肢でベッド柵を引き，頸部・体幹の屈曲・右回旋が生じ，on elbow位へ移行する。その後，右肩関節・肘関節を徐々に伸展させて起き上がる。

- **起立**

4点杖使用で軽介助。手すり使用で見守り。座位〜離殿では，体幹前傾は生じるが，骨盤前傾と前方への重心移動が不十分。反動をつけて離殿しようとするが，体幹左回旋・左股関節外旋が生じ，麻痺側下肢への重心移動が不十分であり，離殿は軽介助が必要。離殿後から立位までは見守りで可能。体幹左回旋，左股関節外旋位の状態で立位へと移行する。

- **車いす移乗**

アームレストを把持して見守り。動作性急となり，勢いよく着座することがある。

- **歩行**

金属支柱付短下肢装具（背屈5度固定），4点杖使用で中等度介助。三動作揃え型。

IC：左股関節外旋位，左膝関節軽度屈曲位で左足底全面にて接地。接地位置の修正に介助を要する。

LR：左股関節・膝関節は屈曲位の状態で，体幹を屈曲しながら前方へ重心移動する。

MS：単脚支持に伴う重心の前方移動が不十分。体幹・左股関節屈曲，左膝関節屈曲位の状態から，左股関節外旋と骨盤後方回旋が生じ，後方へバランスを崩すため介助を要する。右上肢の杖の把持量は多くなる。

寝返りでは，腹筋群と大腿前面筋群などの筋緊張の低下などによる下肢−骨盤−胸郭の連結機能低下や，麻痺側肩甲骨周囲筋や肩関節周囲筋の運動麻痺による上部体幹回旋機能低下などがみられることが多く，体軸内回旋が不十分になることが多い。

起き上がりの過程において，難易度が最も高いのが側臥位からon elbowまでの移行である。起き上がり方向への重心の移動と上部体幹の回旋が重要なポイントとなる。

起立動作では，座位⇒離殿の過程の難易度が高い。殿部が座面から離れた瞬間から，支持基底面は足部だけになるため，姿勢制御が難しくなる。座面の高さが高くなると，軽介助から見守りになる患者もいる。何cmの座面なら起立が可能かなどの評価も大切。

片麻痺患者の歩行の特徴

①歩行全体
・杖や短下肢装具を使用
・左右非対称性が強い
・リズミカルではなく努力性であり，疲労しやすい
・長距離歩行が困難

②麻痺側の立脚期
・立脚時間が短い
・バランスが不安定
・膝のコントロールが難しく，過伸展や膝折れが生じる
・接地位置や向きのコントロールが不十分
・杖への過剰支持

③麻痺側の遊脚期
・分回し様の振り出し
・体幹の麻痺側への傾斜
・トウクリアランス減少

3章 疾患の基礎知識とレポートの書き方

TSt～PSw：右側股関節を内転しながら右側へ過度に重心移動する。左股関節の外旋・外転が増大する。

swing：左股関節屈曲・外転・外旋位，左膝関節軽度屈曲位で分回し様に振り出す。トウクリアランスは小さい。

④問題点

身体構造・心身機能

肯定的側面	否定的側面
・意識レベル清明	・左上下肢の随意性低下
・血圧安定	・左上下肢感覚障害
・コミュニケーション可能	・筋緊張異常
・関節可動域制限なし	・左半側空間無視
・疼痛なし	・バランス能力低下
・右上下肢の筋力低下なし	・注意障害

活動

肯定的側面	否定的側面
・寝返り自立	・起き上がり動作見守り
・食事動作自立	・座位・立位保持見守り
	・起立動作軽介助（離殿時）
	・移乗動作見守り
	・歩行能力中等度介助
	・更衣動作軽介助
	・トイレ動作軽介助
	・入浴動作困難

参加

肯定的側面	否定的側面
・他者との交流は良好	・家庭復帰困難
・家族関係良好	・復職困難
	・活動範囲の狭小化

⑤ゴール設定

短期目標（2W）：移乗動作自立，4点杖歩行見守り。

長期目標（3M）：屋内外とも装具・T杖使用で歩行自立。家事動作，買い物動作自立。

⑥理学療法プログラムの立案

（1）ROM運動

→不動による関節拘縮を予防。

（2）麻痺側上下肢と腹筋群の促通練習

ICF分類では，肯定的側面もみる。
レジュメでは，字数制限のために肯定的側面，個人因子，環境因子を記載しないこともあるが，内容はしっかり把握しておく必要がある。

○個人因子
個人的な特徴が影響する。
【例】
・50歳代，女性
・主婦（家事全般を担当）
・病前は週3回のパート業務

○環境因子
物的環境や社会的環境，人々の社会的な態度による環境の特徴がもつ促進的あるいは阻害的な影響がある。
【例】
・マンション入り口の階段
・自宅内手すりなし

脳卒中患者の場合の退院時目標と入院期間の目安は，脳卒中の予後予測などの研究データを参考に設定するとよい。

運動麻痺の促通のポイント
・視覚フィードバックの利用
・適切な課題（難易度の調整）
・可能な限り自動，または自動介助運動
・反復練習

→ブリッジ，キッキング，上肢のプレーシングなど。
(3) 寝返り・起き上がり練習
　→寝返り〜on elbowへの移行期における重心移動や上部体幹の屈曲，回旋運動を協調的に促す。
(4) バランス練習（座位・立位）
　→左右前後への重心移動，リーチ動作練習。
(5) 起立・着座練習（離殿・スクワットなど）
　→座面の高さや支持物の選択で難易度を調整し，左下肢への荷重を促す。特に着座時の遠心性の運動には注意を促す。移乗動作の環境でも実施する。
(6) 歩行練習
　→装具着用下で平行棒を使用し，難易度を低くした状態で，LRからMSでの荷重練習，片脚立位練習，振り出し練習を実施する。その後，4点杖へ移行し，同様の練習や直進歩行練習を実施。

運動学習では転移（以前行なった学習が，後に行う学習に影響すること）が大切。歩行獲得には歩行練習が大切。しかし単なる運動の反復ではなく，適切な誘導をする必要がある。

⑦考察
　本症例は，脳梗塞後に中等度の左片麻痺と軽度の左半側空間無視を呈し，現在はベッド周囲動作が見守りレベル，歩行やADL全般には介助を要している。発症から2週間が経過し，意識レベルは清明，血圧も安定していることから，今後さらなる積極的な介入が重要となってくる。
　リハビリの目標は，年齢，意識レベル，Br. stageの程度などを踏まえ，二木[2]の脳卒中早期予後予測を参考に行い，長期ゴール（3カ月）を「屋外歩行自立」，短期ゴールを「移乗動作自立，四点杖・短下肢装具使用で歩行が見守りレベル」と設定した。二木らの予測に準ずると，本症例は歩行自立獲得に必要な左下肢の麻痺の回復は見込める一方，左上肢の麻痺は実用手レベルまでの回復は難しいと考えられる。最大限の機能回復を目指すものの，現実的には補助手レベルを目標とし，それに伴うADL動作の獲得や環境設定が必要になると考えている。短期ゴールを達成するため，問題点として
①麻痺側上下肢の随意性低下
②筋緊張異常や感覚障害に起因する体幹と上下肢の協調的な運動能力低下
③バランス能力低下。
を考えた。
　治療プログラムでは，①に対しては神経筋促通練習を実施する。視覚フィードバックを与えること，徒手的な触覚や深部感覚からの刺激を行うこと，セラピストのアシスト量は最低限として可能な限り患者の自動運動を促すことを意識し，課題内容や難易度などを調

整していく。また反復練習が重要な要素と考え，代償や痛みが生じないレベルでの課題をリハビリ時間外の自主練習として設定する。問題点②協調的な運動低下と③バランス能力低下に関しては，姿勢・動作分析において問題と考えられた箇所に対して，動作練習のなかで徒手的に適切な運動を誘導して反復練習を行う。さらに鏡を使用した視覚フィードバックを利用しながら，動きの確認やバランス練習にも活用する。介入中に気を付ける点は，症例の注意障害についてである。本症例は意識レベルが清明でコミュニケーションも可能だが，TMTや線分抹消テストの結果をみると全般性注意障害での分配性低下，方向性注意障害での左側への選択性低下がみられている。運動課題の難易度として，多重課題になることや左側に注意が向きにくい点は考慮して実施していく。

　本症例は急性期での治療が終わり次第，リハビリ病院へ転院予定であり，長期ゴールで設定した内容はそこで実現していく流れとなる。そのために急性期のリハビリでは，短期ゴールで設定したベッド周囲動作の自立と歩行レベル見守りを獲得することで，病棟ADLの拡大を図り，転院後のリハビリテーションがより円滑に進むよう支援していく。

症例報告書（回復期）

左被殻出血右片麻痺患者の歩行と車椅子併用での自宅退院へ向けた症例の初期評価報告

①はじめに
　今回，左被殻出血により右片麻痺を呈し，2カ月半が経過した症例を担当させていただいた。自宅退院に向けて，初期評価と治療プログラムの立案，<u>自宅退院に向けた環境設定</u>を検討したため，ここに報告する。

> 理学療法士は，患者の機能面や能力面のアプローチだけでなく，自宅の環境設定，補助具の選定，介護保険サービス内容の選定などにも重要な役割を担っている。

②情報収集
【一般的情報】
年齢：70歳代，性別：男性，身長：165cm，体重：60kg
主訴：スムーズに歩きたい，動かしたい。
HOPE：家ではできる限り歩きたいけど，妻に迷惑をかけたくない。
<u>家族HOPE</u>：できる限り家で面倒をみたい。歩けるところは歩いてほしい。介護ができるか不安。
NEED：屋内移動は歩行見守りと車いす自走自立の併用。

> 自宅退院の際，同居する家族の希望，ご家族の職業や日中の家にいる時間，経済状況など，患者のことだけでなく，家族への介護負担が過剰にならないかなどの検討も必要となる。

【医学的情報】
診断名：左被殻出血，**障害名**：右片麻痺，運動性失語
現病歴：X月Y日昼頃，妻と外出中に右手足の麻痺と意識レベル低下がみられ，救急搬送にてA医療センターへ入院。同日，開頭血腫除去術が行われ，翌日よりベッドサイドでのリハビリが開始された。術後経過は良好で，発症より第18病日目に当院（リハビリテーション病院）に転院した。現在，発症より2カ月半経過し，ベッド周囲の動作は見守りである。
既往歴：高血圧（5年前より）

【社会的情報】
家族構成：妻（キーパーソン）と2人暮らし。近隣には息子夫婦と孫2人（8歳と5歳）が在住。家族関係は良好で，妻は毎日お見舞いにきている。
職業：無職。妻も仕事はしておらず，日中は家にいる。
趣味：テレビ鑑賞，買い物。
経済状況：年金暮らし。自宅改修などの費用は準備可能。

> 機能・能力面に着目することは当然であるが，患者の趣味や好きなことも聴取する必要がある。
> 患者の退院後の生活を考え，その趣味が実現可能なものか，環境調整すれば可能なものなのか，患者のQOLを踏まえて検討していく必要がある。

【家屋状況の評価】（図1）
- 2階建て一軒家の持ち家。
- 玄関前：6段の段差あり（手すりなし）。掴まることができる箇所はなし。
- 上がり框(かまち)：20cmの段差（手すりなし）。
- トイレ：1階，2階ともに縦手すりあり。ウォシュレット付き。
- 浴室：手すりなし。
- 患者の部屋は2階。
- 日中はリビングで過ごすことが多かった。
- ベッド生活

> 退院後の患者の動線（患者が移動する通り道）を考え，移動に妨げとなるような段差，ドアの狭い開口幅，家具，滑りやすいカーペットなどがないかを確認する。その際の手すりの有無，ベッドの有無やベッドの配置位置もチェックする。

図1 間取り図

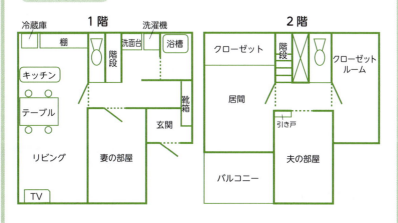

【他部門情報】

Dr. ： 全身状態は安定。退院に向けて積極的なリハビリが必要。リハビリ病院の入院期間は3カ月を目標。

Ns. ： 日中はベッド上でテレビを見ていることが多い。病棟は車いす自走で自立。尿，便意の訴えは可能であるため，トイレに誘導中（下衣操作を軽介助）。移乗はときどきブレーキのかけ忘れがある。

OT ： 注意機能において配分性の低下がみられる。右上肢は補助手レベルでは可能。食事動作は左手使用，スプーン使用で自立。

ST ： 運動性の失語症だが，単語レベルでの発話は可能。文レベルでの理解も可能だが，複雑な内容では理解していないまま，頷いたりすることもある。嚥下機能は問題なし。

MSW ： 要介護度3。妻が介護に協力的。退院に向けて家屋評価と住宅改修が必要。

> 実際に「できる動作，できるADL」と，病棟のなかでの「している動作，しているADL」に差異が生じないようにすることが重要である。患者の病棟生活（夜間の状態も含めて）のことは，看護師から情報を得るとよい。

③理学療法評価（発症後2カ月半）

● 全体像

大人しい性格であるがリハビリには積極的である。失語症はあるが，他者とのコミュニケーションは前向きにとっている。起居動作や車いす移乗は見守りで可能である。

> 介護保険の申請，介護保険サービスの利用，家族関係，経済面などの情報はソーシャルワーカーが中心となって調整している。情報交換を密に行うことがチーム医療では重要となる。

● コミュニケーション

日常会話レベルでの理解は可能。発話は単語レベルで可能。

● バイタルサイン

血圧：126／76，脈拍72回／分。離床時，動作時の著明な変動はない。

● Br. stage：（右）上肢Ⅳ－指Ⅳ－下肢Ⅳ

● 感覚検査：右側の前腕・手部・下腿・足部において，表在・深部感覚ともに軽度鈍麻。

● 関節可動域テスト：明らかな制限はない。

● 筋力テスト：左上下肢の粗大筋力は4～5レベル

● 筋緊張検査（MAS）

右上腕二頭筋（2），右ハムストリングス（2），右下腿三頭筋（2），右股関節内転筋（2）。筋緊張低下：右上腕三頭筋，右前脛骨筋，腹筋群（特に右側）。

● 高次脳機能検査

TMT-A：72秒　スピードはやや遅い。誤りなし。

TMT-B：230秒　スピード遅く，誤りは3回。

● バランス評価

> 筋緊張検査では，被動性の筋緊張検査であるMASが代表的なものとして挙げられる。そのほかにも安静時筋緊張，姿勢筋緊張，動作時筋緊張などの評価が，視診や触診で行われることがあるが，評価方法の明確さや客観性が不十分であり，セラピストの経験によって左右されることも多い。近年では行わない施設も増えてきている。

> 注意障害は，選択性，持続性，配分性などに分けられ，それぞれに特徴や対応方法が異なってくる。その分類や重症度の評価において，TMTや，かな拾いテストは有効的である。

Berg balance scale：20/56点

片脚立位，継足立位，段差昇降，床のもの拾い，360°回転などで大幅に減点。

● 日常生活活動評価　FIM：73/126点

※ ADLは全般的に見守りまたは介助が必要。

<動作分析>

● 起き上がり：手すり使用で自立。

　手すり未使用では，側臥位からon elbow移行時に重心の肘部方向への移動が不十分であり，反動をつけて起き上がる。

● 座位保持：支持物なしで自立。

　骨盤後傾，胸腰椎後弯，体幹は全体的に非麻痺側（左）へ側屈する。右股関節は軽度外旋位。右側へのリーチ動作ではバランスを崩すが，患者自身でそのことを自覚しており危険動作は行わない。日中はベッド上の端座位までは自力で実施している。

● 移乗：手すり使用で見守り。

　手すり使用下では方向転換時のふらつきや着座時の性急さはみられず，動作全般にゆっくりと行う。右側のフットレストの上げ忘れやブレーキのかけ忘れがときどきあるため，口頭指示が必要。「車いすとベッド間の移乗を1人では行わないでください」という説明を理解しており，病棟での移乗時はナースコールで呼ぶことが可能。

● 車いす自走：病棟内の移動は自立。

● 起立：4点杖使用で見守り。

　右下肢への重心移動は不十分であり，離殿に伴い，骨盤の左側偏位と右後方回旋が生じる。そのまま左下肢荷重優位で立位へと移行する。開始時には右上肢は右膝上に位置するが，動作に伴い若干の上肢の屈筋共同運動が出現する。

● 立位保持：4点杖使用で見守り。

　左側下肢での荷重量が多く，骨盤は軽度左側偏位，右後方回旋。右股関節は軽度屈曲外旋位。4点杖使用下での左右への重心移動は可能だが，支持物なしでは不十分。支持物なしでも開脚立位の保持は可能だが，閉脚・閉眼立位や上肢のリーチ動作時は右側へバランスを崩す。

● 歩行：4点杖，プラスチック型短下肢装具使用で見守り。三動作やや前型。

　立脚期

　右股関節外旋位，左膝関節軽度屈曲位で左足底全面にて接地する。その後，前方への重心移動に伴い右股関節・膝関節は軽度伸展し，立脚中期へと移行する。立脚中期では，左上肢の杖への支持量が

動作分析においては，最初に，使用している補助具（杖・手すり・装具など）と介助レベルを記載するとわかりやすい。支持物（杖や手すり）を使用の場合，使用時と未使用時の介助レベルの違いや動作方法の違いに着目すると，患者像がさらに明確化される。

動作レベルが自立なのか，見守りなのか，どちらも身体的な介助は必要ないが，この2つの違いはとても大きい。

自立であれば，患者は1人きりで動作を行っても問題がないということになる。

見守りが必要な場合は，なぜその見守りが必要なのかを明確化する必要がある。

短下肢装具は，プラスチック型短下肢装具，金属支柱付短下肢装具に大きく分類される。近年では，継ぎ手が特殊なタイプのもの，油圧式の継ぎ手，バネがついている装具，足首だけの装具など，種類も豊富になってきている。

装具には機能性や固定性，耐久性など，それぞれに特色があるため，その患者の歩行や日常生活にあった装具を作成する必要がある。

増加し，骨盤は右側偏位，体幹は軽度左側屈，右股関節中間位，右膝関節伸展位で単脚支持となる。単脚支持時間は左側に比べて短い。立脚後期から前遊脚期にかけては，右股関節屈曲が不十分なことから，左上肢を伸展して4点杖を下方へ押し，体幹を左側屈・伸展，右骨盤を挙上させ，伸び上がるようにして遊脚期へと移行する。

遊脚期

体幹の伸び上がり現象がみられた状態で，右股関節の軽度屈曲，外転，外旋位，右膝関節軽度屈曲位となり，分回し様に振り出す。トウクリアランスは小さい。

階段昇降：手すり使用で見守り。

2足1段の昇降様式で動作手順は理解。4点杖使用で軽介助。昇段時にときどき右足尖部が蹴上に引っかかることがあり，転倒防止と患者の不安削減のため身体を支える程度の介助が必要。降段時には，右下肢の接地位置が不十分となり，位置の修正の際にバランスを崩すことがあり，身体を支える程度の介助が必要。支え程度の介助があれば，足部の接地位置の修正は自力で可能。

＜応用動作の分析＞

● 歩行時の方向転換

4点杖・プラスチック型短下肢装具使用で軽介助。大回りでの方向転換は見守りで可能。小回り，またはその場での180°方向転換では，右下肢片脚支持期に右側へバランスを崩すことがあり，支え程度の介助が必要。

● 床のものを拾う

支え程度の軽介助。両膝関節の屈曲と体幹前傾の協調的な動きは不十分であり，前方にバランスを崩すことがある。恐怖心あり。床から高さ20cmまではリーチ動作可能。

● 人通りの多い箇所での歩行（例：病棟内の食堂）

支え程度の軽介助。静寂な環境下や慣れた箇所での歩行は見守りで可能だが，多くの人がいる場所や人とのすれ違い時など，緊張してバランスを崩すことや足尖が床に引っかかることがあり，介助が必要。

＜日常生活動作分析＞

● 食事：修正自立。非利き手の左手での食事動作のため，食べこぼしがありエプロンを使用。食事にはまだ時間がかかる。

● 更衣：上衣は見守り，下衣は軽介助。装具着脱にも介助が必要。

歩行分析では，直進歩行だけでなく，患者の状態によっては，方向転換や横歩き，応用動作時の評価も必要であり，そのことでより具体的な問題点が明確になる。

日常生活動作の評価やアプローチは，OTが中心となって行うことが多い。

しかし，退院後の生活を想定した場合，すべてをOT任せにするのではなく，PT自身もトイレや入浴動作などの状況を把握する必要がある。

- **排泄**：尿便意あり。日中はトイレ使用。移乗と下位操作の介助。夜間はポータブルトイレを使用し見守り。
- **入浴**：身体を洗う動作は見守り。浴槽への出入りは手すり使用で軽介助。

④問題点

身体構造・心身機能

肯定的側面	否定的側面
・日常生活でのコミュニケーション可能	・左上下肢の随意性低下
・バイタル安定	・左上下肢感覚障害
・関節可動域制限なし	・筋緊張異常
・疼痛なし	・バランス能力低下
・右上下肢の筋力低下なし	・注意障害（配分性の低下）

患者の評価をする際は，できないことばかりを探すのではなく，できることも把握する必要がある。

活動

肯定的側面	否定的側面
・起居動作自立	・起立，立位動作：見守り
・座位自立	・移乗動作：見守り
・車いす自走自立	・歩行能力：見守り
・食事動作は修正自立	・階段昇降：見守り
	・更衣，入浴，トイレ動作は要軽介助

参加

肯定的側面	否定的側面
・他者との交流は良好	・家庭復帰困難
・家族関係良好	・活動範囲の狭小化

⑤ゴール設定

- **短期目標（2週間）**

移乗動作自立，応用歩行動作時の安定性向上・病棟内4点杖歩行見守り（妻介助にて）。

病院によって，地域によって，主治医によって，回復期病棟の入院期間は異なる。一般的には，脳卒中患者の入院期間は3カ月程度である。

- **長期目標（1カ月半：退院時）**

屋内移動は装具と4点杖使用で歩行見守り。車いす併用で移乗・自走は自立。屋外は，近隣や短い距離での移動は歩行見守り（妻の見守り）。長距離移動は車いす。玄関前の階段昇降は妻の見守りにて実施。入浴はデイケアにて実施し，自宅では妻の見守りにて実施。

⑥理学療法介入

- **理学療法プログラム**（リハビリ室での練習内容）

(1) ROM運動

(2) 麻痺側上下肢と腹筋群の促通練習

(3) バランス練習 (座位・立位)

　　→左右前後への重心移動，リーチ動作練習など

(4) 起立・着座練習 (離殿・スクワットなど)

(5) 応用歩行練習

　　→方向転換，段差昇降練習，横歩き，後ろ歩きなど

(6) 階段昇降練習

(7) 家族指導 (ベッド上での運動，歩行と階段昇降の介助方法の指導)

● **病棟でのプログラム** (リハビリ時間外に看護師・介護士・ご家族に依頼して実施してもらう内容)

(1) 日中は可能な限り車いす乗車 (TV鑑賞は車いす上にて)。

(2) ベッド上での自主トレーニング (ストレッチや筋力トレーニング)。

(3) 日中の病棟内での移動 (居室から食堂・トイレまでの歩行)。

※ ご家族との歩行練習の実施は，家族指導が終了後。

● **家屋環境調整**

・患者本人の居室を2階から1階に変更依頼 (妻の居室と変更)

・玄関前の6段の段差付近に手すり設置。

・玄関の上がり框に昇降用の縦手すり設置。

・浴室には浴槽移動用の縦手すりを設置。シャワーチェアーと浴槽台を導入。

⑦ **考察**

　本症例は，被殻出血後に右片麻痺と失語症を呈し，発症より2カ月半経過し，現在はベッド周囲動作が見守りレベル，歩行やADL全般には介助を要している。リハビリ病院に転院して1カ月半が経過し，退院までの目標期間の3カ月に対して半分が経過した。

　ゴール設定では，長期ゴールの退院時能力は，屋内移動を歩行と車いすの併用を考え，歩行は4点杖と短下肢装具使用で見守り，車いすは移乗と自走は自立と設定した。注意障害やバランス能力の低下による転倒リスクを考え，歩行時は見守りを要し，自宅生活においてはキーパーソンである妻の介護負担や患者本人のストレスも考慮し，車いすで患者1人でも自由に移動ができるように設定した。それに伴い，短期ゴールではまずは車いす移乗の自立，応用歩行時の安定性向上，妻が患者と病棟内で歩行練習ができることとした。

　移乗動作が見守りである理由は，①注意障害の配分性低下によるブレーキのかけ忘れや，フットレストの上げ忘れから転倒の危険性が生じていることである。注意の配分性とは，複数の単純動作が時

理学療法の介入は，実際のリハビリの時間 (例えば1日に40〜60分程度) のみではない。患者にとっては，リハビリ時間以外の時間のほうが長く，そのときにどう過ごすかということが重要である。それには，病棟でのスタッフの協力，ご家族の協力が必要不可欠である。

回復期の病棟では，リハビリの一環として，実際に患者の家に行き，家屋構造や患者の動作確認を行うことが多い。

間的，空間的に組み合わされたものである。そのため各動作をパターン化して単純化し，それを反復練習することが重要となる。移乗時においては，具体的に①車いすをベッド上に近付ける，②ブレーキをかける，③フットレストをあげるという手順をベッドサイドに張り出し，患者自身が意識するとともに，セラピスト，病棟スタッフ，ご家族で統一認識をもって日常生活のなかで促す必要がある。

歩行能力が見守りである理由は，方向転換や環境の違う場所での歩行など，応用歩行時にバランスを崩すことである。これには麻痺側下肢の随意性低下と荷重時の安定性低下，バランス能力低下，配分性の低下が考えられる。神経筋促通練習を実施するとともに，それらが実際の動作のなかで活かしていけるよう，動作のなかでの反復練習を促していく。同時にリハビリ時間外での練習量も重要であることから，病棟スタッフやご家族への歩行介助指導を行い，積極的に歩行練習をしてもらうよう促していく。

リハビリ室での練習において，できる動作・できるADLの拡大を目指すと同時に，病棟生活でのしている動作・しているADLをそこに近付けていくことが大切である。さらに退院後の患者の生活想定を具体的に行い，入院中から可能な限りそれに近い環境で生活をすることが，退院後の生活に円滑に移行できるとされる。そのため病棟スタッフやご家族との連携や情報交換を密に行い，早い段階でのADL拡大を目指す。また退院後の生活では，患者の能力レベルにあった家屋改修や介護保険サービスの選択が重要となってくる。介護保険の助成にて家屋に手すりを設置するなどの調整のほか，在宅サービスでは自宅での動作確認としての訪問リハビリ，外出リハビリ，入浴，社会的交流目的でのデイケアの利用など，本人やご家族の希望も踏まえながら検討する。

本症例は急性期での治療が終わり次第，リハビリ病院へ転院予定であり，長期ゴールで設定した内容はそこで実現していく流れとなる。そのために急性期のリハビリでは，短期ゴールで設定したベッド周囲動作の自立と歩行レベル見守りを獲得することで，病棟ADLの拡大を図り，転院後のリハビリテーションがより円滑に進むよう支援していく。

文献

1) 平成22年　国民生活基礎調査の概況，厚労省HP. (http://www.mhlw.go.jp/toukei/saikin/hw/k-tyosa/k-tyosa10/, 2017年12月現在)
2) 二木　立：脳卒中リハビリテーション患者の早期自立度予測，リハビリテーション医学，19(4): 201-223, 1982.

3章 疾患の基礎知識とレポートの書き方

② 大腿骨頸部骨折（人工骨頭置換術）

臨床実習における大腿骨頸部骨折に対する人工骨頭置換術後の理学療法の概要

　大腿骨頸部骨折は高齢者が多く受傷する外傷の1つで，経年的に増加している骨折です。患者さんには高齢者が多く，安静期間が長くなると，廃用性変化や認知機能の低下が進行することが予測されるため，早期に離床させ，移動能力を獲得させることが求められます。骨折の分類ではGardenの分類が用いられ，非転位型のstageⅠ・Ⅱには骨接合術が推奨され，転位型で不安定なstageⅢ・Ⅳには人工骨頭置換術や，人工股関節全置換術など人工物置換術が積極的に選択されます[1]。人工物置換術の場合には，術後の肢位により脱臼のリスクを伴うため注意が必要です。急性期の理学療法では現病歴だけでなく，既往歴も確認したうえで全身のリスク管理を行い，早期離床，早期の歩行獲得が目標となります。受傷起点のほとんどは転倒であることから，転倒した原因を確認し，身体機能に問題がある場合は患部だけではなく全身的な評価を行い，再発予防に向けたアプローチが必要となります。回復期では自宅復帰に向けてのADLの自立，自宅の環境整備，必要に応じて介護保険などの公的社会支援制度の活用も検討します。また，ADLだけではなくQOLにも目を向けることが必要です。維持期はADL機能の維持・向上，転倒再発予防，QOLの維持・向上を目標に理学療法を実施します。

チェックリスト

教育目標1　理学療法の対象者に対して基本的理学療法を体験し，実践できる

■一般目標1　理学療法の対象者に対して初期評価を行うことができる

PT協会学生評価表該当項目	1）情報収集ができる	☑
C-1, 2	一般的な大腿骨頸部骨折の受傷起点を確認する	
	人工骨頭置換術後の注意事項を確認する	
	高齢者の特徴を確認する	
	転倒の危険因子を確認する	
P-1, 2, 3	現病歴，既往歴を確認する	
	受傷から手術までの日数を確認する	

P-1, 2, 3	術後の経過日数を確認する	
	受傷前のADL能力を確認する	
	家族構成，キーパーソン，自宅の状況，職業などの社会的情報を確認する	
	主治医から術後のリスクについて確認する （進入路，骨粗鬆症の程度，既往歴に関するリスクなど）	
	術後プログラムを確認する	
P-1, 2	問診により患者の主訴を聞き取り，NEEDを把握する	
	問診により受傷時の状況を詳しく聞き取る	
	問診によりカルテにて確認できた受傷前のADL，趣味，家事の内容などを具体的に聞き取る	
2）理学療法評価ができる		
C-1, 2, 3	人工骨頭置換術後に対する代表的な検査項目が挙げられる	
	各検査項目に関する検査用紙，記録用紙を準備する	
	脱臼肢位に配慮したトランスファーの方法や，検査時の禁忌肢位を確認する	
C-4, 5	検査項目には優先度を付け，事前に順番や段取りをまとめておく	
P-1, 2, 3	同一肢位で可能な検査項目をまとめておく（体位変換は最小限にする）	
	改訂長谷川式簡易知能評価スケール（HDS-R）など，認知機能検査を確認する	
	バイタルサインのチェックは実施前，実施後に確認する	
	炎症の4徴候を確認する	
	VAS，NRSなど痛みの評価方法を確認する	
	痛みの評価は安静時，体動時，荷重時などに出現する部位，程度を確認する	
	下肢長・周囲径の測定方法を確認する	
	関節可動域や筋力測定時に痛みがある場合の表示方法を確認する	
	BI，FIMなどADL評価内容を確認する	
	BBS，FRT，TUGなどのバランス機能評価を確認する	
	姿勢・動作・歩行観察の視点，記録方法を確認する	
P4	脱臼方向となる運動を確認し，指導者に実施可能か否かの判断を得る	

P4	運動方向，検査肢位が禁忌の場合，工夫し応用できる方法を考えておく	
	3) 検査結果をもとに分析・統合・解釈ができる	
C-1, 2	各検査項目から機能障害の原因を分析する	
C-3	主訴の阻害因子となる機能障害を考察する	
	NEEDの阻害因子となる機能障害を考察する	
	4) 問題点の抽出ができる	
C-1	ICF，ICIDHいずれかの観点で整理し，全体的に把握する	
	術後のクリニカルパスを確認する	
	クリニカルパスに従って進行しているか確認する	
C-2	クリニカルパスより進行が遅れている場合，その原因を考察する	
	分析・統合・解釈を行い現在の問題点を抽出する	
C-3	抽出した問題点に関連した身体機能の問題を把握する	
C-4	身体機能面のみでは解決できない問題を把握する	
C-5	解決できない問題点は他部門に報告・相談する	

■**一般目標2** 対象者の身体状況に応じて，科学的根拠に基づく目標設定ができる

C-1, 2, 3	クリニカルパスの進行阻害因子の問題解決に必要な期間を教科書，文献を参考に短期ゴールを設定する	
	短期ゴールの設定期間をもとに長期ゴールを設定する	
C-5	自宅復帰後の最終的なゴールを設定する	

■**一般目標3** 問題点および目標設定から理学療法治療・指導計画の立案ができる

C-1	短期ゴール達成までの問題点に対する治療計画を立案する	
C-2	物理療法は適応と禁忌を確認する	
	運動療法は禁忌肢位，禁忌となる運動方向を確認する	
	運動負荷では筋収縮形態，負荷量，回数，頻度など具体的に立案する	

| C-3 | ADLでの動作指導は禁忌肢位に関して具体的な動作を示して指導する | |
| P-1 | プログラムの実施に際し，対象者が理解できる用語を用い，説明し同意を得る | |

 ## 疾患の基礎知識

　大腿骨頸部骨折は大腿骨頸部内側骨折と大腿骨頸部外側骨折両方の総称として表されていたが，現在では大腿骨頸部外側骨折は大腿骨転子部骨折，大腿骨頸部内側骨折は大腿骨頸部骨折と表現されるようになった[1]。

　患者数は経年的に増加しており，女性の発生件数は男性の3.7倍といわれている[1, 3, 4]。

　受傷起点としては転倒が最も多く，転倒の既往回数が多いほど危険因子となる。また，body mass index（BMI）と大腿骨頸部骨折の関係では，BMIが低いと危険因子となる[1, 4]。そのほかに認知機能低下，歩行速度遅延を含む歩行障害も転倒の関連因子となる[1]。

　最も癒合しづらい骨折であり，その理由は
①関節内骨折であるため骨膜がなく仮骨形成が望めない
②骨折部への血行が少ない
③骨折線に剪断力が作用しやすく骨折部の安定性が得られない
④骨粗鬆症の場合が多く，骨再生能力が低下している

などである[3]。治療の原則としては早期離床，早期荷重，早期歩行の獲得であり，観血的治療が選択される。術式はGarden分類をもとに判断され，転位がなく安定しているstageⅠ・Ⅱには骨接合術が，完全骨折や転位しているstageⅢ・Ⅳには人工骨頭置換術が選択される。

　人工骨頭置換材料の骨頭タイプではバイポーラ型とユニポーラ型があり，活動性が高い症例ではバイポーラ型の使用が推奨されている。大腿骨ステムの固定方法はセメント使用とセメント非使用がある。固定状況によりプログラムが異なることがあるため確認が必要である[1, 4]。

　人工骨頭置換術後は早期荷重が推奨される[1]。手術の進入路が後外側進入の場合は屈曲・内転・内旋が脱臼肢位となり，前外側進入の場合は伸展・外旋が脱臼肢位となるため，脱臼肢位を取らないように注意，指導が重要となる[2]。

症 例 報 告 書

転倒により大腿骨頸部骨折を受傷後，人工骨頭置換術を行った症例のADL獲得，自宅復帰を目指す患者の初期評価報告

①はじめに

今回，転倒により大腿骨頸部骨折を受傷後，人工骨頭置換術を行った症例を担当し，初期評価と治療プログラムを立案したためここに報告する。

②情報収集

【一般的情報】

年齢：80歳代前半，性別：女性，身長：158cm，体重：43kg
BMI：17.2（痩せぎみ）
主訴：うまく歩けない
HOPE：早く自宅に戻り，夫の世話をしたい。
NEED：ADL自立，段差昇降を含め屋外活動の自立。

【医学的情報】

診断名：右大腿骨頸部骨折（Garden分類stageⅣ）

表1　fall risk index（FRI）　　　　　　　　　　（文献5より引用）

設問	点数	採点方法
過去1年間に転んだことがありますか	5	設問に対する答えが「はい」の場合，点数が加点される。
歩く速度が遅くなったと思いますか	2	
杖を使っていますか	2	
背中が丸くなってきましたか	2	
毎日お薬を5種類以上飲んでいますか	2	

手術：人工骨頭置換術（セメント固定）
障害名：歩行障害
現病歴：
　X月Y日11時頃自宅にて転倒し立ち上がれないため，救急搬送にて当院受診。右大腿骨頸部骨折の診断にて入院となる。受傷後2日目に人工骨頭置換術が行われ，翌日から理学療法開始となった。
既往歴：
　高血圧（10年前より）。半年前に転倒の既往があり，打撲の診断で2週間の通院歴がある。

大腿骨頸部骨折の分類を確認する。カルテで確認できる現病歴では，転倒に至った原因が記載されていない場合が多い。転倒再発予防のためにも転倒した原因を問診などから詳細に聞き取る必要がある。

転倒の危険因子として「認知機能低下」「2つ以上の慢性疾患」「歩行障害」「低BMI」「女性」などがある。厚生労働省科学研究の「転倒ハイリスク者の早期発見の評価方法作成ワーキンググループ」によって，転倒スコア（FRI-21）が作成されている。このFRI-21のスクリーニング手法としてfall risk index（FRI）が開発され，6点以上は転倒のリスクが高くなるとされている[5]。転倒の再発予防のための参考として調べておくとよい。また，既往歴を含めリスクに関して確認しておく。

【社会的情報】

家族構成：夫との2人暮らし。

キーパーソン：娘（同じマンションに居住している）

職業：主婦

家屋状況：

マンションの1階。玄関まで約20cmの3段の段差あり。上がり框（かまち）は10cm。トイレは様式，浴室はユニットバス。

家事：

家事全般を本症例が行っており，買い物は徒歩にて10分のところにあるスーパーまで行っていた。

【他部門情報】

Dr.：

手術は後外側進入で行っている。骨粗鬆症が認められるが人工骨頭はセメントを使用しており安定している。荷重制限の必要はなくADL獲得に向けクリニカルパス（表2）に従って積極的に進めるが，転倒および脱臼には注意すること。

表2　人工骨頭置換術後　理学療法クリニカルパス（例）

術後日	術後1日	術後2〜4日	術後5〜8日	術後9〜14日	術後15〜28日
安静度	車いす移動		歩行器歩行〜一本杖歩行		屋外歩行
目標	座位 つかまり立ち	平行棒内足踏み 平行棒内歩行	平行器歩行 平行棒片手歩行	一本杖歩行	外泊 退院
理学療法	関節可動域運動 → 筋力増強運動 → 起居動作練習 端座位練習	車いす移乗練習 平行棒内立位練習 平行棒内足踏み 平行棒内歩行	歩行器歩行練習 平行棒片手歩行練習	一本杖歩行練習 → ADL練習 → （自宅環境を想定）	屋外歩行練習 階段昇降練習
備考			家屋調査	退院前家庭訪問	

Ns.：

術後，車いす移動可能になった段階で，トイレに行く際はナースコールを押すように指示していたが，1度だけ自己判断でトイレに行ったことがある。現在，日中病室では同室の患者とコミュニケーションを取られており，問題行動もない。病棟内は車いす移動でトイレ動作も自立している。入浴には浴室内移動時に介助が必要。高血圧は服薬にてコントロールされている。

MSW：

現在，夫との2人暮らし。夫の年金で生活している。夫は両側の

理学療法として問題点の把握，ゴール設定のために必要な情報はカルテのみでは得られない場合があるため，問診にて詳細に聞き取る必要がある。術前の生活については，ADLだけでなく趣味などQOLに関する情報も得る。また，自宅マンションの玄関，トイレ，浴室など家屋内の状況も確認が必要である。この症例の場合，夫との2人暮らしであるため，受傷までの家事を対象者がどの程度行っていたのか，自宅復帰後に，家事は何をどの程度行う必要があるかなども聞き取る。

医師（Dr.）からの情報では，人工骨頭置換術の進入路を確認し，脱臼する可能性がある運動方向を確認しておく。進入路が後外側の場合は，股関節屈曲・内転・内旋が脱臼肢位となり，前外側路の場合は，股関節伸展・外旋の複合肢位が脱臼肢位となる。

看護師（Ns.）からは，病棟内でのADL状

3章　疾患の基礎知識とレポートの書き方

変形性膝関節症にて杖歩行。入院してからは，夫の世話は同じマンションに住んでいる娘が行っている。現在まで介護保険の利用はない。

③理学療法評価（術後6～8病日目）

● 全体像

車いすを自走で運動療法室へ来室される。明るい性格でよく話をされる。学生の評価にも協力的である。ベッド，車いすの移乗は安定しており自立している。理学療法では本日より歩行器による歩行練習を開始している。

● 認知機能

HDS-R　25点

問診時のコミュニケーション，看護部門の情報からも認知機能に問題ないと思われる。

● バイタルサイン

安静時：血圧130/80，脈拍70回/分，動作時の著明な変動はない。

● 視診，触診

患部の視診は検査時運動療法室だったため，露出することは中止した。衣服の上からの触診にて右股関節外側部に軽度の腫脹，熱感が感じ取れた。

● 痛み

安静時：VAS　12mm　術創部痛
動作時：VAS　27mm　術創部痛
患側荷重時：VAS　48mm　術創部痛
いずれも術後理学療法開始時と比較すると軽減しているとのこと。

● 形態計測

下肢長：SMD　Rt.：73.5cm，Lt.：73.0cm
　　　　TMD　Rt.：68.5cm，Lt.：68.5cm

況や普段の全身状態などの情報を確認する。医療ソーシャルワーカー（MSW）からは，家族構成，家庭内での症例の役割など生活に関する情報や，介護保険の利用の有無などを確認する。本症例は家事全般を行っているが，買い物はどのようにしていたのか移動方法も含めて確認しておく。

認知機能に問題があると思われる場合は，認知機能の評価を行う。改訂長谷川式簡易知能評価スケール（HDS-R），ミニメンタルステート検査（MMSE）が多く用いられる。HDS-Rは30点満点中20点以下で，MMSEは30点満点中23点以下では認知症が疑われる[6]。

病棟内での定期的な計測結果を把握しておき，比較するとよい。

今回，担当する前の評価があれば比較しておくとよい。
痛みの評価方法としてはvisual analog scale（VAS），numerical rating scale（NRS）が使用されることが多い。VASは100mmの線を引き，線の一端が「痛みなし」，一端は「耐えられない痛み」とし，患者さんに痛みの程度を線上にチェックさせる方法。痛みなしの位置からのミリメートルで記録する。
NRSは痛みの程度を痛みなしが0，耐えられない痛みを10として，0から10の11段階として表すもの。5程度の痛みであれば5/10と記録する。

● **ROM**：単位（°），（P）痛み，－（測定不可）

	運動方向	自動　R/L	他動　R/L	備考
股関節	屈曲	70(P)/90	90(P)/100	術創部痛
	伸展	0(P)/0	0(P)/5	術創部痛
	外転	30(P)/35	35/45	術創部痛
	内転	－ /5	－ /10	
	外旋	30/40	30/40	
	内旋	－ /45	－ /50	

● **MMT**：（P）痛み，－（計測不可）

	運動	R	L	備考
股関節	屈曲	3 (P)	4	術創部痛
	伸展	3 (P)	4	術創部痛
	外転	2 (P)	4	背臥位にて測定
	内転	3	3	背臥位にて測定
	外旋	－	3	
	内旋	3 (P)	4	術創部痛

● **ADL**

Barthel index：70/100点

減点項目：入浴，移動，階段昇降，更衣（下半身）

FIM：110/126

減点項目：更衣（下半身），浴槽，シャワー，階段。

更衣動作ではズボンや靴下を履くことなどに介助を要した。

● **姿勢，動作観察（平行棒内にて支持なし）**

前額面：体幹左側屈，両下肢外旋位

矢状面：骨盤後傾位，腰椎前弯減少，胸椎後弯増強，両側膝関節軽
度屈曲位

荷重状況：右17kg，左26kg（体重計にて測定）

下肢ダイナミックアライメント：両下肢ともknee in-toe out傾向

● **バランス検査**

BBS：24/56

FRT：4cm

● **歩行観察（平行棒内，2動作歩行）**

前額面：右立脚相で体幹左側屈，右下肢軽度外転位

矢状面 step幅：右＜左，右立脚期の膝屈曲は全体的に少ない。

棘果長（SMD：spino-malleolus distance）は，上前腸骨棘から脛骨内果までの長さを測定する。転子果長（TMD：taochanto-malleolus distance）は，大転子から腓骨外果までの長さを測定する。転子果長が左右同じで，棘果長に左右差がある場合は，いずれかの股関節に問題があると考えられる。

術後間もないため，脱臼のリスクがある運動方向の検査は指導者に確認をとり，実施するか否かを判断する。

ADLテストではBarthel index, functional independence measure（FIM）を用いることが多い。Barthel indexは「できるADL」を評価し100点が満点である。FIMは「しているADL」を評価し，126点が満点となる。いずれで評価した場合も減点項目を記載しておく。

胸椎後弯増強で円背があると転倒のリスクとなる[5]。荷重状況は簡易的に体重計などがあれば測定しておくとよい。立ち上がり動作時のダイナミックアライメントなどでknee in-toe out[8]は，股関節の屈曲・内転・内旋を伴う動作であり，特に低い位置からの立ち上がり（柔らかいソファー，入浴時のいすなど）では股関節の屈曲が大きくなるため脱臼のリスクがあることを見逃さないようにする。

3章　疾患の基礎知識とレポートの書き方

117

- **上肢機能**

  上肢機能に特に問題はない。

④問題点

身体構造・心身機能

肯定的側面	否定的側面
・認知機能問題なし ・高血圧は薬物にてコントロール可能	・術創部の痛み ・右股関節の可動域制限 ・下肢筋力低下 ・バランス能力の低下 ・knee in-toe outのダイナミックアライメント

活動

肯定的側面	否定的側面
・車いす利用にて病棟内移動自立 ・病棟内トイレ動作自立	・歩行能力低下 ・入浴動作困難 ・屋外移動介助

環境因子

肯定的側面	否定的側面
・キーパーソン：娘 　（娘は同じマンションに夫婦で居住） ・夫の世話	・家事全般患者が行っていた ・入口まで段差3段あり ・家屋内手すりなし

⑤ゴール設定

短期目標（2w）：病院内一本杖歩行の自立。
長期目標（4w）：一本杖にて自宅復帰，屋外歩行自立。

⑥理学療法プログラムの立案

- **物理療法**

  疼痛緩和を目的に患部にホットパックを実施。ただし抜糸後，炎症所見が消失後とした。

- **ROM運動**

  右下肢に対して徒手による他動運動および自動介助運動。

- **筋力増強運動**（knee in-toe out動作にならないように注意する）
  - →右下肢に対して徒手抵抗による自動介助運動および抵抗運動。
  - →いすからの立ち上がり運動。
  - →平行棒内，両上肢支持にて痛みがない範囲でのスクワット運動。

- **バランス練習**

  平行棒内，両上肢支持にて前後左右への重心移動および片脚立位練習。

代表的なバランス検査を確認する。functional balance scale（FBS）はberg balance scale（BBS）ともよばれる。56点満点で45点以下は転倒の危険があるといわれている[7]。また，functional reach test（FRT）は，15cm以下で転倒との関連が高いといわれているが[7]，25cmが目安という報告もある[5]。歩行が可能な症例ではtimed up and go（TUG）でのテストが推奨される。正常は10秒以内，20秒位以上で転倒のリスクが高くなるとされているが[7]，鳥羽らは17秒以上で転倒の危険が高くなるという報告をしている[5]。

歩行に際し，プログラムの進行上，上肢での体重支持が必要となるため，上肢機能も確認しておく。

問題点を考える際にICF（国際生活機能分類），ICIDH（国際障害分類）いずれかの障害モデルを用いる。ICFの場合，レジュメ作成の際には紙面の都合で問題点の優先順位を考慮して記載する場合があるが，内容は把握しておく。

クリニカルパスに従って進行しているかを確認する。

- **歩行練習**

平行棒内にて右下肢への荷重練習，左上肢支持にて歩行練習。一本杖にて歩行練習。

- **ADL指導**

靴下の着脱，立ち上がり動作時など脱臼肢位を理解させ，脱臼予防肢位でのADL動作の獲得。

⑦考察

本症例は自宅で転倒し大腿骨頸部骨折を受傷し，人工骨頭置換術を行っている。本院での人工骨頭置換術後のクリニカルパスでは荷重制限はなく，脱臼に注意し早期に自立歩行の獲得となっている。

現在，本症例は術後8日で院内の移動は車いすで自立しているが，クリニカルパスの目標である歩行器歩行はまだ自立していない。歩行器歩行自立に至っていない原因としては，運動時痛，荷重時痛により患側への荷重が十分に行われていないため，バランス能力が低下しており，転倒予防を含め歩行器歩行では監視レベルにあると考えられた。この痛みは手術侵襲による軟部組織の痛みと思われるが，徐々に改善傾向にある。今後も運動療法前にホットパックを実施し，運動時の疼痛軽減を図り患側への荷重を促していく。患側への荷重が十分に行えるようになれば一本杖へ移行する予定であり，短期目標として2週で院内一本杖歩行自立，4週で一本杖歩行にて自宅復帰とした。

関節可動域運動，筋力増強運動，立ち上がり運動の際には，脱臼肢位となる股関節屈曲，内転，内旋の複合動作であるknee in-toe outのダイナミックアライメントにならないように注意して行う。knee in-toe outの原因としては，股関節の外転・外旋筋力低下が考えられる。術創部の修復，疼痛の軽減に伴い筋力増強運動を実施する。また，脱臼の予防に関して病棟内ADLでも更衣動作，立ち上がり動作など具体的に脱臼肢位を理解していただくことも重要と思われる。

大腿骨頸部骨折は転倒により発症することが多く，本症例も転倒により受傷している。転倒のリスクに関して過去1年間の転倒の既往，低BMIが挙げられる。鳥羽らによる転倒スコアスクリーニングによると，本症例は半年前に転倒していること，円背があることから転倒リスクが高くなる[5]。

今後のプログラムでは転倒の再発予防に対して，前後左右への体重移動の練習や姿勢矯正，下肢だけでなく体幹機能の向上が必要となると思われる。また，自宅復帰に向けて家屋調査を実施し転倒リスクとなる点があれば環境整備も必要となると思われた。

文献

1) 日本整形外科学会, 日本骨折治療学会 監：大腿骨頸部／転子部骨折診療ガイドライン　改訂第2版, 南江堂, 2011.
2) 中村　茂 ほか編：股関節周囲の骨折・外傷の手術, OS NEXUS 4. メジカルビュー社, 2015.
3) 鳥巣岳彦 ほか編：標準整形外科　第9版, 医学書院, 2005.
4) 安藤謙一 ほか編：Must & Never 大腿骨頸部・転子部骨折の治療と管理, 南江堂, 2017.
5) 鳥羽研二 監：高齢者の転倒予防ガイドライン, メジカルビュー社, 2012.
6) 細田多穂 監：理学療法評価学テキスト　改訂第2版, 南江堂, 2017.
7) 松澤　正 ほか：理学療法評価学　改訂第5版, 金原出版, 2016.
8) 黒澤　尚 ほか編：スポーツ外傷学Ⅰスポーツ外傷学総論, 医歯薬出版, 2001.
9) 中村隆一 ほか：基礎運動学　第6版補訂, 医歯薬出版, 2003.
10) 武田　功 統括監訳：ペリー歩行分析　原著第2版, 医歯薬出版, 2012.

3章 疾患の基礎知識とレポートの書き方

3 人工膝関節置換術（手術後）

臨床実習における人工膝関節置換術術後の理学療法の概要

　人工膝関節置換術は，末期の変形性膝関節症（膝OA：osteoarthritis of the knee）に対する手術療法で，大きく人工膝関節単顆置換術（UKA：uni compartmental knee arthroplasty）と人工膝関節全置換術（TKA：total knee arthroplasty）に分けられ，わが国での手術件数は年々増加しています。本項目では，担当することの多いTKAについて述べることにします。

　手術適応から対象者の多くは高齢者であり，長期間にわたり膝痛に悩み，保存療法を継続してきたことが推察されます。ですから，術前より関節可動域制限や筋力低下，歩行能力およびADL能力低下をきたしていることを考慮する必要があります。また，膝OAの発症メカニズムから，患者さんは肥満状態にあることが多く，さらに膝OAは両側に出現していることも多いため，単に術側膝関節のみの理学療法評価だけでなく，多様な視点をもった評価が必要となります。

　近年，TKAの種類は増加し，手術後，多くの病院ではクリニカルパス（CP：crinical pathway）が導入され，最適な医療を提供しつつ，早期自宅退院へ向けて治療が進んでいきます。種類や手術法により異なりますが，術後から2週間は侵襲による循環動態，炎症症状，合併症などの発生に注意を払い，早期離床を目指し，その後，歩行・ADL能力向上に主眼を向けながら進みます。

チェックリスト

教育目標1 理学療法の対象者に対して基本的理学療法を体験し，実践できる

■一般目標1 理学療法の対象者に対して初期評価を行うことができる

PT協会学生評価表該当項目	1）情報収集ができる	☑
C-1, 2	膝OAの病態と症状を確認する	
	一般的な膝OAにみられる膝関節の病理的変化と，ケルグレン・ローレンス分類について確認する	
	膝関節内反変形における大腿骨脛骨角（FTA）変化とラテラルスラスト現象について確認する	
	日本整形外科学会膝疾患治療成績判定評価（JOA score）について確認する	
	膝OAの治療法について確認する	

121

C1, 2	TKAに用いられる人工膝関節の種類と術後合併症について確認する	
	クリニカルパスについて確認する	
	TKA術後患者のADL場面における膝屈曲角度について確認する	
P-1	対象者の一般的情報を事前に入手し，疾患特性を考慮し，罹患からの経過，術前生活，術前膝関節機能について問診できる	
P-3	他職種からの情報を入手し整理できる	
	主治医およびカルテより手術情報（術式・術中関節可動域・FTAの修正など）を得ることができ，理解できる	
	2）理学療法評価ができる	
C-1	膝OAとTKA術後の一般的評価に必要な検査・測定項目が列挙できる	
C-2	膝OAとTKA術後の検査・測定項目に必要とされる正しい技法を説明できる	
C-5	膝OAとTKA手術による影響について意識して検査を進め，状況により適宜変更し，適切な検査・測定項目を選択できる	
P-3	術前の評価結果を把握し，比較しながら検査・測定を進めることができる	
	各種検査におけるカットオフ値および基準値を把握しておく	

 変形性膝関節症の基礎知識

好発年齢

60歳前後の女性に多い。

症状

初期は軽い関節痛，こわばり感，重だるさなどが出現。進行とともに疼痛，運動制限，変形（膝内反），関節液貯留，腫脹，異常歩行などが出現。

疼痛

荷重や運動時に起きることが特徴。運動が制限されることもある。
・臨床での出現場面：①立ち上がり時，②歩き始め，③長距離歩行時
・疼痛の原因となりうる部位：①骨内，②滑膜・関節包，③関節周囲の靱帯・腱，④筋

変形性膝関節症にみられる膝関節の病理的変化（図1）

①関節裂隙の狭小化
②骨棘の形成
③軟骨下骨の硬化
④骨嚢胞の形成

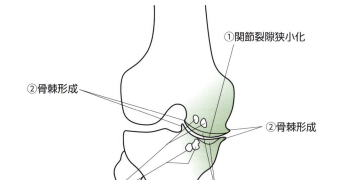

図1　特徴的な膝関節の病理的変化

①関節裂隙狭小化
②骨棘形成
②骨棘形成
③軟骨下骨の硬化
④骨嚢胞

（文献1より引用改変）

変形性膝関節症のX線所見による病期分類〔ケルグレン・ローレンス（Kellgren & Lawrence）分類〕

grade 0：正常
grade Ⅰ：関節裂隙の狭小化と骨棘形成が疑われるもの。
grade Ⅱ：明らかな骨棘形成があり，関節裂隙の狭小化のあるもの。
grade Ⅲ：中等度の骨棘形成が多数あり，明らかな関節裂隙の狭小化があり，骨硬化や骨変形の可能性のあるもの。
grade Ⅳ：大きな骨棘があり，関節裂隙の狭小化が顕著で骨硬化が重度で骨変形が明らかであるもの。

膝内反変形におけるFTA変化とラテラルスラスト現象

わが国での膝OAの約85％が膝関節内側に症状が出現し，内反変形を呈する。一般的な評価法として，大腿骨脛骨角（FTA：femoro tibial angle）が用いられる。FTAは大腿骨中点を通る線と脛骨中点を通る線の交わる角で，正常値は175°前後である。180°以上で内反，いわゆるO脚と判断される。内反変形の増大に伴い，外側側副靭帯をはじめとする軟部組織へ過度のストレスがかかり，外側への動揺性が高まる。外側動揺性が高まると，荷重時に膝の外側が側方へ押し出される現象がみられる〔ラテラルスラスト（lateral thrust）現象，図2〕。

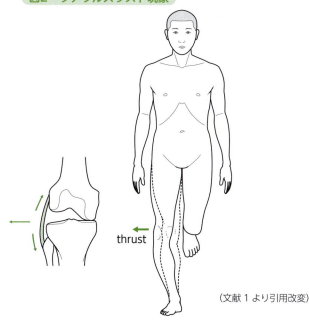

図2　ラテラルスラスト現象

thrust

（文献1より引用改変）

日本整形外科学会膝疾患治療成績判定評価（JOA score）[2]

日本整形外科学会膝疾患治療成績判定評価（JOA score）は，変形性膝関節症の治療効果を，保存療法だけでなく，手術療法前後でも使用可能であるために広く用いられている。整形外科医が評価することが多いが，活動性や屈曲角度など，包括的項目になるために重要な情報となる。

変形性膝関節症の治療法

保存療法が第1選択となり，末期の症例には手術療法が適応となる。

保存療法

① 生活指導：体重の減量，関節に負担が少ない生活様式を指導する。
② 運動療法：関節可動域運動，筋力増強運動，有酸素運動。
③ 物理療法：温熱療法，寒冷療法など。
④ 装具療法：変形の予防や矯正。
⑤ 薬物療法：内服…非ステロイド性抗炎症薬（NSAIDs）。
　　　　　　関節内注入療法…副腎皮質ステロイド薬，ヒアルロン酸。

手術療法

① 高位脛骨骨切り術（HTO：high tibial osteotomy）
② 人工膝関節単顆置換術（UKA：uni compartmental knee arthroplasty）
③ 人工膝関節全置換術（TKA：total knee arthroplasty）

人工膝関節の基礎知識

変形性膝関節症に対する人工膝関節全置換術の目的[3]

① 除痛，② 膝関節の可動性の維持・改善，③ 膝の安定性の確保，④ 膝のアライメントの修正

人工膝関節全置換術に用いられる人工膝関節の種類と術後合併症

人工膝関節の構造（図3）

大腿骨コンポーネントと脛骨コンポーネント，その間のインサートで構成される。

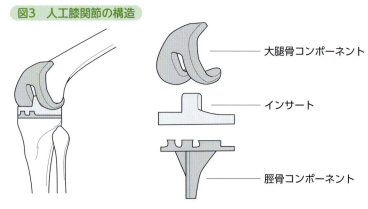

図3　人工膝関節の構造

（橋本雅至 編：臨床実践 変形性膝関節症の理学療法，文光堂，2016. より引用改変）

人工膝関節の種類

①非制御型：後十字靱帯温存型（CR型：cruciate retaining）

後十字靱帯（PCL：posterior cruciate ligament）の機能をそのまま活用するため，PCLに問題がないことが前提。関節破壊および変形が軽度な例に用いられる。

②半制御型：後十字靱帯切離型（PS型：posterior stabilized）

PCLを切除しポスト・カム機構によりロールバックを再現する。PCL機能不全や高度不安定膝などに適応。

③制御型：後十字靱帯代用型（CS型：cruciate substituting）

PCLの機能をインサートの形状によって代用させようとデザインされたTKA。

国内シェア：PS型…約50%，CR型…約35%，CS型…約15%

近年，前十字靱帯とPCLの両方を温存させる「BCR型」，膝関節の内側部分が球状にデザインされた「medial pivot型」などさまざまなタイプが開発されて使用されており，それぞれの特徴により関節可動域練習時の注意点も異なる。

表1　TKA術後患者のADL場面における膝屈曲角度

場面	健常者	TKA術後患者
歩行	67°	54°
階段昇降（16.5cm）	97〜99°	67〜69°
いすからの立ちしゃがみ（46cm）	99°	68〜71°
浴槽への出入り（59cm）	131〜138°	67〜69°

（文献 5 より引用改変）

TKAの種類や後療法により異なるが，TKA術後患者のADL場面における膝屈曲角度が示されており，ADL練習上の有益な情報となる。

TKA合併症

①人工膝関節の緩み（loosening），②インプラントの磨耗・破損，③感染症，④深部静脈血栓症（DVT：deep vein thrombosis），⑤肺血栓塞栓症（PTE：pulmonary thrombo-embolism）

クリニカルパス（CP：critical pathway，表2）

「患者状態と診療行為の目標，および評価・記録を含む標準診療計画であり，標準からの偏位を分析することで医療の質を改善する手法」と定義されている[4]。TKAでは多くの病院でCPが導入され，期間や内容はTKAの種類，術者，病院により異なるために，確認が必要である。

一般的に時間経過を横軸，安静度，治療，検査，看護，リハビリなどを縦軸にとり，流れがわかるような体裁となっている。また，CPは医療従事者向けと患者向けの2つが存在する場合が多い。

表2　TKAのCP（医療従事者用）の部分例

病期	入院	術前日	手術当日 術前	術後	1日目	2日目	3日目	4日目	5日目	7日目	10日目	14日目	15～21日目	退院
安静度	フリー			ベッド上安静 G-up 30° 患肢固定	G-up 90° 固定解除	車いす乗車荷重可	ピックアップ歩行器にてトイレ歩行自立（　／　） ピックアップ歩行器にて病棟内自立（　／　）				歩行車にて病棟内自立（　／　） T字杖にて病棟内自立（　／　）			
処置		術前処置	術前チェック 浣腸 術部マーキング		血栓予防装置開始 弾性ストッキング装着（退院まで）	ドレーン抜去 血栓予防装置	ガーゼ交換 血栓予防装置	硬膜外チューブ抜去 血栓予防装置				抜鉤		
リハビリ	術前膝関節機能評価 術前オリエンテーション □車いす乗車練習 □ピックアップ歩行器練習 □術後ADL指導 □術後プログラム説明				足関節底背屈運動	CPM開始 座位練習 筋力増強練習 ROM練習	起き上がり練習 移乗動作練習	起き上がり練習 移乗動作練習 立位練習 歩行練習	トイレ動作自立（　／　） 更衣動作自立（　／　）			階段昇降練習	屋外歩行 床上動作練習 入浴動作練習	退院時指導 □ADL注意点 □自主トレ
									ピックアップ歩行器・歩行車・松葉杖・T字杖 →					

症例報告書

5年前より両変形性膝関節症を呈し，左人工膝関節全置換術後2週間が経過した症例
――自宅退院と活動範囲の拡大を目指したPT評価および治療――

①はじめに

　5年前からの両変形性膝関節症（以下：膝OA）により少しずつ活動が制限され，今回，左人工膝関節全置換術を施行し2週間が経過した患者を担当する機会を得た。ここに再度の活動範囲拡大を目指すため，理学療法評価および理学療法プログラム立案を行ったので報告する。

②一般的情報

氏名：Mさん　　年齢：70歳代　　性別：女性
身長：150cm　　体重：70kg　　BMI：33.3kg/㎡（肥満2度）
主訴：左膝を曲げることと体重をかけるのが怖い。右膝が痛い。
HOPE：前のように孫の世話や旅行がしたい。
NEED：疼痛軽減・筋力強化・左膝関節可動域拡大・歩行能力向上

③医学的情報

診断名：両変形性膝関節症（両膝OA）
　　　　左人工膝関節全置換術後（左TKA術後）

患者は肥満状態にあることが多いため，確認が必要。
・18.5未満
　　…低体重（やせ）
・18.5～25未満
　　…普通
・25～30未満
　　…肥満（1度）
・30～35未満
　　…肥満（2度）
・35～40未満
　　…肥満（3度）
・40以上
　　…肥満（4度）

現病歴および経過：

5年前　　左膝痛を自覚，当院整形外科受診し上記診断。
　　　　　薬物療法および物理療法施行，以後，受診せずに経過。

3カ月前　歩行時に転倒しそうになり，足を捻り，膝痛再出現。
　　　　　※ 徐々に膝痛増強し，外出機会が減る。

Ｘ月 1日　当院再受診。両変形性膝関節症の進行を確認。

Ｘ月13日　左人工膝関節全置換術目的に入院。術前理学療法開始。

Ｘ月15日　左人工膝関節全置換術施行。

Ｘ月16日　術後理学療法再開。

Ｘ月29日　抜鈎・PTS評価開始。

既往歴： 特記事項なし

服薬状況： 非ステロイド性抗炎症薬(NSAIDs)，消化性潰瘍治療薬

> 経過を理解することで全体像を把握できる。また，現病歴だけでなく学生評価開始までの経過も記入する。

④ 社会的情報

職業： 主婦　　**趣味：** 旅行…昨年までは1回／3カ月の頻度。

家族： 夫(キーパーソン)と2人暮らし，近隣に息子夫婦，孫3人。

家屋構造：

　2階建一軒家。段差は玄関に15cm，廊下と部屋の間に3cm。寝室は1階でベッド。階段は高さ20cmの13段で両側に手すりあり，トイレは洋式で手すりなし。風呂は半埋め込み式で手すりあり。

> 必要に応じ，間取りも記入し詳細な価値を行う。また，周辺環境に特記すべき事項があれば記入。

病前の生活状況：

　歩行は屋内独歩，屋外はT字杖歩行をしていた。連続30分程度で痛みが増強。日中は家事と孫の世話をしていた。膝痛が増強してからは旅行の頻度が減少し，長距離歩行が困難なために行く先も限られていた。

> 術前の生活状況や歩行能力は目標設定やプログラム立案に重要。しっかり聴取。

⑤ 他部門情報

Dr.：

　膝X線画像から両側膝OA (ケルグレン・ローレンス分類：右…grade Ⅰ・左…grade Ⅲ)。今回，疼痛と機能障害が強い左側の手術を実施。それにより右膝の負担軽減を期待できる。TKAはPS型を使用。術後はCPに沿い可及的に全荷重許可。

・術中の膝関節可動域 (ROM)：伸展0°，屈曲125°
・FTA：(左)術前185° ⇒ 術後176°，(右)180°

> 医師よりX線画像所見・JOA scoreなどを確認。手術情報は必ず聴取する。術中の膝関節可動域は理学療法上の目標可動域を決定する重要な情報。

Ns.：

　病棟生活で特に問題ない。現在，歩行器にてトイレを含む病棟内移動は自立。本日，抜鈎を実施したので主治医の許可後にシャワー浴を開始予定。また，毎日，家族や友人が面会にいらしている。

> 看護師の情報は，病棟生活における全般的な様子ならびにADL評価時の大切な情報。

PT：

　CPに沿い術前より介入，大きな問題なく経過。また，病室で自

> 学生が担当する前までの理学療法経過を聞くことで現在の状況を考える指標となり目標設定の一助となる。また，術前評価データも有益な情報。

主トレーニングも積極的に行われている。

- ・術前左膝ROM：伸展－10°，屈曲110°
- ・術前左筋力（MMT）：股関節周囲4レベル

　　　　　　　膝伸展4（extension lag 10°），屈曲4

⑥理学療法評価（術後14〜17日目）

①全体像

　会話から，明るい性格の印象。理学療法に積極的に取り組んでおり病室での自主トレーニングも毎日行っている。早期に自宅退院したいと意欲が伝わってくる。

> 📝 長文になりすぎず簡潔に！ 文章から症例の人となりや日々の様子がわかるように記載。

②視診・触診

　術創部はフィルムドレッシングにて保護。発赤と熱感を認める。

③疼痛検査：数値的評価スケール（NRS：numerical rating scale）

(1) 安静時：術創部…3/10

(2) 運動時：術創部…4/10（膝関節屈曲時）

　　　　　　左膝蓋骨直上…5/10（膝関節自動運動時）

(3) 荷重時：左膝関節内側部…4/10（荷重量増加に伴い増強）

　　　　　　右膝関節内側部…3/10

> 📝 疼痛検査は，疾患と手術特性から「安静時」，関節運動をした時の「運動時」，立位や歩行など下肢への荷重を行ったときの「荷重時」に分けて詳細に評価する。必要に応じて疼痛の性質，疼痛部位の図を入れることも検討。

④感覚検査：額部感覚を10とした。

(1) 触覚：膝関節内側…右8，左7　外側…右10，左7　術創部…5

⑤形態測定

(1) 肢長

	右	左		右	左
棘果長	71.0	72.0	大腿長	34.0	34.5
転子果長	62.0	62.0	下腿長	28.5	28.5

（単位：cm）

> 📝 膝関節内反・外反変形により数値が変化することを考慮。また，TKA手術によりFTAが修正されているので術前数値がわかれば記載。FTAの修正により症例のボディイメージに差が生じる可能性あり。

(2) 周径

		右	左			右	左
大腿	膝蓋骨直上	41.0	43.0	下腿	最大	34.0	34.5
	5cm	42.0	40.5		最小	19.0	21.0
	10cm	46.5	43.5				
	15cm	49.0	46.0				

（単位：cm）

> 📝 大腿周径は各測定箇所が示す意味を確認しておく。術側下腿から足部にかけて浮腫がみられる場合あり。

⑥ROM検査：（右/左）

股関節	屈曲：110/90p，伸展：0/−5，内転：20/20
	外転：25/25，外旋：35/35，内旋：30/30，SLR：50/40
膝関節	伸展(他動)：−5/−15p，（自動）：−10/−20p
	背臥位での屈曲(他動)：120/95p，（自動）：115/80p
	腹臥位での屈曲(他動)：105/75p，（自動）：100/60p
足関節	背屈：15/10，底屈：40/40

※ p：pain（痛み）　　　　　　　　　　　　　　　　　　（単位:°）

> 📝 膝関節は自動と他動運動を計測することでextension lagの把握が可能。また，肢位を変えることで大腿四頭筋の短縮の状態も確認できる。

⑦**筋力検査**：MMT（右/左）

股関節	屈曲：5/4　　伸展：4/3　　内転：3/3　　外転：3/3
	外旋：4/未施行※1　　内旋：4/未施行※1
膝関節	伸展：4/2※2　　　屈曲：4/3
足関節	背屈：4/3　　　底屈：4/2

※１：疼痛・恐怖心あり施行せず。　※２：膝全体に疼痛あり

> 📝 測定肢位がとれない，また疼痛や恐怖心から実施困難な場合は特記事項として記載。患部への抵抗のかけ方は愛護的に実施し注意が必要。

⑧**整形外科的テスト**：（右/左）

(1) 膝蓋骨跳動テスト（patella ballottement test）：陽性/未施行

(2) オーベルテスト（Ober's test）：陰性/陽性

(3) トーマステスト（Thomas test）：陽性/陽性

> 📝 膝OAの特性を考慮しテストを選択。術側を実施する際，愛護的に実施し疼痛の訴えが強い場合は疼痛軽減を待って実施。

⑨**荷重検査**：体重70kg

(1) 自然立位時（平行棒内）：右45kg，左25kg

(2) 最大荷重時（平行棒内）：右70kg，左55kg（35kgより膝痛出現）

> 📝 自然立位と最大荷重時を計測することで「のせている量」と「のせられる量」がわかる。差は疼痛・筋力・恐怖心などにより変動。

⑩**バランス検査**

(1) functional reach test（FRT）：25.4cm

(2) timed up and go test（TUG）：右回り29秒，左回り32秒
　　測定条件：T字杖歩行，近位監視。

(3) functional balance scale（FBS）：39/56点

> 📝 各検査の基準値およびカットオフ値を把握し比較。また，TUGの回り方の差にも注目。転倒リスクが高いために必要に応じて補助者の依頼も考慮する。

⑪**姿勢観察**

立位：両上肢支持なしで3分程度保持可能。

　右側へ重心を偏移させ右下肢優位で立位保持をしている。体幹は右側屈，円背がみられ，骨盤後傾および右回旋させている。右下肢は骨盤後傾と連動するように股・膝関節ともに屈曲5〜10°位で体重支持を行っている。左下肢は荷重を回避するように股関節屈曲・外転させ前側方へ出している。膝関節は約15°屈曲位で足関節底屈させて足底を床に接地。

> 📝 **姿勢・動作・歩行観察をするにあたって**
> ①治療場面見学や他評価時より観察は始まっている。触診などが必要な場合を除き，一般的に特別な観察時間は設けない。
> ②症例の姿勢を確認後，記載する前に自身で姿勢を真似する。真似に

3章　疾患の基礎知識とレポートの書き方

⑫動作観察

(1) 起き上がり（背臥位～端座位）：左右方向ともに自立

● 右方向より

　頸部屈曲と体幹前屈・左回旋をさせ上半身を起こしながら，右肩関節伸展・肘関節屈曲し右on elbowとなる。次に同様に左もon elbowにする。その状態から右上肢よりpush upさせてon handととし左も続き，矢状面方向にまっすぐに体を起こし長座位になる。その後，右股関節外転させて右下肢を開きながら，左下肢は左上肢で膝外側部を保持し，補助しながら股関節内転させていく。体幹の位置を上肢で調節しながら動きを繰り返し端座位になる。

(2) 立ち上がり（図4）：一側上肢支持にて自立

● 平行棒内

　右上肢把持による右側優位の立ち上がり。準備段階として右上肢で平行棒を把持し，右膝関節屈曲100°程度まで後方に引き寄せ，体幹を右側屈させ右側重心とする。屈曲層は常時，重心を右側へ偏移させたまま起こり，そのとき，平行棒を把持した右上肢は前腕部を平行棒に接触させて引っ張る補助動作がみられる。その後，重心が足底の支持基底面上に入り離殿と同時に，右上肢push upと右下肢とで伸展相を作り出す。立ち上がった直後は右側重心であるが，その後左側へ重心を移す。

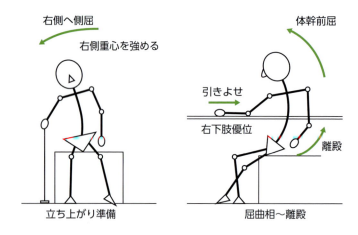

図4　立ち上がり動作

より，自身の姿勢と比較し異状性を見出すことが可能。

記載に際して…
①姿勢観察では保持が可能か否か，動作では自立度を記し，上肢支持が必要などの条件，重心位置を記載する。その後に詳細な内容を加える。
②上肢・体幹・下肢の体節ごと，左右ごと，矢状面や前額面等の運動面ごとなど順番に記載するとよい。
③単に各関節の位置関係だけの記載に留まらず，専門用語を用い読み手がイメージしやすい記載を心がける。
④視線，筋肉を触診した状態，症例の訴えなどを文章へ加えることでさらにイメージが容易になる。

動作・歩行観察において
①各動作を相に分ける。
②左右，どの関節についてか明確にする。
③時間的な順番を大切にして記載。（例：まず，続いて，同時に，遅れて，先行して，一体に…などの言葉を用いる）
④動力源を明確に記載。（例：右上肢で～，～することにより，～させ）
⑤スティックピクチャー（棒人間）を描くときも各相に分け，特徴的なポイントを描く。矢印（→）を入れると動きを連想させることが容易になる。
⑥各動作の特徴を把握するために異なる動作方法や環境設定（ベッド柵使用の有無，座面の高さなど）をしたときの様子を観察すると異状性を抽出しやすい。

⑬ **歩行観察**

(1) 歩行器使用：病棟内自立，連続歩行距離200m程度
　　　　　　　ケイデンス：90steps/分
　　　　　　　10m歩行スピード：17.0秒
(2) T字杖使用　：近位監視，連続歩行距離30m程度
　　　　　　　ケイデンス：78 steps/分
　　　　　　　10m歩行スピード：27.0秒

● 特異的な異常歩行所見
①左ぶん回し歩行
②左右膝関節のラテラルスラスト現象

● 歩行周期による観察
①左下肢
　左下肢IC（初期接地）は軽度膝関節屈曲位にて足底全面で接地し，LR（荷重応答期）ではダブルニーアクションはみられずに屈曲位を維持したままMSt（立脚中期）へ移行する。その間，股関節伸展は少なく屈曲のままである。MStでは右骨盤下制がみられトレンデレンブルグ徴候とラテラルスラスト現象が観察される。TSt（立脚終期）では蹴りだしている印象はない。左遊脚相へ入り，PSw（遊脚初期）では足関節底屈角度が少なく左骨盤を挙上させ左下肢を持ち上げる。遊脚相の間，膝関節の屈曲角度が少なく床面とのクリアランスを維持させるためにぶん回しがみられる。TSw（遊脚終期）での膝関節伸展が不十分で軽度屈曲位のまま立脚相へ移る。
②右下肢（図5）
　立脚相の特徴は左下肢と同様であるが程度は少ない。ICでは足底全面接地，LRでのダブルニーアクション消失，MStへ移行までの股関節伸展が不十分である。MStでは右骨盤下制がみられトレンデレンブルグ徴候およびラテラルスラスト現象の出現。TStでは蹴りだ

図5　歩行

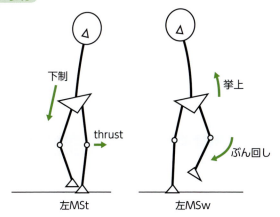

> **歩行観察では，姿勢・動作観察で述べた内容に加えて……**
> ①最初から各歩行周期の細かな内容を記載せず，自立度→数値データ→全体像→各歩行周期→各関節運動の順で記載することで，読み手は理解しやすい。
> ②一般的にいわれる異常歩行に関する用語を使用することで理解しやすくなる。

しはあまりみられず推進力を得られていない。遊脚相では左立脚時間を少なくするためかTSwでの膝関節伸展がみられずにすぐに軽度屈曲位のまま立脚相へ移る。

⑭日常生活活動（ADL）検査

FIM（functional independence measure：機能的自立度評価表）
合計点数：106点／126点

● 運動項目：71点

清拭5，更衣（下）5，トイレ6，ベッド・いす・車いすへの移乗6，
トイレ移乗6，浴槽移乗1（未実施），歩行6，階段1（未実施）

病棟内移動…歩行器

下更更衣…ズボンはベッド上で実施。靴下は座位にてリーチャー使
用で可能，種類により介助を要す。

入浴…シャワー浴のみ許可

● 認知項目：35点

⑦問題点の整理：ICF（国際生活機能分類）

● 健康状態

肯定的側面	否定的側面
・ほかの病気・けががない	・左ＴＫＡ術後 ・右膝ＯＡ

● 心身機能・身体構造

肯定的側面	否定的側面
・コミュニケーション良好 ・認知面に問題なし ・上肢機能良好	・疼痛：左膝関節は主に手術起因， 　　　　右膝関節はＯＡによる ・筋力低下：左膝関節を中心とした 　　　　両上下肢 　　　　手術による侵襲，長い 　　　　罹患期間に由来する廃 　　　　用性 ・ROM制限：左右膝関節屈伸・股 　　　　関節伸展 ・浮腫：左下腿部 ・感覚低下：左膝術創部周囲の触覚 　　　　低下 ・左下肢への荷重不足

ADL検査では……
①事前に疾患・手術特性を理解し，問題となりそうな動作を事前にピックアップしておく。②看護師や介護士からの情報により大体のADL能力を把握しておく。③上記①と②より得た情報により，問題がなさそうな動作に関しては問診を行って確認し，そのほかは症例に許可を得て実際場面を観察することが望ましい。プライバシーの問題により観察が困難な場合は，擬似的に環境設定することで代用する。④介助が必要な場合は，介助量も評価可能なFIMを用いることを勧める。しかし，点数だけでなく，環境や動作の種類，介助場面などを特記事項として残すことで，その後の変化を追いやすくなり，またADL練習などのプログラム作成時の一助となる。

問題点の整理では，ICFを用いる。時折，実習地によりICIDH（国際障害分類）を用いているところもある。
記載は，ほかの膝OA・TKA術後患者でも当てはまるような画一的な表現になりがちである。症例を知る理学療法士が問題点の整理の箇所だけをみて症例とわかるような内容が理想。
また，すべてを列挙するとまとまりを失い，アプローチすべき内容が不明瞭になるので，項目をまとめたり，項目の後に補足を入れたりといった工夫が大切。なかでも肯定的側面の項目や参加，個人因

● 活動

肯定的側面	否定的側面
・病棟内移動自立：歩行器使用 ・トイレ動作等のADL自立。	・バランス能力低下： 　FBS：39/56点 ・基本動作能力低下： 　自立しているが時間を要し，方法に制限あり ・歩行能力低下： 　病棟内歩行器自立，Ｔ字杖練習中。屋外歩行未実施 ・下衣更衣動作困難： 　方法の制限と時間を要す。種類により要介助。 ・階段昇降・浴槽への移動未実施： 　CPに沿い今後実施予定

● 参加

肯定的側面	否定的側面
・面会者が多い：社会とのかかわりの維持。	・趣味活動困難：旅行に出る頻度低下，行き先の狭小化 ・家事内容の制限 ・孫の世話の制限

● 個人因子

肯定的側面	否定的側面
・リハビリテーションに積極的 ・社交的な性格 ・キーパーソン同居し常時サポート可能	・高齢女性 ・肥満体型 ・羅患からの期間が長い

● 環境因子

肯定的側面	否定的側面
・近隣に息子家族がいる ・生活空間は1階で，洋式生活で寝具はベッド ・階段・浴室に手すりあり	・家屋内に段差・トイレに手すりなし

⑧ **目標設定**

短期目標（STG：short term goal）：2週後

(1) 自宅退院：退院後，外来リハビリ通院。

子，環境因子はイメージがしづらく難渋する。実習前より教科書ならびに先輩の実習レポートに目を通し，選択肢の幅を広げていく必要がある。

3章 疾患の基礎知識とレポートの書き方

目標設定については，明確，かつ具体的に設定する必要がある。それにより達成したか否かも明確になる。（悪い例：筋力向上，関節可動域拡大，歩行能力向上など）

また，目標設定する期間は症例の病期や疾患特性，今後の予定などを加味して設定する。

短期目標は現在と長期目標の途中にあるもので連続性をもたせる。

(2)左膝ROM屈曲120°獲得

(3)歩行能力向上：屋内…Ｔ字杖歩行および伝い歩き自立。

屋外…見守りによるＴ字杖歩行(連続200m)。

長期目標(LTG：long term goal)：6週後…外来リハビリ継続時

(1)屋外Ｔ字杖歩行・屋内独歩自立

(2)術前まで行っていた家事ができるようになる。

(3)車を使用しての1泊旅行に出かける。

⑨治療プログラム

(1)物理療法

炎症所見が認められる場合，理学療法終了後に寒冷療法を施行し，軽減を待って温熱療法へ変更する。

(2)ROM練習

股関節伸展・膝関節屈伸を主に実施する。左膝関節に対しては，①自動運動 ⇒ ②自動介助運動 ⇒ ③他動運動の順番で恐怖感の払拭，関節運動を意識させながら実施する。

(3)筋力強化練習

手術による侵襲と安静および長い罹患期間に由来する廃用性筋力低下に対し，股・膝関節周囲を中心に実施する。各関節運動方向において徒手および器機(重錘・セラバンドなど)を用いる。また，動作特異性の原則，CKC (close kinetic chain) の運動を取り入れ，立ち上がり練習，膝軽度屈曲位までのスクワット，つま先立ち練習，自転車エルゴメーターなども検討。

(4)荷重練習

手術後の安静や疼痛への恐怖心，手術によるFTA変更などにより，ボディイメージの再獲得が必要。体重計や姿勢鏡を使用する。

(5)バランス練習

(6)基本動作練習

現法の練習。加えて種々の動作方法の説明と練習。

(7)歩行練習

連続歩行距離向上と歩容改善を目的に実施。進捗状況により病棟内歩行器歩行からＴ字杖への変更，屋外応用歩行練習の導入。

プログラムの記載は，具体的内容に加え，実施する目的および注意点を加えて記載する。また，現在行うべきプログラムと進行状況により追加するプログラムを明確にする。

①どこの筋肉のどのような筋力を強化したいのかを明確にし，筋力強化の原則を加味し，方法および負荷量を設定する。
②術後や疼痛が強い場合は徒手による抵抗運動を選択することで運動範囲や抵抗感を感じられるうえ，抵抗量の調整も可能であるので推奨される。
③定期的に徒手筋力計やトルクマシンなどでの数値化や運動回数を記録することで筋力増強の効果が明確になり，患者の意欲向上にも寄与できる。

病棟や院内，屋外での歩行が自立する要因の1つに，外部からの刺激に対する反応がある。練習中は患者の視線に注目し，床だけを注視せずに周辺を見ながら周辺環境(道路の凹凸など)の把握をしているか，また，周囲からの刺激(前方からの歩行者など)の対応(止まる・方向転換する)の観察をする必要がある。

(8) ADL練習

階段昇降練習と浴槽への移動練習を中心に行う。階段昇降は手すり使用にて2足1段から開始。また，自宅環境を想定したADL練習も平行して実施する。

(9) 患者への説明と指導

可能な自主トレーニング方法（筋力増強練習・ROM練習など）について。

⑩ 考察

5年前に両膝OAと診断され保存療法を施行されていたが，3カ月前より膝関節痛が増強し，今回，進行している左膝のTKAを施行され2週が経過した70代女性を担当した。術前の膝関節機能および活動性は膝関節疼痛が著明で膝ROM制限と筋力低下が認められ屋外T字杖歩行レベルで，日に日に活動範囲が狭小化していた。手術はPSタイプの人工膝関節が挿入され術中膝ROMは伸展0°屈曲125°まで確認され，FTAも調整がなされた。後療法はCPに沿ったものとなり経過も順調に推移している。症例の目標と治療プログラムを立案するにあたり，①TKA手術の後療法としての視点，②罹患からの期間が長期であることから起こった廃用症候群の2つに対するアプローチを考える必要がある。

CPに沿い，現在は合併症もなく早期離床がなされ，これから自宅退院へ向けて基本動作・歩行練習およびADL練習を行っていく段階である。この段階では，非術側である右膝関節の状態をみながら左膝関節の機能向上を目指す。ADLは下衣更衣動作および階段昇降と浴槽への移動に減点がみられるもののおおむね動作は自立している。歩行は歩行器にて病棟内移動が自立しているが，T字杖歩行では近位監視が外せない状況で異常歩行も観察されている。T字杖歩行自立を阻害する主な因子として①股関節伸展，膝関節屈伸の可動域制限，②股・膝関節周囲筋の筋力低下，③膝関節疼痛と起因する恐怖感，④FTA調整による術後ボディイメージの差異を考えた。

右膝ROM制限に関してはOAの病態として変形による原因，また炎症・疼痛による不動状態が引き起こされ軟部組織の伸張性低下によるものと考える。左膝は右膝の制限因子に加えて手術により周辺組織の侵襲とそれに伴う腫脹による伸張性低下とFTAアライメント調整により術前の関節運動と異なる関節運動となったことも影響していると考える。両股関節伸展に関しては肥満と膝関節伸展制限に伴うアライメント変化が影響していると解釈する。筋力低下の原因もROM制限の原因と同様の長期間の廃用と手術による安静による廃用の2つにより発生しており，FTAアライメント変化により筋

📝 術直後は積極的に病棟内でのADL向上に取り組み，退院までの期間を十分考慮し，退院後の環境に即したADL練習に切り替える必要がある。

📝 自主トレーニングのメニューは理解が簡単で，安全に行える継続可能なものを選択する。退院前より理学療法プログラムに入れていくと導入が容易となる。また，説明書やチェックシートを渡すことは練習効果を高める。適宜，外来リハビリにて確認および変更を行う。

3章 疾患の基礎知識とレポートの書き方

張力や収縮方向の変化も加わっている。疼痛は非術側である右下肢では関節裂隙の狭小化に伴い軟骨や関節および周辺軟部組織によるものと考えられ，左術側は手術により従来の疼痛因子は除去されたものの侵襲による原因が残存している。また，術直後の疼痛やそれに伴う恐怖心により常時，右側優位の荷重となり左側への荷重を妨げている。そしてTKAの目的である除痛や可動性向上やアライメント修正などは行われたが，症例は術前のアライメントで長期間過ごしてきたため，修正アライメントへの順応が早期にはできず脚長が長く感じたり，遊脚相で床に引っかかりそうに感じたりとイメージの差異が歩容にも影響している。

　上記問題点を取り除きHOPE実現に向け目標を立案した。短期目標はCPを参考に自宅退院とし，歩行は屋内T字杖および伝い歩き自立，膝ROMは術中可動域に近い120°に設定した。当院では退院後一定期間，外来リハビリにてフォローアップをしていくために，長期を外来リハビリ終了の6週後として，屋外T字杖歩行が自立し，術前と同等程度の家事ができ，趣味である旅行をすることとした。

　長期目標達成に向けた短期目標へのプログラムは，①～④の問題点の解決を目指す。前述したようにTKA手術の後療法としてのプログラムと視点，膝OAに罹患してから長期間であることで発生した廃用症候群へのアプローチの2本柱で行う。TKAによる影響は早期に回復が予想されるが，期間が長い廃用症候群のアプローチは効果が出現するまでに時間を要するために自主トレーニングメニューを説明し行っていただく。さらに中長期的視点から減量も重要なポイントとなり有酸素運動の実施と習慣化も合わせて行う。

　今後，術側である左下肢全体の機能向上により，右下肢機能を代償することが可能となり右膝OAの進行も遅らせることが可能となる。1日も長く症例が趣味や役割を担うことができ豊かな生活を送って欲しい。

文献

1) 冨士川恭輔 編：図説 膝の臨床，メジカルビュー社，1999.
2) 勝呂 徹 ほか編：人工膝関節置換術［ＴＫＡ］のすべて，メジカルビュー社，2007.
3) 朝野祐一 ほか：高齢者の膝関節術後理学療法の留意点，理学療法，20(8)：838-839, 2003.
4) 日本クリニカルパス学会(http://www.jscp.gr.jp，2018年1月現在)
5) CM Myles,et al：Knee joint function range of movement prior to and following total knee arthroplasty measured using flexible electrogoniometry. Gait and Posture,16:46-54, 2002.

4 脛骨近位端骨折（部分荷重）

臨床実習における脛骨近位端骨折（部分荷重）の理学療法の概要

脛骨近位端骨折は膝関節に外反，あるいは内反外力が加わり，大腿骨顆部が脛骨顆部に押し込まれることで起こる比較的頻度の高い骨折の1つです。その多くは脛骨関節面にかかる骨折として脛骨高原（プラトー）骨折とよばれます。主に若年者や壮年者では，交通事故，高所からの転落，スポーツなどによる高エネルギー損傷として生じ，骨粗鬆症を伴う高齢者では，軽い転倒などによる低エネルギー損傷として生じます。

脛骨高原骨折は関節内骨折であり，受傷機転から側副靱帯や十字靱帯の断裂，半月板の損傷を伴うことも多く，遷延性疼痛，関節可動域制限，関節不安定性や変形，コンパートメント症候群などの問題がしばしばみられます。さらに陥没骨折の場合には，将来的に関節面の不整が残存する（あるいは再陥没）ことによって，二次性の変形性膝関節症の原因にもなります。

一般的に保存療法の場合には，約3～4週間のギプス固定と約8週間の免荷期間を経て部分荷重開始，約12週間で全荷重となります。手術療法の場合には，術後約6週間の免荷期間を経て，部分荷重開始，約10週間で全荷重となります[1, 2]。この間の立位，歩行練習として，荷重制限期には部分荷重による立位，歩行感覚の再学習を行います。そして荷重量の増大に伴い，立位，歩行動作の左右対称性を回復するように努め，かつ疼痛が増悪していないかどうか，適宜確認することが大切です。

主な理学療法プログラムとしては，受傷側下肢の関節可動域（ROM）運動および筋力増強運動，基本動作練習および日常生活活動（ADL）にかかわる練習，アイシングを中心とした物理療法など，早期からの介入が重要です。荷重制限期に生じるROM制限，筋力低下，体力低下などを最小限にし，残存機能をできるだけ維持した状態で，全荷重での歩行期を迎えることが重要です（図1）。

図1　脛骨高原骨折の主な理学療法

①ギプス固定（約3～4週間）
※ 手術療法の場合はなし

②ROM運動
・持続的他動運動（CPM：continuous passive motion）
・ROM運動（自動，他動，自動介助）
　股関節，膝関節のほか，足関節ではパンピング
・膝蓋骨のモビライゼーション

③筋力増強運動
・パテラセッティング，SLR
・膝関節周囲筋の等張性運動
・抵抗運動
　受傷側のほか，状態に応じた残存肢の強化・維持

④基本動作および日常生活活動練習
・免荷，部分荷重，全荷重の各時期に即した動作練習（平行棒，各歩行補助具）

⑤物理療法
・アイシング

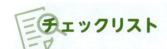
チェックリスト

教育目標1 理学療法の対象者に対して基本的理学療法を体験し，実践できる

■**一般目標1** 理学療法の対象者に対して初期評価を行うことができる

PT協会学生評価表該当項目	1) 情報収集ができる	☑
C-1, 2	脛骨近位端骨折の病態，症状を確認する	
	脛骨近位端骨折の治療（保存，手術）や骨折の治癒過程について確認する	
	脛骨近位端（膝関節周囲）の解剖学的特徴を確認する	
	コンパートメント症候群とは何かを確認する	
P-1, 2, 3	現病歴および既往歴，受傷後（手術後）経過日数を確認する	
	症状（バイタルサイン，受傷部の疼痛および腫脹などの炎症所見，創の状態）を確認する	
	免荷および荷重スケジュールを確認する	
	現在のADL能力（車いす，あるいは松葉杖歩行なのか）を確認する	
	入院前のADL能力を確認する	
	家族構成，キーパーソン，職業などの社会的情報を確認する	
	主治医からの安静度の指示（荷重制限の程度，既往歴から注意すべき血圧や脈拍変動）を確認する	
	2) 理学療法評価ができる	
C-1, 2, 3	脛骨近位端骨折患者の代表的評価項目が挙げられる	
C-1, 2	骨折型の分類（Hohl分類，AO分類など）を整理しておく	
C-1, 2	X線所見を確認できる（現在の骨癒合の状態，あるいはそれまでの経過を把握する）	
C-4, 5	検査測定項目は優先度を付け，事前に測定肢位，順番，時間配分を具体的に考えておく	
P-1, 2, 3	同一肢位で行える検査測定項目を整理しておく	
P-2, 3	血圧，脈拍測定では理学療法開始時，終了時のほか，途中の変動にも注意する	
	疼痛の有無（安静時，運動時，荷重時）と，部位，性質，その程度（VAS，NRS，face scaleなど）を確認する	
	関節可動域測定では膝関節のみではなく，隣接関節である股関節，足関節，さらに膝蓋骨の運動も確認する	
	関節可動域制限のある関節では，end feelの変化を確認する	

P-2, 3	筋力検査では下肢のほか，歩行補助具の使用を想定し，上肢・体幹筋力，握力も確認する	
	筋力検査で抵抗を加える場合には，骨癒合の状態，疼痛の程度を考慮して実施する	
	下肢長測定では，受傷側と非受傷側を比較する	
	周径測定では大腿部，下腿部，足部のほか，必要に応じ骨折部も測定し，腫脹や浮腫，筋萎縮の程度を確認する	
	神経損傷がある場合には，感覚検査を実施する	
	コンパートメント症候群や神経損傷が疑われる場合には，圧痛，放散痛，ストレッチサインなどを確認する	
	固定期間が過ぎ，骨折部の炎症所見がなければ，膝関節不安定性検査（半月板，靱帯損傷の有無）を実施する	
	回復段階や荷重制限に応じたADL動作（歩行補助具使用）が行われているか，確認する	
	BIやFIMの評価内容，方法を確認する	
	回復段階や荷重制限に応じた立ち上がり，立位，歩行動作（歩行補助具使用）が行われているか確認する	

 疾患の基礎知識

脛骨近位端の解剖学的特徴と骨折の特徴

①脛骨近位端は薄い皮質骨と多くの海綿骨で構成されている。

②脛骨近位端から遠位方向にかけて，その後方および外側部は筋・靱帯で覆われているが，前内側は皮膚および皮下組織によってのみ覆われている。

③脛骨近位部の前・後方部には各々，前脛骨・後脛骨動脈が近接し，外側の腓骨頭皮下には総腓骨神経が存在している。

④膝関節に対し，外反，あるいは内反外力が加わり，大腿骨顆部が脛骨顆に衝突することで脛骨高原骨折が発生する（図2）。さらに，骨折線が脛骨高原をこえ，関節外に至り，脛骨近位部全体に及ぶこともある。その場合には開放骨折になりやすく，また閉鎖骨折であっても軟部組織の損傷は大きくなりやすい。

⑤骨折による直達外力のほか，牽引，創外固定ピンなどによっても損傷を受けやすい。

⑥通常の骨幹部骨折に比べ，手術的固定に問題が生じたり，骨への血行が阻害されたりすることで，骨癒合に不利益をもたらすことがある。

⑦脛骨近位端，つまり脛骨顆部は膝関節の支えの骨であり，この部位の骨折は荷重伝達，膝関節運動に多大なる障害をもたらす。

図2　受傷部位と外力

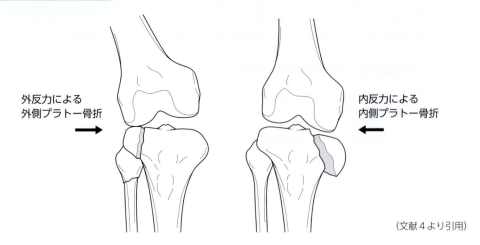

外反力による外側プラトー骨折

内反力による内側プラトー骨折

(文献4より引用)

骨折型の分類

　非転位型，局部的陥没型，分裂陥没型，全面陥没型，分裂型，粉砕型の6タイプからなるHohl分類（図3）[3]や関節外骨折を含めた9タイプからなるAO/OTA分類[4]などが一般的である．なお，現在では，Hohlの分類にいくつかの骨折型を追加したHohl修正分類[5]もある．

図3　脛骨高原骨折のHohl分類

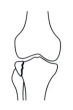 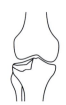 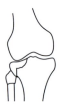 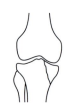 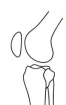 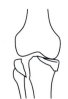

a　undisplaced（非転位型）　　b　local compression（局部的陥没型）　　c　split compression（分裂陥没型）　　d　total condylar（全面陥没型）　　e　split（分裂型）　　f　comminuted（粉砕型）

脛骨近位端骨折の治療

　一般的に不顕性骨折や転位が3mm以下と少ない場合には，保存療法の対象となることが多い[4]．一方，手術療法としてはスクリュー，プレートによる固定が一般的である．陥没骨折の場合には，陥没部を直視下に整復して骨移植（自家骨，人工骨補填剤）を行い，内固定する．関節面の整復が不十分であると，将来的に関節面の不整や変形治癒を生じ，二次性変形性膝関節症の原因となりうる．

　渡部ら[6]は，将来的に5mm以上の陥没を残すと下肢アライメントが変化し，関節面に加わる圧縮応力が50％以上増大するとしている．また，徳永[7]は，脛骨近位端で5°の内反・外反変形が起これば，ミクリッツ線の膝関節通過位置が20％ずつ内側・外側へ移動すると述べている．従って，保存療法と手術療法の適応にあたっては厳密，かつ慎重な検討がなされている．

コンパートメント (区画) 症候群

　四肢の骨膜，筋膜，筋などで囲まれたコンパートメント (区画) の内圧が骨折や打撲などの外傷で発生した腫脹によって上昇する。その結果，筋，神経，血管などを圧迫し，循環不全のために壊死や神経障害を引き起こす。特に下腿近位端開放骨折では，開放創の大きさや骨折型によらず，下腿コンパートメント症候群の合併に常に留意する必要があり，早期の診断と治療が重要である (図4)。

図4　コンパートメント症候群の発生機序

骨折・打撲による損傷，腫脹
包帯・ギプスでの圧迫による区画容量減少
静脈系のうっ滞や閉塞などの異常による区画内容の増大

組織の阻血・浮腫による悪循環

コンパートメント症候群（臨床所見 6P）
疼痛 (pain)，腫脹 (pressure)，筋力低下 (paralysis)，知覚障害 (paresthesia)，
拍動消失 (pulselessness)，蒼白 (paleness)

症 例 報 告 書

右脛骨高原骨折を呈し，歩行自立を目指した症例の初期評価報告

①はじめに
　本症例は，仕事中にトラックから転落し，右脛骨高原骨折となった50歳代男性である．今回，受傷6週目から学生担当となり，理学療法評価と治療プログラムの立案を行ったため，以下に報告する．

②情報収集
【一般的情報】
年齢：50歳代，性別：男性，身長：183cm，体重：70kg
BMI：20.9，主訴：右膝の痛み・突っ張り感が不快．
HOPE：職場に復帰したい．
NEED：ADL自立での自宅復帰．

【医学的情報】
診断名：右脛骨高原骨折(外側骨折)
現病歴：
　X年Y月Z日仕事中トラックの荷台から転落，右膝を強打し受傷．A病院に救急搬送され，保存療法となる．受傷19日後に当院へ転入院，翌日より入院理学療法を開始，受傷41日後に学生担当となる．
既往歴：肝硬変(10年前より)．
画像所見：脛骨外側顆に亀裂あり．転位はほぼないか，1mm程度．

【社会的情報】
家族構成：
　妻との2人暮らし(子供3人は遠方で生活)，キーパーソンは妻．
職業：
　トラック運転手．作業内容はトラックの運転，鋼材や鉄材の積み下ろし．中腰姿勢，しゃがみ込みといった膝関節の深屈曲が要求される．
家屋状況：アパート2階，階段15段(両側に手すりあり)．
趣味：ゴルフ

【他部門情報】

Dr. :

　右脛骨高原骨折は搬入先病院で，約3週間ギプス固定による保存療法。経過順調のため少々早めに部分荷重1/3開始。1カ月後には全荷重にする方針。

Ns. :

　院内ADLは自立。移動は車いすと松葉杖を併用している。問題行動はない。

③理学療法評価（受傷41〜45日後）

● 全体像

　明るく社交的な方であり，リハビリテーションに意欲的である。指示通りの動作を安全に行うことができ，コミュニケーションも良好であるが，ときにせっかちな面がある。最近は松葉杖による歩行が多く，病棟内自立レベルで可能である。

● バイタルサイン

安静時（運動前）：血圧130/72mmHg，脈拍66回/分，運動後136/72mmHg，脈拍72回/分。動作前後での著明な変動はなし。

● 視診，触診

　右膝関節周囲（特に下腿近位部）に軽度腫脹がみられ，受傷側の下肢のほうが全体的に細い。また，膝蓋骨の運動性が低下している。

● 疼痛検査

右膝蓋骨上縁および下縁，右膝窩部と右脛骨近位部の安静時および圧痛。右膝関節屈曲時の下腿前面痛（特に最終域）。

● 形態測定

肢長　　　　　　　　　　　　　　　　　　　　　（単位：cm）

	右	左	左右差
棘果長	90.0	90.0	0
転子果長	81.0	81.0	0
大腿長	38.5	39.0	0.5
下腿長	43.0	43.0	0

Dr.情報では，現在の安静度や今後の治療方針（荷重計画など）を確認しよう。手術療法の場合には，骨接合のためにプレート・スクリューを使用しているのか，自家骨や人工骨（ハイドロキシアパタイトなど）の移植による骨欠損の補填を行っているのか，など術式を調べてみよう。また，受傷時の陥没の程度や手術後の整復状態（陥没残存），合併症の有無などについての情報収集を行うと，予後の推定やリスク管理のうえでも有用。

運動機能や生活状況のみではなく，性格やコミュニケーション能力についても記載があるのは適切。リハビリテーションを進めるうえで，貴重な情報となる。

受傷部の浮腫・腫脹の程度，熱感の有無を毎回確認しよう。特に急性期では大切。ギプス固定期には，足趾の運動も確認。もし伸展時に著明な疼痛を訴えた場合には，コンパートメント症候群の可能性もあるため，スーパーバイザーや主治医と相談しよう。

あらかじめ問診により，疼痛や異常感覚の程度を聴取したのち，安静時痛，動作時痛，荷重痛について，それらの部位や性質を具体的に評価する。なお，疼痛は体調や精神的要因によっても変化しやすいため，そのときの状態を考慮しよう。

肢長・周径では，受傷側と非受傷側との

3章 疾患の基礎知識とレポートの書き方

143

周径

(単位：cm)

		右	左	左右差
大腿周径	膝蓋骨上縁　0cm	41.0	40.0	1.0
	5cm	41.5	41.5	0
	10cm	44.0	46.0	2.0
	15cm	46.0	48.0	2.0
下腿周径	最大	34.5	36.5	2.0
	最小	22.0	22.0	0

比較を行い，脚長差，浮腫，腫脹，筋萎縮の程度を把握する。その結果から，各筋や関節の現状を具体的に推測してみよう。

● **関節可動域テスト**

		右	左
股関節	屈曲	115°	125°
	伸展	10°	10°
	外転	40°	40°
	内転	15°	15°
	外旋	20°	25°
	内旋	35°	40°
膝関節	屈曲	105° P※	125°
	伸展	0°	0°
足関節	背屈	10°	15°
	底屈	40°	45°

※ Pは疼痛

ここに記載はないが，ROMテストおよびMMTでは，歩行補助具を使用する関係から，体幹・上肢のROMや筋力のスクリーニング，握力測定は必ず行う。受傷部のMMTでは，骨癒合の程度を考慮に入れ，抵抗を加えること。

● **徒手筋力テスト**

		右	左
股関節	屈曲	5	5
	屈曲・外転・膝関節屈曲位での外旋	4	5
	伸展	4	4
	外転	3	5
	屈曲位での外転	3	4
	内転	4	5
	外旋	4	5
	内旋	4	5
膝関節	屈曲	3	5
	伸展	4	5
足関節	背屈ならびに内がえし，内がえし	ともに4	ともに5
	背屈位を伴う外がえし	4	5
	底屈	2以上※	5

※ 部分荷重段階のため，腹臥位での検査結果を記載。

● **感覚テスト**

表在，深部感覚ともに異常なし。

コンパートメント症候群，神経損傷などの合併がある場合には，重要な評価の1つとなる。

● **バランス評価**

座位：外乱刺激に対する反応は良好。

松葉杖歩行を行うので，非受傷側下肢での片脚保持時間やバランスなどを確認しておくことは適切。

立位：部分荷重段階のため制限あり。左片脚立位保持20秒。
　　　松葉杖立位保持は良好。

● 日常生活活動動作

FIM：104/126点

　病棟内は松葉杖歩行，病棟外(院内)は車いす移動にて自立し，安全性を確保。浴槽・シャワー，階段昇降は不可。その他，手すり，車いす使用により減点。

● 姿勢，動作分析

立ち上がり：

部分荷重のため，両上肢のプッシュアップと左下肢に依存したパターンで自立。右下肢への荷重が制限されているため，体幹前傾が不十分，かつ体幹左回旋が生じ，非対称性がみられる。

立位　　　：両松葉杖にて体幹前傾，左下肢荷重大，右膝関節軽度屈曲位で部分荷重。

歩行　　　：松葉杖3点歩行で自立。

IC〜LR　：右股関節外旋位で踵接地し，慎重に荷重している。

MSt　　　：両松葉への荷重増大と右骨盤後方回旋が過大になる。

TSt〜PSw：

　足尖離地が不十分のため前方への推進力は低下し，体幹の前傾によって代償する。右膝関節は伸展位傾向が多い。

swing：

　全般的に体幹は左側屈し，振り出し時の右膝関節屈曲が減少している。

④問題点

心身機能・身体構造

肯定的側面	否定的側面
・バイタルサイン安定	・右下肢荷重制限
・健側上下肢ROM制限，筋力低下なし	・右膝関節周囲の疼痛(安静時・運動時)
・コミュニケーション可能	・右下肢ROM制限(特に右膝関節)
	・右下肢筋力低下

活動

肯定的側面	否定的側面
・ADL自立(入浴以外)	・入浴不可(清拭・シャワー介助)
・病棟内松葉杖歩行自立	・歩行能力低下(荷重制限による不安定性あり，耐久性不十分)
・病院内車いす操作自立	・立ち上がり動作不安定性

完全免荷期から部分荷重期までは，立ち上がり動作の非対称性が大きく出現するので，受傷側の荷重制限が適切に行われているか，非受傷側の下肢を有効に使えているか，歩行補助具の取り扱いが安全に行えているか，といった点について確認しよう。リハビリ室のみではなく，トイレ，病棟ベッド，車いすなどを使用した際の動作も確認すること。

膝関節伸筋群や関節包の伸張性低下
・膝関節の他動屈曲可動域は確保されているが，遊脚初期に必要な可動域(60°)を歩行動作のなかで，瞬間的に行えない(本症例に該当する)。
歩行が実用的になってきた段階では10m歩行速度や6分間歩行距離などを計測しておくと，今後の経過観察のために役立つ。

ICF分類では肯定的側面と否定的側面の両者について考える。

参加

肯定的側面	否定的側面
・他者との交流は良好 ・妻との関係良好	・復職困難（トラック運転手） ・活動範囲の狭小化 ・趣味活動の制限（ゴルフ）

個人因子

肯定的側面	否定的側面
・50歳代男性 ・明るく，社交的 ・リハビリテーションに意欲的	・子どもは遠方 ・トラック運転手（復職困難） ・ややせっかちな面がある

環境因子

肯定的側面	否定的側面
・介助者（妻）が存在	・アパート2階居住，階段15段

⑤ゴール設定

短期目標（2w）：
　立ち上がり動作の向上，荷重量増大に伴う歩行能力向上。
長期目標（4w）：
　歩行の安定性および耐久性向上（全荷重にて病院内自立）。
最終目標（3M）：職業復帰（トラック運転手への復職）。

⑥理学療法プログラムの立案

（1）物理療法（アイシング）

→腫脹を軽減する目的で，15〜20分実施。

（2）ROM運動・マッサージなど

→他動運動および自動運動，膝蓋骨のモビライゼーション，膝関節周囲筋および組織のマッサージにより拘縮を改善。股関節および足関節に対するROM運動も実施。

（3）筋力増強運動

→骨癒合，疼痛などの経過をみながら，受傷側股関節・膝関節・足関節周囲筋の抵抗運動を実施。

（4）荷重練習および歩行練習，階段昇降練習

→今後の荷重量増大に伴い，平行棒内立位で荷重量を随時確認し，平行棒内および松葉杖歩行で練習。疼痛やROM制限の状況を経過観察し，階段昇降練習も実施。

脛骨高原骨折の予後は，骨折のタイプ，手術後の経過（関節面の不整や変形の残存，陥没進行の程度，不安定性），年齢，受傷から手術までの期間などが影響する[8, 9]。関節内骨折であるため関節拘縮が生じやすく，特に高齢者ではその傾向が大きくなる。これらを考慮したうえで，まずは病前生活へ復帰できることが望ましい。本症例では，骨折の程度は軽度であり，陥没も少ないことから，予後としては比較的良好なケースであると考えられる。

ROM運動や筋力増強練習での注意
- 疼痛や不安の訴えがないように運動の種類や速度，把持部位を考えよう。
- 受傷直後のギプス固定期間，あるいは術後早期には，安静や疼痛のために膝関節の運動が制限されることが多い。そのため，股関節や足関節では自動運動（のちに抵抗運動）が可能であっても，膝関節ではマッスルセッティングなどの等尺性運動を選択しよう。
- 股関節内転・外転運動では膝関節に対する側方ストレスが生じないよう骨折部周辺を包み込むなど，愛護的に把持しよう。
- 免荷期間における下肢のキッキングや足関節底屈の運動では，荷重量との関連から抵抗量に十分注意しよう。

荷重量増大に伴って大切なこと

(5)立ち上がり練習

→荷重量増大に伴い，正常なパターンになるよう指導。

⑦考察

　本症例は，仕事中にトラックから転落し，右脛骨高原骨折となった男性である。現在は受傷後約7週間経過し，骨癒合が順調なことから部分荷重1/3が開始され，病棟内松葉杖歩行自立，入浴以外のADLが自立している状況である。しかし，骨折側の下肢全体の筋力低下，膝関節のROM制限および疼痛が残存し，部分荷重歩行の段階であることから，歩行耐久性や応用歩行が十分ではない。そのため，今後も積極的な介入が必要となってくる。リハビリの目標は年齢，治療経過を踏まえ，3カ月後の最終目標を，トラック運転手への復職，1カ月後の長期目標を，全荷重による歩行の安定性と耐久性の向上（病院内自立），2週間後の短期目標を，立ち上がり動作の向上，荷重量に増大に伴う歩行能力向上に設定した。Dr.からの情報より1カ月後には全荷重の見込みであり，今後荷重量の増大と全荷重への移行を円滑に進めていくことが大切である。このような目標を達成するため，問題点として

①**右膝関節周囲の疼痛**
②**右膝関節を中心とするROM制限**
③**右下肢筋力低下**
④**荷重制限による歩行能力低下**

を挙げた。

　治療プログラムでは，

　①に対しては腫脹軽減を目的としてアイシングを実施する。膝関節周囲に炎症所見がみられ，早期から緩和する必要がある。

　②に対しては，ギプス固定による膝関節伸筋群や皮膚の伸張性低下，膝蓋骨の運動性低下がみられ，これらを改善するために他動運動および自動運動，膝蓋骨モビライゼーションを実施する。本症例では，ギプス固定による膝関節の不動により，膝関節伸筋群のみではなく，膝蓋支帯や膝蓋上嚢など周囲組織の伸張性が低下している可能性がある。山口ら[10]は，膝蓋支帯や膝蓋上嚢，膝蓋骨関節面周囲の滑膜は，膝蓋骨の滑走性を補償する組織として重要な役割をもつため，炎症，外傷，不動によって癒着が生じてしまうと膝関節可動域制限や疼痛を引き起こすと述べている。そのため，本症例における①②の問題点に対して継続的な介入を実施し，疼痛の軽減とROM改善をはかっていく必要がある。

　③に対しては骨癒合，疼痛の状態，関節水腫の有無などを随時確認し，重錘や徒手，ゴムチューブなどを用いた抵抗運動を実施する。

- 荷重量変更の際には体重計の目盛による確認を反復して行い，目盛をみなくても正確に行えるようにする。また，鏡の前で荷重練習を行うことは立位姿勢のアライメント修正，松葉杖歩行の歩容確認にも有用。
- 荷重量増大に伴い，歩行耐久性や下肢筋力の改善も得られやすくなる。これまでと比べ，さらに階段昇降などの応用動作練習へと拡大していくことが重要。
- 荷重量増大に伴い，疼痛が悪化していないかどうか，常に確認しよう。
- 1/2部分荷重になってくると，閉鎖性運動連鎖を用いた練習も可能となり，運動のバリエーションが広がる。疼痛に注意して導入しよう。

加えて，隣接関節のROM制限および筋力低下に対しても同様の介入を行う．

　④に対しては，荷重量の増大とROM改善および筋力強化が達成されることで，解決できるように努める．立ち上がり動作については，現在，部分荷重1/3の段階にあり，今後の荷重量増大にあわせて，対称的なパターンとなるように指導する．

　本症例の最終目標を踏まえると，トラック運転と作業内容に必要な下肢のROMや筋力はもちろん，体力的な面においても現段階ではかなり不十分な状況にある．今後，進捗状況にあわせ，職業動作にかかわる練習や自主練習も必要となる．ただし，性格的にせっかちな面がみられるため，職場復帰を焦って過負荷となり，疼痛の増悪や転倒などのリスクも懸念される．従って，適切な運動量の指導，日常生活の確認などをあわせて行うことにより，職場復帰を達成し，趣味のゴルフも継続できるように援助していく．

文献

1) 島田洋一 ほか編：整形外科　術後理学療法プログラム　改訂第2版, p.197-202, メジカルビュー社, 2013.
2) 中村利孝 ほか編：標準整形外科学 第11版, p.764-765, 2011.
3) Hohl M.: Tibial condylar fractures. J Bone Joint Surg Am, 49: 1455-1467, 1967.
4) 徳永真巳：脛骨プラトー骨折-関節内骨折-. 関節外科 32: 142-156, 2013.
5) Rockwood CA, et al.: Fractures in Adults, 3rd ed. 1725-1761, Lippincott, 1991.
6) 渡部欣忍 ほか：骨折治療　成功のポイント　下肢の骨折　脛骨プラトー骨折. バイオメカニクスと手術療法. 整形・災害外科, 44: 563-573, 2001.
7) 徳永真巳：下肢長管骨変形癒合が下肢機能軸に与える影響　数学的シミュレーションによる検討. 骨折, 29: 817-820, 2007.
8) 貴船誠二 ほか：当科における脛骨高原骨折の治療成績. 骨折, 20: 617-619, 1998.
9) 吉岡　徹 ほか：当科における脛骨プラトー骨折の観血的治療成績. 日職災医, 51: 307-312, 2003.
10) 山口尚子 ほか：膝蓋大腿関節症の機能解剖学的病態把握と理学療法, 理学療法, 29: 184-197, 2012.

⑤ 変形性膝関節症（外来）

外来における変形性膝関節症に対する理学療法の概要

　変形性膝関節症（膝OA：osteoarthritis of knee）は，その多くが加齢に伴って発症する退行変性疾患であり，わが国の潜在的な患者数は約2,500万人以上と推計されています。膝OAは関節軟骨の摩耗によって生じる疼痛と機能障害を主症状とし，その多くが保存療法の適応となります。

　保存療法の目的は症状を緩和することはもちろん，病態の進行を可能な限り抑制することで身体機能を維持し，患者さんのquality of life（QOL）を保つことです。具体的には理学療法や薬物治療，装具療法などが挙げられますが，機能障害にアプローチすることができる理学療法は，特に重要な治療法です。

　また保存療法としての理学療法は，外来診療で実施されることが多く，外来の理学療法は限られた時間のなかで評価から治療までをスピーディに行う必要があります。従って，まず事前に膝OAの病態と病期を把握し，問診でアプローチポイントに優先順位をつけたうえで評価，治療に臨むことが求められます。これは臨床実習においても同様であり，限られた時間のなかで患者さんの症状を把握し，効率よく評価を行い，素早く問題点をつかむことが必要となります。

　本項目では事前に把握すべき膝OAの病態および評価のポイントを紹介します。

チェックリスト

教育目標1　理学療法の対象者に対して基本的理学療法を体験し，実践できる

■一般目標1　理学療法の対象者に対して初期評価を行うことができる

PT協会学生評価表該当項目	1）情報収集ができる	☑
C-1, 2	膝OAの病態，症状を確認する	
	疼痛や運動障害が生じる原因を確認する	
P-1, 2, 3	身体基本情報〔身長，体重，body mass index（BMI）〕を確認する	
	現病歴，既往歴，併存症を確認する ※特に運動器疾患については，診断がついていなくても疼痛の有無などを確認しておく	
	X線画像から病態の進行度（K/L分類：Kellgren-Laurence分類）[1]，変形の程度（FTA：femorotibial angle，大腿脛骨角）を判断する	

P-1, 2, 3	症状，夜間痛の有無，疼痛が生じる状況や動作を確認する	
	障害されている動作や日常生活活動（ADL：activity of daily living）状況を確認する	
	家族構成，キーパーソン，職業，家屋状況や生活スタイル（洋式和式など），を確認する	
	薬剤の使用状況を確認する	

2）理学療法評価ができる		
C-1, 2, 3	膝OAの評価に必要な検査測定項目が列挙できる	
C-4, 5	検査測定の優先順位を付け，事前に効率のよい測定順序や同じ肢位でできる項目をまとめておく ※ 外来理学療法では，特に評価に費やすことのできる時間が限られていることが多い。いかに効率よくスピーディに検査測定を行えるかということが求められるため，事前に優先順位を決めて，与えられた時間内に実施する項目を絞ることが必要である	
P-1	検査測定に必要な器具を事前にまとめ，準備しておく	
P-2, 3	炎症所見を確認する	
	疼痛の部位と種類，疼痛が発生する状況（安静時，夜間，自動運動時，他動運動時，荷重時，動作時）の確認と程度をnumerical rating scale（NRS）やvisual analog scale（VAS）などを用いて数値化することができる。可能であればマクギル疼痛質問表（short-form McGill pain questionnaire 2)[2]にて疼痛の性質も確認する	
	姿勢，アライメント（足部，膝のアライメント，大腿骨前捻角，脛骨の捻転）の異常を確認する	
	形態測定（四肢長，周径）の方法を確認する	
	膝関節機能（joint play，patella glidingテスト），弛緩性（Lachmanテスト，後方引き出しテスト，内反・外反テスト）の方法を確認する	
	膝関節運動〔すべり転がり運動，スクリューホームムーブメント（SHM：screw home movement）〕異常の有無を確認する	
	関節可動域（足関節，膝関節，股関節，必要に応じて体幹，上肢）を確認する	
	筋機能〔下肢筋の筋長テスト，徒手筋力検査（MMT），extension lagの有無，代償運動の有無〕を確認する ※ 筋力については可能であれば機器を使用して数値化しておくことが望ましい	
	整形外科的テスト（膝蓋跳動テスト，McMurrayテスト，Thomasテスト，Oberテスト，Elyテスト，SLRテスト）の方法を確認する	
	基本動作テスト[3]〔ハーフスクワット，片脚立位，下肢挙上（SLR）テスト，股関節伸展テスト，股関節外転テスト〕の方法を確認する	
	歩行観察にて異常所見（lateral thrust，double knee actionの消失，トレンデレンブルグ歩行，デュシャンヌ歩行）を確認する	
	身体機能をパフォーマンステスト（timed up and goテスト，10m歩行時間，6分間歩行テスト）で確認する	
	変形性膝関節症患者機能評価尺度（JKOM：Japanese knee osteoarthritis measure），WOMAC（western Ontario and McMaster universities osteoarthritis index），KOOS（knee injury and osteoarthritis outcome score）などの疾患特異的な指標を用いて身体機能を確認する	

P-2, 3	QOL（WOMAC，EQ-5D：euroQol 5 dimension）や心理的評価（HADS：hospital anxiety and depression scale，PCS：pain catastrophizing scale 4）の方法を確認する ＊患者さんの心身状況に応じて必要であれば評価する	
P-4	疼痛部位や疼痛発生動作に注意を払い，可能な限り疼痛が発生しない検査測定手法をとることができる	

※ P-2, 3については症状の有無にかかわらず，すべての検査測定項目において左右差を確認することで問題点をみつけやすくなることが多い

疾患の基礎知識

　膝OAは病因が不明である一次性のものと，外傷などから続発する二次性のものがあり，わが国では圧倒的に一次性の内反変形に伴う内側型の膝OAが多い。膝OAの病態は，加齢による関節軟骨変性に伴う軟骨の代謝異常に始まり，骨の増殖性変化として軟骨下骨の骨硬化，骨棘形成が起こり，その結果としてメカニカルストレスに対するコンプライアンスが低下する。するとさらに骨硬化が進行していき，関節軟骨に対する負荷が増大することで，さらなる関節軟骨の変性，関節変形をきたす（図1）。また，メカニカルストレスに対する生体反応として二次的に滑膜炎も生じる。

　日本人は，特に内側コンパートメント（膝関節面の内側区画）の関節軟骨における変性が起きやすく，内反変形（いわゆるO脚）を呈しやすい。内反変形の程度はX線画像でFTAを計測することで判断するが，X線画像上の変形の程度と疼痛の強さは必ずしも比例せず，変形の程度は強くないものの，疼痛が強い，あるいはその逆のパターンの症例も存在するため，注意が必要である。膝OAの進行度は一般的にK/L分類が使用されることが多く，目安として，K/L分類のgrade1と2では機能障害の改善と進行の予防，K/L分類のgrade3と4では歩行能力の維持とADL機能の改善を目標とした理学療法を行う。

　膝OAの主症状は疼痛と関節運動障害だが，疼痛は侵害受容器性疼痛（炎症性疼痛）と神経障害性疼痛に分類され，膝OAでは主に侵害受容器性疼痛が生じており，その原因がどこにあるかを詳細に評価していくことが理学療法士に求められる（図2）。

　膝関節における疼痛の発生源は主に次の4つに分類される[5]。

図1　膝OAの発症メカニズム

- **軟骨の変化**
  ・軟骨細胞の減少
  ・加齢による変性
  ・軟骨の代謝異常
- **メカニカルストレス**
  ・内側関節面への過負荷
  ・異常関節運動
  ・アライメント異常
  ・関節安定性の低下
- **危険因子**
  ・性別（女性）
  ・肥満
  ・外傷
  ・重労働，過負荷な運動
  ・遺伝的要因

→ 変形性膝関節症

理学療法の主な評価・治療ポイント

膝OAはさまざまな要因が複雑に影響して発症する。そのなかでも理学療法士が介入できるポイントを見極めて，評価を行っていく必要がある。

図2の原因によりいずれかの発生源に疼痛を惹起している。
　①関節内痛（滑膜関節包）
　②関節周囲痛（線維性関節包と関節包靱帯）
　③関節支持軟部組織痛（膝周囲筋の筋膜，腱）
　④骨膜痛，関節支持骨組織痛（腱付着部や関節包付着部の骨膜，骨実質）

外来での診療のように即時的に疼痛を除去することが求められる場合は，まず疼痛の原因となるものが何であるかを問診と画像所見から得た情報をもとに仮説を立て，その仮説が正しいかどうかを検査測定で検証し，治療プログラムを実施してその改善を図る，という一連の流れが円滑に実施されることが求められる。そのなかでも動作様式の変化による内側コンパートメントへの過剰な荷重や，SHM（screw home movement）の破綻あるいはjoint play（関節の遊び，副運動）の減少のような関節運動の異常などは，関節支持組織に対するメカニカルストレスに位置付けられる。これは動作様式や関節運動を正常に近付けることで即時的に疼痛を改善することができるため，理学療法における重要な評価，介入ポイントである。また何度かの診療を経て疼痛がある程度コントロールされるようになると，その後の病態の経過を考慮して進行の予防に努めていくことも重要である。

さらに外来での理学療法では効率よく診療を進めるために，入室やベッドへの移動の時点から評価，つまり歩行分析が始まる。膝OAの歩行分析を行ううえで特に注目すべき点は，立脚期に生じる外側への急激な動揺（lateral thrust）や，double knee actionの消失，股関節や体幹の異常運動（トレンデレンブルグ歩行やデュシェンヌ歩行）である。これらの動きを観察することで膝関節機能や内側コンパートメントへのストレスに対する代償動作の有無を予測することができ，そのことを念頭に置きながら問診内容と照らし合わせて検査測定項目を絞ることで評価時間の短縮に繋げることができる（トップダウン方式の評価）。

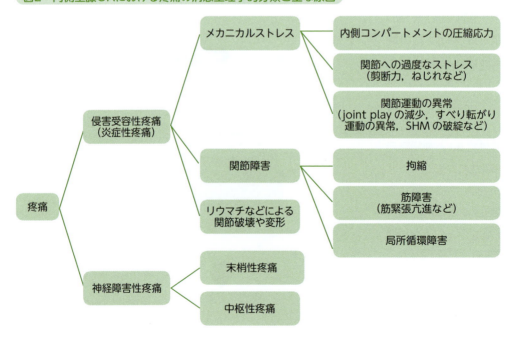

図2　内側型膝OAにおける疼痛の病態生理学的分類と主な原因

症例報告書

①はじめに
　今回，左膝OAを発症し外来での理学療法が適応となった患者さんの理学療法初期評価をさせていただく機会を得たのでここに報告する。

②一般情報
氏名：Aさん，年齢：60歳代，性別：女性，
身長：155.0cm，体重：62.0kg，BMI：25.8 kg/m^2（肥満1度）
職業：主婦
主訴：歩くと膝が痛い，長く歩けない，正座ができない。
HOPE：支障なく生活したい，正座ができるようになりたい。
NEED：動作時の疼痛緩和，屈曲可動域の確保，歩行能力向上

> 膝OAでは疼痛が主訴となることが多く，特に疼痛が強い場合は症例との関係づくりが重要となる。学生としては緊張してしまうかもしれないが，ファーストコンタクトではまず明るく接し，疼痛に対して同調，共感することから始め，目標を共有しながら足並みを揃えて目標に向かっていくことを伝える。実際に問診を行う際は特に困っていることを聞き出して症状を整理しておくことで，評価，治療の優先順位を付けやすくなる。

③社会的情報
家族構成：
　夫と同居している。長女は独立しており一緒に暮らしていない。
受診前ADL：
　ADLはすべて自立しており，買い物を含む家事全般を行っている。買い物をするときは近くのスーパーまで自転車を利用して移動する。スーパー内での歩行距離は400mほど。また，以前は保育士の仕事をしていた。
家屋情報：
　2階建ての持ち家で，寝具は厚さ約15cmのマットレスを床に敷いたものを利用，トイレは便座の高さ約45cmの洋式トイレ（手すりなし）である。居間と台所は1階にあるが，寝室とベランダは2階にあるため日常生活において階段の昇り降りは必須である。

> ADLのなかで膝関節に過負荷がかかるような動作や環境がないか調査をしておく。場合によっては環境整備や生活指導を行う必要がある。

④医学的情報
診断名：左膝OA
現病歴：
　2年前から疼痛が出現しており，2週間前に疼痛が増強し，生活に支障が出始めたため当院受診。内側型膝OAと診断され，薬物療法（内服と関節内注射）と外来理学療法（3回／週）を開始。
初診日：X年Y月Z日
画像所見：
　膝関節内側関節裂隙の狭小化，脛骨に骨棘形成が認められる。

FTA：180°の内反変形，K/L分類でgrade2。

薬剤情報：

　ヒアルロン酸製剤（関節内注射），セレコキシブ（鎮痛薬），レバミピド（胃炎・胃潰瘍治療薬）

理学療法経過：

　初回理学療法時の安静時痛は3/10（NRS），歩行時痛は6/10（NRS），膝関節ROMは伸展−10°〜屈曲130°，内側広筋に萎縮と筋力低下を認めた。膝関節と股関節のモビライゼーションと周囲筋のストレッチ，股関節，膝関節周囲筋の筋力強化を中心に実施し，理学療法開始後2週間で安静時痛はほぼ消失したものの，歩行時痛は残存している。

> 疼痛の緩和が薬剤によるものか理学療法によるものかを明確にしておくために，薬剤の使用状況は必ず確認しておく。特に理学療法を行う当日の使用状況には注意しておく必要がある。

⑤ 理学療法評価（初期評価，X年Y月Z+15日〜Z+22日）

● 全体像

　コミュニケーションは良好で，リハビリに対して真面目に取り組んでいる。

● 視診，触診

　左膝関節周囲の発赤，熱感はないが，軽度の腫脹がみられるものの，本人の自制内。

> 炎症所見の有無を判断する。炎症所見が強い場合は理学療法の実施自体を検討することがある。

● 疼痛検査

種類	部位	運動	質	NRS
荷重痛	左膝関節内側	歩行時（特に長時間）	ズキッとするような痛み	5/10
運動時痛	左膝関節内側	右膝屈曲時（自動，他動）	伸ばされるような痛み	3/10

JKOM：最も激しい痛み，VAS：62mm

質問表採点内訳 膝の痛み：9点，日常生活：8点，普段の生活：7点，
　　　　　　　健康状態：4点，合計28点

> 膝OAの主症状であるため，特に念入りに評価する必要がある。疼痛の性質に加え，日内変動や日間変動，増強する動作や姿勢なども確認しておく。症例が表現した疼痛に関する言葉をそのまま記録することで原因の判別が容易になることがある。また疼痛によって心理的影響を受けている場合はその評価を行うことがある。症例がまずどの痛みを最初に除去してほしいかの優先順位を付けてもらうのもよい。

● 形態測定

環境：プラットホーム上

周径測定部位	右	左	左右差（右−左）
膝蓋骨上縁	36.5	37.0	0.5
膝蓋骨上縁＋5cm	40.5	38.5	2.0
膝蓋骨上縁＋10cm	42.5	41.5	1.0
下腿最大	35.0	33.5	2.0

（単位：cm）

> 変形が強い場合や股関節疾患がある場合は下肢長も計測する必要がある。

● 関節可動域（ROM）測定

問題のある項目だけ掲載する。

関節	運動方向	右	左	最終可動域感（end feel）
股関節	伸展	10	10	軟部組織（筋）伸張性
	内転	N. p.	10	軟部組織（筋）伸張性
	内旋	N. p.	35	軟部組織（筋）伸張性
膝関節	屈曲	N. p.	135p	疼痛性，軟部組織（筋）伸張性
	伸展	N. p.	−5P	軟部組織（筋）伸張性，結合組織（関節包）性
	SLR	40	30※	疼痛性，軟部組織（筋）伸張性
足関節	外反	N. p.	15	

（単位：°）

※ N. p.：スクリーニングでの測定で顕著な制限が認められなかった。
※ p：最終域で疼痛あり。
※ 膝伸展に制限があるため，SLRは完全伸展位ではなく5°屈曲位で実施した。

測定時は必ずend feelを確認し，何が制限因子となっているかを同定するように意識する。また，ADL上で必要な可動域も事前に把握しておくと動作レベルでの問題と結び付きやすい。

● 整形外科的テスト

テスト名	右	左
膝蓋跳動テスト	（−）	（＋）
McMurray テスト	（−）	（−）
Thomas テスト	（−）	（＋）
Ober テスト	（−）	（＋）
Ely テスト	（−）	（＋）

● 膝関節機能検査

関節機能	右	左
joint play	N. p.	減少
patella glidingテスト	膝蓋骨の可動性低下	膝蓋骨の可動性低下
内反・外反ストレステスト	（−）	内反弛緩性（＋），内反時に膝外側に疼痛（＋）
異常運動の有無	N. p.	SHMの消失

※ N. p.：問題なし

joint playでは特に脛骨内側顆と外側顆の可動性の違いを注意して評価する。通常は脛骨の前後方向の動きは内側が小さく，外側が大きくなっている。また屈曲運動では通常は最初に大腿骨の後方への転がり運動が生じ，屈曲角度が増すと前方へのすべり運動が生じる。

● 徒手筋力検査（MMT）

問題のある項目だけ掲載する。

部位	運動方向	右	左	備考
股関節	屈曲	5	4	−
	伸展	3	3	−
	外転	4	3	股関節伸展位で測定（中殿筋）
膝関節	屈曲	5	4	−
	伸展	5	2	10°のextension lagあり※

※ 5°の伸展制限あり。

膝関節のMMTを行う場合は疼痛が増強しないように特に注意する。また単に筋力を評価するだけでなく，代償運動が生じていないかも必ず確認すること。見かけ上，MMTのレベルが5であっても代償運動（例えば股関節伸展時に骨盤を前傾させるなど）が生じている可能性があるので注意する。

● 立位姿勢，アライメント評価

環境：リハビリ室内，普段の履物を使用。

　前額面では，膝関節は両下肢とも軽度の内反変形を認め，両膝関節のあいだは3横指程度であり，後足部は両側とも回外位を呈している。水平面では左足部は外旋位を呈しており，股関節は両側とも外旋位で膝蓋骨は外側を向いている。矢状面では，両股関節とも軽度屈曲位で，膝関節は左膝が軽度の屈曲位である。上前腸骨棘と上後腸骨棘は同程度の高さであることから，骨盤は後傾位である。脊椎は腰部の前弯が消失し，ほぼフラットである。また胸部は後弯が増強し，脊椎全体では円背に近い姿勢を呈しているため，重心はやや後方に変位している。また骨盤，脊椎とも可動性は良好で，自力で良姿勢をとることは可能である。

> 姿勢やアライメントの異常は膝関節へのメカニカルストレスが増強する原因となりうるため，膝関節の変形だけでなく，足関節，股関節，骨盤，体幹まで確認すること。また姿勢を自力で修正できるかの可動性と筋力の有無も確認することで治療プログラムの作成に有用となる。

● 動作観察

a. 基本動作テスト

条件：リハビリ室内あるいはプラットホーム上，普段の履物を使用。

基本動作	右	左
下肢挙上 (SLR) テスト	N. p.	膝完全伸展不可，股関節内旋が伴う
股関節伸展テスト（腹臥位）	腰椎前弯が増強	腰椎前弯が増強
股関節外転テスト（側臥位）	骨盤挙上が生じる	骨盤挙上が生じる
ハーフスクワット	骨盤後傾が生じる	骨盤後傾，大腿前面に疼痛が生じる
片脚立位	実施可能時間は60秒。上部体幹の支持側への傾斜がみられる	実施可能時間は20秒。支持側への骨盤の移動が生じず，骨盤，上部体幹の非支持側への傾斜が生じる

＊ N. p.：問題なし

> 膝OAの病態は原因が複雑に絡み合っていることから，症例によって運動時に生じるパターンが異なっていることが多い。

b. 歩行（左下肢を観察肢とする）

環境条件：リハビリ室内歩行，裸足，杖なし。

【initial contact (IC)〜loading response (LR)】

　左初期接地では，右足尖より約2足分前方へ踵接地を行うが，足関節背屈角度が小さく，直後に底屈が生じる。接地時は膝関節屈曲15°程度で，股関節は屈曲10°，両側足関節は背屈5°である。両側膝関節は内反位であり，荷重時に股関節外旋，脛骨内反によるlateral thrustが認められる。

【mid stance (MSt)】

　股関節および膝関節はICより徐々に屈曲角度が増大し，左骨盤の軽度の挙上と上部体幹の右側屈がみられ，トレンデレンブルグ歩行が陽性である。

> 外来診療では短時間で評価と治療を行う必要があるため，入室の時点で歩行観察を行っておくとよい。しかし短時間で観察，分析を行うのは容易ではないため，実習に臨む前にある程度の歩行観察，分析の経験をしておくことが望ましい。

● パフォーマンステスト（TUG：timed up and go test）

環境設定：

リハビリ室内，プラットホームに着座，普段の履物を使用。

測定項目	右回り	左回り
時間	19秒	20秒

⑥ 統合と解釈

　本症例は2年前より左膝関節痛が出現し，膝OAと診断され，ここ数日で増強したことにより日常生活に支障をきたしたため，外来での保存療法が開始された症例である。以降特に記載がなければ左側に関して記述していく。本症例のHOPEは「支障なく生活したい」「正座ができるようになりたい」である。自宅において家事全般は本症例が行っており，買い物にも自分で行く必要があることから，NEEDを疼痛の軽減，膝関節ROM拡大，歩行能力向上とした。また本症例の膝OAの進行度はK/L分類でgrade2であるが，病態の予後に対する目標として，進行を遅らせることも必要であると考える。従って，短期目標（4週間）は荷重時痛および運動時痛の軽減，膝関節ROMの改善とし，長期目標（2カ月）は正座再獲得，スーパー内での歩行距離の延長，身体機能の維持とした。なお，本症例ではICIDHの考え方に基づいて問題点を抽出していく。

　初期評価結果よりADL上で問題となっている，正座ができないことと長距離歩行が困難であることに関して，機能および構造レベルで阻害因子となっているのは「疼痛」「膝関節のROM制限」と考えた。それぞれの原因を考察していく。

　主訴および疼痛検査より，歩行および荷重時に疼痛が発生することから，特に歩行様式に問題があると考えた。動作観察では歩行時に患側の立脚相における体幹の反対側への側屈とトレンデレンブルグ歩行がみられたことや，片脚立位で骨盤の移動がみられないことから，内側コンパートメントへの荷重が増加して疼痛が増強していると考えた[6]。この原因として，股関節外転テスト時の体幹の代償やMMTの結果から中殿筋の低下が原因であると考える。また歩行時にlateral thrustがみられることから，膝関節の不安定性があり，さらに膝関節機能としてSHMが消失していることから，膝関節の異常運動が存在し，疼痛を惹起していると考えた。また内反ストレステストの結果から膝関節の静的な不安定性があることがわかり，また，膝蓋骨上縁+5cmの周径差から内側広筋に萎縮が生じていることやMMTで膝伸展筋力の低下があること，extension lagがあることから動的な膝関節の安定性に寄与する内側広筋に筋力低下があることがわかる。また足関節のROMでは外反に制限があり，さらに姿勢観察では立位で踵骨が内反位を呈していることから，脛骨

診療を継続していくうえで身体機能レベルでの治療効果を判定するためにも可能であれば実施することが望ましい。また転倒には十分に注意して実施する。

まずは全体像として，その症例が求めているもの（HOPE）をつかむことと，それに対する必要事項（NEED）をどこに設定することが最適かを考える。目標設定ではその疾患における予後の推定ができることが前提として求められる。膝OAにおける保存療法の目標は，まず疼痛の緩和と機能の改善が目標となるが，その問題点が可逆的なものか不可逆的なものかに分けて考え，理学療法で解決できそうな可逆的な問題点に焦点を絞って目標および治療プログラムを考える。実際に問題点を抽出する際には，問診および動作観察における疼痛や機能障害がどのように発生したか，そのストーリーを組み立てるように意識すると検査結果と機能障害が結び付きやすい。そのために検査結果の関連図などを使用するとわかりやすいかもしれない。

また，膝OAの重症度が進行している場合は，健側の機能がADLを左右するため，健側の評価も同時に行うことが望ましい。

3章 疾患の基礎知識とレポートの書き方

は近位が外側へ傾斜しやすいことがわかる。これらの結果，荷重時における膝関節の安定性が低下し，lateral thrustが発生していると考えた。またOberテスト陽性であることは，lateral thrustやトレンデレンブルグ歩行に対する大腿筋膜張筋の防御機構と中殿筋の代償による過用に伴って，大腿筋膜張筋の伸張性が低下し，その結果内反ストレステストで疼痛が生じていると考えた。従って，中殿筋の筋力強化による動作の改善，膝関節異常運動の是正，膝周囲筋の筋力強化による膝関節安定性の向上により疼痛が改善できると仮説を立てた。

また膝関節のROM制限については，joint playが減少していることや膝蓋骨の可動性が低下していることが正常な膝関節運動やSHMを阻害し，膝伸展ROMの低下を起こしていると考える。またSLRのROMに左右差があることから，ハムストリングスの伸張性低下があり，これも伸展制限の原因と考えられる。さらにElyテストの結果から大腿直筋の短縮があることがわかり，膝屈曲時に伸張されることで疼痛を惹起すること，膝屈曲のROM制限の原因であることが考えられる。本症例のHOPEである正座の再獲得には165°の屈曲角度が必要であることから[7]，屈曲ROMは正常可動域よりもさらに拡大が必要である。これらの問題点を改善することで疼痛の軽減，膝関節可動域が再獲得できると仮説を立てた。

また，視診の結果や膝蓋骨上縁の周径差，膝蓋跳動の結果から，軽度の腫脹が認められることから，実際に運動療法を実施していく際には炎症所見に注意が必要であると考える。

以上を踏まえて問題点の抽出とゴール設定，治療プログラムの立案を述べる。

⑦ 問題点抽出（ICIDHに基づく）

● impairmentレベル

1 左膝関節運動の異常

2 左腸腰筋，左大腿直筋，左ハムストリングの伸張性低下

3 左膝関節伸展筋力低下

4 左股関節伸展・外転筋力低下

5 左膝関節屈曲・伸展の関節可動域制限（1，2）

6 歩行時のlateral thrustおよびトレンデレンブルグ歩行（3，4，5）

7 歩行時の左膝関節内側コンパートメントへの荷重量増大（6）

8 歩行時の左膝関節痛（1，7）

9 膝屈曲運動時の左膝関節痛（2）

10 骨盤後傾，腰椎前弯減少（2，4）

入院時の理学療法とは異なってハイリスクな症例を担当することはまれであるが，外来診療を行う際のリスク管理としては，特に炎症所見が増強していないかどうかには注意を払うことが必要である。

外来診療においてはある程度ADLは自立していることが多いため，機能面に着目してICIDHを採用した。重度の膝OA症例で障害を残したまま社会生活を送る場合には，肯定的な面を抽出するためにICFを使用したほうが障害モデルを把握しやすいこともある。

- disabilityレベル
  - 11 長距離の歩行困難(6，8)
  - 12 正座困難(5)
- handicapレベル
  - 13 自宅内での家事動作，床上動作の制限(11，12)
  - 14 自宅外での移動距離の減少(11)
  - ※ （　）内はその原因となる問題点を示している。

⑧目標（ゴール設定）

短期目標(4週間)

- ・荷重時痛，運動時痛の軽減
- ・膝関節可動域の改善(伸展0°〜屈曲145°)

長期目標(2カ月)

- ・正座再獲得(屈曲165°)
- ・スーパー内歩行距離の延長(400m)
- ・身体機能の維持(進行の予防)

> 膝OAは退行性の疾患であることから，疼痛のコントロールがある程度可能となってきたら進行を予防し，身体機能と社会生活を維持することを目標にする。

⑨治療プログラム

(1)膝関節のモビライゼーション

目的：膝関節運動を正常に近付けることで可動域の改善を図る。

方法：膝蓋骨のモビライゼーション，loose-packed-positionにおける大腿骨に対する脛骨内側顆，外側顆のモビライゼーション。

(2)関節可動域運動(膝関節，股関節)

目的：腸腰筋，大腿直筋の柔軟性を高めることで膝関節の可動域，姿勢改善を図る。

方法：腸腰筋，大腿直筋へのストレッチ(各筋30秒×2回)。

(3)下肢筋力強化

目的：筋力強化により膝関節の安定化，姿勢改善を図る。

方法：SLR，パテラセッティング，股関節伸展，外転運動，ブリッジ運動(各運動10回×2セット)。

(4)姿勢改善運動

目的：体幹，骨盤帯の柔軟性，安定性を高めることでバランス機能の改善を図る。

方法：座位での体幹ストレッチおよびリーチ運動(各10回)。

(5)動作改善運動

目的：片脚立位，スクワット動作における代償動作を改善することで姿勢および動作の安定化を図る。

方法：正しい姿勢を意識した片脚立位，スクワット動作 (各10回)。

> 外来診療では入院と異なり，実施できる時間および回数に限りがある。従って，治療プログラム自体に優先順位を付け，ある程度絞っていく必要がある。また病態がコントロールできたら，ホームプログラムも視野に入れて自宅でもできるような簡潔な治療プログラムに切り替えていくことが望ましい。また肥満が顕著である場合は減量を視野に入れたプログラムも組み込む必要がある。

文献

1) Kellgren JH, et al.: Radiological assessment of osteo-arthrosis. Ann Rheum Dis, 16, 494-502, 1957.
2) 圓尾知之 ほか：痛みの評価尺度・日本語版 Short-Form McGill Pain Questionnaire 2（SF-MPQ-2）の作成とその信頼性と妥当性の検討 . PAIN RESEARCH, 28(1)43-53, 2013.
3) 奈良　勲 監：運動器疾患の病態と理学療法 , 14-15, 医歯薬出版 , 2015.
4) 松岡紘史 ほか：痛みの認知面の評価：Pain Catastrophizing Scale 日本語版の作成と信頼性および妥当性の検討 . 心身医学 , 47(2), 95-102, 2007.
5) 宗田　大 著：膝痛 知る診る治す . メジカルビュー社 , 2007.
6) 阿南雅也 ほか：【動画で学ぶ異常歩行の分析】膝関節疾患による異常歩行とその分析 . 理学療法 , 26(1), 138-147, 2009.
7) 松野丈夫 ほか総編集：標準整形外科学　第 12 版 , 医学書院 , 2014.

3章 疾患の基礎知識とレポートの書き方

⑥ 前十字靭帯損傷（外来）

臨床実習における前十字靭帯（ACL）損傷（外来）の理学療法の概要

臨床実習におけるACL損傷の理学療法は，
①メディカルリハビリテーション期
②アスレチックリハビリテーション前期
③アスレチックリハビリテーション後期
に大きく分けられます。本項目では，アスレチックリハビリテーション前期を中心に，疾患の基礎知識から治療計画の立案までを解説します。ACL損傷のリハビリテーションにおいて重要なことは，再建靭帯の組織修復過程を理解したうえで，各期に適切な運動負荷を提供することです。再建靭帯は，再建術後に阻血性壊死に陥り，強度が低下します。その後再び力学的強度が得られるのは術後12週以降とされます。従ってメディカルリハビリテーション期は，再建靭帯に対する負荷を最小限に留める必要があります。アスレチックリハビリテーション期は再建靭帯の力学的強度を考慮しながら漸増的に運動負荷量を上げていく必要があります。特にスポーツ競技者では各種スポーツの動作特性に合わせたトレーニングが重要となります。また，ACL再損傷率は学生競技レベルのスポーツ選手に限ると，11.1％との報告があります。従って再損傷のリスクを考え，再損傷予防に向けたトレーニングも重要です。

チェックリスト

教育目標1	理学療法の対象者に対して基本的理学療法を体験し，実践できる

■一般目標1 理学療法の対象者に対して初期評価を行うことができる

PT協会学生評価表該当項目	1）情報収集ができる	☑
C-1, 2	ACLの機能解剖を理解する	
C-1, 2	ACL損傷の病態，受傷機転，手術方法を理解する	
P-1, 2, 3	既往歴を確認する（過去のACL損傷，足関節捻挫など）	
P-1, 2, 3	対象者の個別性（現在何歳でいつまでに復帰する必要があるのかなど）を確認する	
P-1, 2, 3	主治医からの指示（手術の状況，リハビリにて負荷可能な強度など）を確認する	

161

	2）理学療法評価ができる	
C-1	ACL損傷に対する基本的な評価項目を列挙できる	
C-2	膝関節のみではなく，隣接関節も含めて評価する	
C-3	検査を実施するにあたりACL再建術後の靭帯の修復過程を理解する	
C-2, 3	関節内腫脹の状況を確認する	
	整形外科的テストは愛護的に実施する	
	ROMテストは何性のend feelなのかしっかり確認する（制限因子を的確にみわける）	
	動的なアライメント，静的なアライメントを分けて評価する	
	3）検査結果をもとに分析・統合・解釈ができる	
C-1, 2, 3	正常と異なる評価結果が問題なのか問題ではないのかをそれぞれの評価結果から的確に判断する	
	4）問題点の抽出ができる	
C-1, 2, 3	問題点を患部（膝関節），患部外（膝関節以外）に分けて列挙する	
C-5	現場の監督，トレーナーからも情報収集し，対象者に個別性を理解する	

■**一般目標2** 対象者の身体状況に応じて，科学的根拠に基づく目標設定ができる

C-1, 3, 4, 5	ゴール設定をするにあたり，患者の個別性（本症例は現在大学3年生）を考慮して決定することができる	
C-2	抽出された問題点の相互関係を考慮し，解決すべき優先順位を決定できる（最終ゴールを達成できるために）	

■**一般目標3** 問題点および目標設定から理学療法治療・指導計画の立案ができる

C-1	解決すべき問題点の優先順位順に治療プログラムを立案できる（患部・患部外）	
	再損傷予防を目的とした治療プログラムを立案できる（股関節に着目したトレーニング）	
C-2	文献的なリハビリ経過と対象者の状況を考慮し治療計画を立案できる	
C-3，P-1	インフォームドコンセントを実施し対象者のHOPE（早く試合に出たい）と個別性（現在大学3年生）を考慮して治療計画を立案できる	

疾患の基礎知識

膝前十字靱帯の機能解剖

　膝前十字靱帯 (ACL：anterior cruciate ligament) は全長約35mm, 横径約10mmの滑膜に覆われた靱帯である。大腿骨側は大腿骨外顆の内側面後方に付着し, 脛骨側内側顆間結節の前方に付着する。またACLは機能的に前内側線維束 (AMB：antero-medial bundle) と後外側線維束 (PLB：postero-lateral bundle) に分けられる (図1)。AMBは膝関節のすべての可動域で緊張し, 特に屈曲域で緊張が増加する[1]。PLBは伸展域で緊張を増し, 屈曲域では弛緩する[1]。また, OKCかつ膝伸展位での大腿四頭筋の収縮はACLの緊張を高めるとされている[2]。一方, CKCでの運動はACLの伸長は少ないと報告されている[3]。

　このようにACLは一般の骨関節疾患と異なり, 単純に荷重量に相応したストレスを受けることはない反面, 大腿四頭筋の筋力強化においてはその方法を考慮しないと過大なストレスがかかってしまう。

図1　膝関節屈曲位・伸展位でのACLの緊張

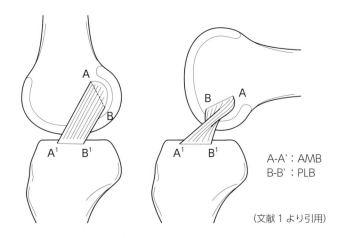

A-A'：AMB
B-B'：PLB

(文献1より引用)

ACL損傷の受傷機転・リスク因子

　ACL損傷の受傷機転は接触損傷と非接触損傷に大別される。なかでも非接触損傷は全体のおよそ70％と報告されている[4,5]。ACLの非接触損傷はcutting (方向転換) 動作, landing (着地) 動作, stopping (減速・停止) 動作を受傷機転として多く発生する。その際の肢位は足部が床面に固定された状態で膝関節軽度屈曲位で膝関節が外反強制された状態にある[4,5]。また金子ら[6]はACL損傷のリスク因子として大腿骨前捻角の増大を挙げている。

ACL再建術の術式

　ACL再建術の術式は両端骨付き膝蓋腱 (BTB：bone and patella tendon bone) と半腱様筋 (＋薄筋) 腱を用いた方法に大別される。現在, 半腱様筋 (＋薄筋) 腱を使用したACL再建術は解剖学的二重束再建法にて, より解剖学的な形態に近似した再建術が主流となっ

ている。BTBを使用した再建術は，術後に膝前面部痛の出現[7]や，膝伸展筋力の回復遅延[8]が認められる。また半腱様筋を使用した再建術後は，膝屈曲筋力の低下が報告されている[9]。しかし両術式ともに，術後のスポーツ復帰や活動レベルの改善には差がないとされている[10]。また再建靱帯は術後いったん虚血性の壊死に陥り，強度が低下する[11,12]。その後血管の侵入などが認められ，再建靱帯や骨孔周辺の癒合に力学的強度が得られるのは12週以降である。さらに術後1年経過した時点でも力学的強度は80％程度であったと報告されている[13]。

ACL再損傷予防

　川島ら[14]は学生競技レベルでのACL再損傷（同側損傷，反対側損傷）の発生率は11.1％であると報告した。従って10人に1人以上は再損傷することになる。またその原因は高校3年間，大学4年間という部活動の期間が限定されていることによるスポーツ復帰時期の違い，再損傷リスクに対する理解の違いと考察されている。従って，患者に対する移植腱の強度，再損傷の時期，再損傷率に関する教育も重要な要素となってくる。さらに大見ら[15]は再損傷予防のリハビリテーションとして
①股関節に着目した筋力エクササイズ（図2）
②バランストレーニング
③ジャンプ着地トレーニング
が重要であると報告している。従って，再損傷予防のためには患者教育に加え，スポーツ動作に合わせたトレーニングも重要な要素となる。

図2　股関節に着目したACL損傷予防エクササイズ

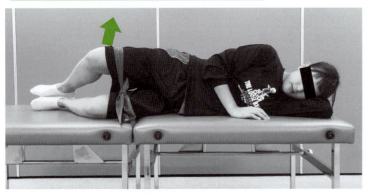

a　側臥位股関節外旋エクササイズ
側臥位，膝関節屈曲位での外旋。

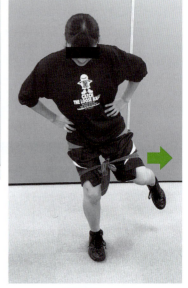

b　片脚外転エクササイズ
支持側の股関節外転筋を意識させて行う。

症例報告書

右前十字靱帯損傷(以下右ACL損傷)を受傷し,スポーツ復帰を目指す患者の初期評価報告

①はじめに

今回,右ACL損傷を受傷し,大学生活最後のリーグ戦への復帰を目指した症例の初期評価と治療プログラムを立案したためここに報告する.

②情報収集

【一般情報】

年齢:20歳代(大学3年生), 身長:165cm, 体重:57kg
スポーツ:バスケットボール
既往歴:高校3年4月左ACL損傷(リバウンド着地時),
　　　　足関節捻挫(両側)
ポジション:センター
HOPE:1日でも早くバスケに復帰したい
NEED:大学生活最後のリーグ戦に出場する

> HOPEとNEEDの不一致がないかを確認。早期復帰を希望していたとしても,再断裂のリスクなども考慮しNEEDに合わせてリハビリを進めていくよう患者との信頼関係を確立する。

【医学的情報】

診断名:右ACL損傷
術式:ST腱を用いた解剖学的二重束再建術

> 術式,手術記録は必ず確認しよう。

現病歴:
　X年11月10日バスケットボール練習中のカッティング動作にて受傷。同日近医の整形外科を受診し右ACL損傷と診断。N病院を紹介され,N病院にて再検査を行った結果,同診断。同年12月1日右ACL再建術施行。同5日よりリハビリ開始。同26日退院。翌年1月3日より外来リハビリを開始した。

> cutting(方向転換)動作,landing(着地)動作,stopping(減速・停止)動作が典型的な受傷機転。

【社会的情報】

家族構成:父,母,妹(高校2年生)の4人暮らし
通学:電車40分+徒歩15分

【他部門情報】(X+1年3月1日)

Dr.:
　術式はST腱を用いた解剖学的二重束再建術。骨孔壁の骨化が認められる。等速性膝関節伸展筋力健患比70%であるためジョギ

> 基準は施設によってさまざまであるが,Dr.の許可を得てからフットワークトレーニングを開始する。

ング許可。クロスレッグホップ時の膝関節動揺性若干あり。

③理学療法評価(X+1年3月1日)
- 全体像
  明るくリハビリには積極的。早くバスケがしたいとの希望が強い。
- 疼痛：動作時に膝前面痛および膝窩部痛。ともにNRS 4
- 膝蓋跳動：陽性
- 腫脹：膝蓋上嚢に特に＋
- 膝蓋骨可動性：伸展位屈曲位ともに低下(特に下方)
- 周径cm(右／左)
  ・大腿周径：膝蓋骨直上(33.0／30.0)，5cm(34.0／35.0)，
  　　　　　　10cm(36.0／37.0)
  ・下腿周径：最大(26.0／24.0)，最小(22.0／20.0)
- 感覚：下腿前面内側にしびれ＋
- 整形外科的テスト
  ・Lachman test(−)
  ・前方引き出しテスト(−)
- ROM(右／左)
  膝屈曲(110°／140°)，膝伸展(−5°／＋10°)，
  足背屈(10°／10°)，足底屈(45／45)
- 筋力(右／左) ※MMTにて評価
  股関節：屈曲(5／5)，伸展(4／5)，外転(4／4)，内転(5／5)，
  　　　　外旋(4／4)，内旋(5／5)
  膝関節：屈曲(4／4)，伸展(2^{*1}／4)，足関節：(3／4)
  ※1 extension lag：5°。屈曲位での抵抗に対してはMMT4レベル可能。
- 全身関節弛緩性
  東大式全身関節弛緩性テストにて5点。
- アライメント評価
  立位：両脛骨外旋位(右＞左)，両後足部回内位，両内側縦アーチ
  　　　低下。
  大腿骨前捻角：Craig testにて右20°，左20°。
- 歩行：FWB可，膝折れ感＋。
- 動作分析
  →両脚スクワット(図3b, d)：
  　両足部回内外転，両膝外反＋(右＞左)，重心後方化＋。
  →片脚スクワット(図4b)：膝外反，体幹右側屈。
  →クロスレッグホップ：
  　着地時膝外反，着地時膝動揺性＋，着地時体幹右側屈。

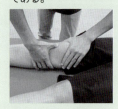

膝関節内の腫脹の有無を検査する検査法である。

筋の萎縮，関節の腫脹，浮腫を客観的に評価するうえで重要。

再建術後の評価となるため愛護的に実施すること。

ACL損傷のリスクファクターとなるアライメントを事前におさえておこう。
股関節：内転・内旋位
膝関節：動作時の膝屈
　　　　曲不十分，外
　　　　反位
足部　：回内

図3 スクワット動作

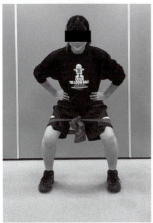

a 前額面良姿勢   b 前額面不良姿勢 — knee-in, toe-out

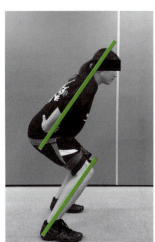

c 矢状面良姿勢   d 矢状面不良姿勢

- 体幹と下腿が平行になっている。
- 体幹伸展位となり、重心が後方化している。

図4 片脚スクワット

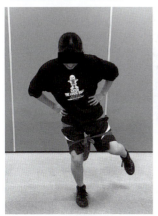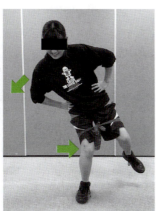

a 良姿勢   b 不良姿勢 — 体幹側屈, 膝外反位。

④問題点

● **身体構造，心身機能**
①膝関節伸展可動域制限
②腫脹
③膝蓋骨下方可動性低下
④膝関節伸展，股関節伸展外転外旋筋力低下

● **活動**
①両脚スクワット時膝外反
②クロスレッグホップ時の膝動揺性
③歩行時の膝折れ感

● **参加**
スポーツ復帰困難

● **個人因子**
①大学3年生
②大腿骨前捻角増大

● **環境因子**
大学までの通学。

優先順位の高い項目から列挙する。

⑤ゴール設定

STG（2W）：膝関節可動域（0～130°）獲得，extension lag陰性。
MTG（3M）：ダッシュ，ワンレッグホップ時の膝動揺性（−），等速性膝伸展・屈曲筋力健患比80%。
LTG（6M）：試合復帰（リーグ戦出場）

できる限り具体的な目標設定を行う。患者も理解しやすいような客観的な指標を用いることが望ましい。

⑥理学療法プログラムの立案

（1）ROM運動

→**伸展**：0°を目標とし，牽引を行いながらのストレッチ，screw home movementを意識したROMエクササイズ。

→**屈曲**：下腿の内旋を誘導しながら行う。屈曲位にて膝蓋骨の下方へのモビライゼーション（図5）および膝蓋上嚢のマッサージを行い膝蓋骨の可動性改善を目指す。

図5 膝関節屈曲位での膝蓋骨下方へのモビライゼーション

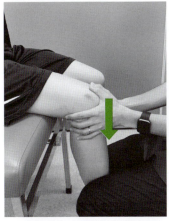
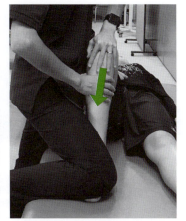

a 座位膝関節屈曲位での膝蓋骨下制モビライゼーション
手で膝蓋骨を下方に誘導。同時に下肢にて膝関節を屈曲方向に誘導。

b 背臥位膝関節屈曲位での膝蓋骨下制モビライゼーション
手掌を膝蓋骨に当て，下方（長軸方向）にモビライゼーション。

(2) 筋力訓練

→膝関節伸展：
抵抗は脛骨近位にセラバンドを巻き付けて行う（図6）。最終伸展域は大腿四頭筋セッティングにて行う。

→膝関節屈曲：
伏臥位にて足部にセラバンドを巻き付け行う（図7）。段階的に負荷量を上げていく。深屈曲域は立位にて膝関節屈曲運動を行う。

→股関節周囲筋：
外転外旋方向の筋力訓練を行う。サイドブリッジ（図8），側臥位股関節膝関節屈曲位での外旋（図2a）。

→患部外エクササイズ：
体幹筋力訓練（elbow-toeなど），carf raise，leg pressなど。

- 脛骨の前方偏位を防止するため。
- 伸展最終域での筋力発揮をしっかりと意識させる。
- 採取腱の回復程度を考慮する。
- ACL損傷のリスクファクターである膝外反を予防するためには股関節外転外旋筋の筋力訓練も重要となる。

図6 膝関節伸展エクササイズ

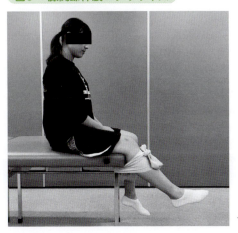

下腿近位への抵抗にて行う。

図7 膝関節屈曲エクササイズ

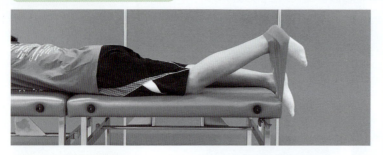

図8 サイドブリッジ

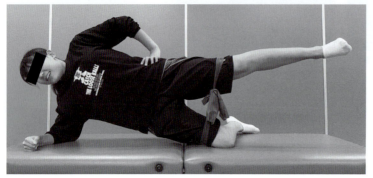

大腿遠位にセラバンドを巻き付けて行う。意識させるのは支持側の中殿筋。

(3) バランス訓練
不安定板上での両脚スクワット，片脚スクワット。

(4) フットワーク
クロスレッグホップ，サイドステップ，ランジ，ニーベントウォーク，スクワットジャンプ，ハーキーステップ。

各種スポーツ競技に合わせた動作指導が重要。各競技に共通することは，膝とつま先の方向を一致させること。股関節をしっかりと屈曲させることによって膝関節の屈曲を導く。

(5) 有酸素運動
ジョギング1日15分から開始，エルゴメータ。

(6) アイシング
アイスパックにてリハビリ後に15分間実施。

⑦ 考察
本症例は，反対側ACL損傷の既往をもつ大学3年生の症例である。過去に反対側のACL再建を経験していることより，ACL再断裂のリスクは高いと考えられる。そのため標準のプロトコルよりも遅らせながらのスポーツ復帰を目指したい。しかし現在大学3年生であり術後9カ月には大学生活最後のリーグ戦があるためLTGを大学生活最後のリーグ戦出場とした。LTGを達成するための段階的なゴールとして，STGを膝関節可動域（0〜130°）獲得，extension lag陰性

とし，MTGをダッシュ，ワンレッグホップ時の膝動揺性（－），等速性膝伸展・屈曲筋力健患比80％と設定した。

　本症例はACL再建術後3カ月にて関節内の腫脹が認められ，膝関節伸展屈曲可動域制限が残存している。関節内の腫脹の原因は自宅での過度なリハビリかつ通学時の電車および歩行が膝関節に対する過負荷となり関節内に炎症を生じさせているためと考える。炎症の継続を予防するために通学後や自宅でのリハビリ後にアイシングを徹底する必要がある。また，川島ら[14]は学生競技レベルのACL再損傷率は11.1％であると報告している。本症例も学生競技レベルであり，かつ最後のリーグ戦への出場を目指している。従って症例のHOPEは「1日でも早くバスケに復帰したい」であるが，最後のリーグ戦にベストパフォーマンスを発揮できるよう意思疎通を図り，適切な負荷にてリハビリを行うよう指導する必要がある。

　膝関節伸展制限の原因は腫脹に加え，膝関節後面の組織の伸張性低下および膝蓋骨可動性低下が原因であると考える。膝関節伸展のROM測定時は，結合組織性のend feelであった。従って牽引を加えながらのストレッチを実施する。しかし本症例は全身関節弛緩性が陽性であり，かつ反対側の膝関節可動域は10°過伸展である。従って過度な可動域改善は目標とせず，伸展0°の獲得を目標とする。膝関節屈曲のROM制限の原因は関節内の腫脹に加え，膝蓋骨の下方への可動性低下が原因と考える。膝関節の腫脹は膝蓋上嚢にも認められる。膝蓋上嚢の腫脹は中間広筋の関節筋としての役割を阻害するとともに膝蓋骨の可動性を制限する。従って膝蓋上嚢に対するマッサージを実施するとともに，膝関節屈曲位での膝蓋骨の下方へのモビライゼーションを実施する。さらに膝関節屈曲位にて脛骨の後方への滑りのモビライゼーションも実施することで屈曲可動域130°を目指す。

　また，本症例の筋力的な問題点はextension lagおよび股関節外転外旋筋を中心とした筋力低下である。このextension lagは伸展域の膝関節不安定性を増大させ，膝折れ感の原因となっていると考える。また周径の結果より，内側広筋の筋委縮が考えられる。内側広筋は膝関節伸展運動に働く筋であるが特に伸展域での収縮不全はextension lagの原因となる。従って中周波刺激を用いた物理療法も併用し大腿四頭筋セッティングを行う。

　さらに大見ら[15]は，ACL再損傷予防のリハビリとして股関節に着目したトレーニングの重要性を述べている。股関節外転外旋筋の筋力低下は動作時の股関節内転内旋を惹起すると考えられる。股関節外転外旋位を保持した動作を指導することはスポーツ復帰において重要な要素となる。フットワークトレーニングにおいても鏡を用いて膝外反アライメントの矯正を意識し，「膝とつま先の向きが一

致する」ように指導を行う。

　スポーツ復帰に向けて持久力の回復は重要な要素となる。従って医師よりジョギングを許可されたため，1日15分から開始する。しかし膝関節の腫脹が認められるためジョギング後のアイシングを徹底する。腫脹の軽減が認められれば段階的に走行時間を増やす。また，自宅および部活動中に行うセルフエクササイズも指導する。再建靭帯の組織修復と本症例の膝関節機能，その他の機能的問題点に対してアプローチし，再損傷することなくLTGを達成できるよう介入していく。

文献

1) Girgis F. G. et al: The cruciate ligaments of the knee joint. Anatomical, functional and experimental analysis. Clin Orthop Relat Res, (106) 216-231, 1975.
2) Arms S. W. et al: The biomechanics of anterior cruciate ligament rehabilitation and reconstruction. Am J Sports Med, 12(1) 8-18, 1984.
3) Henning C. E. et al: An in vivo strain gage study of elongation of the anterior cruciate ligament. Am J Sports Med, 13(1) 22-26, 1985.
4) Boden B. P. et al: Mechanisms of anterior cruciate ligament injury. Orthopedics, 23(6) 573-578, 2000.
5) Olsen O. E. et al: Injury mechanisms for anterior cruciate ligament injuries in team handball: a systematic video analysis. Am J Sports Med, 32(4) 1002-1012, 2004.
6) 金子雅志 ほか：大腿骨前捻角が片脚着地時の膝外反角度に与える影響　二次元動作解析法を用いて．日本臨床スポーツ医学会誌，23(1) 50-57, 2015.
7) Freedman K. B. et al: Arthroscopic anterior cruciate ligament reconstruction: a metaanalysis comparing patellar tendon and hamstring tendon autografts. Am J Sports Med, 31(1) 2-11, 2003.
8) Aune A. K. et al: Four-strand hamstring tendon autograft compared with patellar tendon-bone autograft for anterior cruciate ligament reconstruction. A randomized study with two-year follow-up. Am J Sports Med, 29(6) 722-728, 2001.
9) Nakamura N. et al: Evaluation of active knee flexion and hamstring strength after anterior cruciate ligament reconstruction using hamstring tendons. Arthroscopy, 18(6) 598-602, 2002.
10) Jansson K. A. et al: A prospective randomized study of patellar versus hamstring tendon autografts for anterior cruciate ligament reconstruction. Am J Sports Med, 31(1) 12-18, 2003.
11) 黒坂昌弘 ほか：自家移植腱による膝前十字靭帯再建術後のリモデリング過程とリハビリテーション．関節外科，16(2) 191-195, 1997.
12) 眞島任史 ほか：負荷（張力）の軽減が膝前十字靭帯再建術における自家移植腱のリモデリングに与える影響．関節外科，16(2) 197-204, 1997.
13) Beynnon B. D. et al: Evaluation of knee joint laxity and the structural properties of the anterior cruciate ligament graft in the human. A case report. Am J Sports Med, 25(2) 203-206, 1997.
14) 川島達宏 ほか：膝前十字靭帯再建術後の同側損傷・反対側損傷の特徴　年齢・活動レベルによる違い．日本臨床スポーツ医学会誌，23(3) 433-439, 2015.
15) 大見頼一 ほか：【競技特性からみた前十字靭帯損傷－競技復帰に向けたアプローチ－】バスケットボールにおけるACL損傷予防の取り組みと成果．臨床スポーツ医学，31(11) 1036-1042, 2014.
16) 川島敏生：スポーツ傷害 理学療法ハンドブック 改訂第4版 第3巻疾患別・理学療法基本プログラム（細田多穂 ほか：編），332-352, 協同医書出版，2010.

7 下腿切断

臨床実習における下腿切断の理学療法の概要

下腿切断〜義足リハビリテーションは，その特性を踏まえて評価を行います．次の事項は，老若男女，切断原因を問わず共通して考慮すべきことです．

①高齢者に代表される脳血管疾患に比較して，リハのゴールは高い傾向にある[※]．特にリハ終期において，ADL中心の着眼点では切断者の問題点抽出が不十分になる．

　※ 義足装着を選択肢とする対象者は身体的条件が比較的良好なことが多いため．

②義足装着で可能な動作と，非装着が必至の生活動作（入浴・就寝中のトイレ）を区別して動作達成を図る．

③義足装着の意義を整理したうえでのリハのゴールを共有する．これは患者主観の「立って歩きたい」という希望よりも，客観的な義足の必須度がポイントとなる．

　例　・家屋環境に段差が多い，動線が狭い　⇒　義足装着の妥当性あり
　　　・独居もしくは老老介護　⇒　義足装着の妥当性あり

④身体評価と同等に「義足評価」の視点が非常に重要である．その理由は，条件に恵まれない症例（高齢者・循環障害・人工透析・短断端・両側切断・未成熟の断端）ほど，適切な義足を用いることで，簡便かつ短期間に患者の潜在能力を引き出せる可能性が高いからである．

⑤補装具利用の場合は退院後を想定した情報提供を行う．障害者手帳の取得から公費による義足作製（更生用義足）のタイミングおよび手続き，また，高齢者ならば介護保険によるマネジメント（家屋改修・福祉用具貸与・人的資源の活用）を視野に入れておく．

チェックリスト

教育目標1 理学療法の対象者に対して基本的理学療法を体験し，実践できる		
■一般目標1 理学療法の対象者に対して初期評価を行うことができる		
PT協会学生評価表該当項目	1）情報収集ができる	☑
C-1, 2	下腿切断の原因となる疾病についての確認する	

C-1, 2	原因疾病に関する予備知識を情報収集する	
	切断術について確認する	
	断端の管理方法や成熟過程について確認する	
	下腿切断の障害像について確認する	
	下腿義足の構成要素について確認する	
	義足の支給制度について確認する	
	下腿切断の障害等級について確認する	
P-1, 2, 3	現病歴・既往歴・術前〜術後の経過を確認する	
	症状（意識レベル・コミュニケーション能力・バイタルサイン・合併症の有無・切断によるメンタルへの影響）を確認する	
	入院前のADL能力を確認する	
	家族構成・キーパーソン・職業などの社会的情報を確認する	
	主治医からの安静度の指示（血圧変動の上限・低血糖症状の判断・動作制限など）を確認する	
2）理学療法評価ができる		
C-1, 2, 3	下腿切断の代表的な評価項目を挙げられる	
	下腿義足の代表的な評価項目を挙げられる	
C-4, 5	検査測定項目に優先順位を付け，事前に評価の順番や肢位などをまとめておく	
P-1, 2, 3	同一肢位で可能な検査測定をまとめておく（体位変換を最小限にして，患者の疲労を考慮する）	
P-4	形態測定について必要に応じた的確な方法を選択できる	
	疼痛の有無（安静時・夜間時・自動運動・他動運動・義足荷重・幻視），部位，種類（伸張痛・圧痛など），程度を確認する	
P-2, 3	切断端の状態（形状・創傷部位の有無・炎症所見・皮膚温・脈拍・軟部組織量・骨隆起の有無・膝蓋腱の形状・脛骨の形状）を把握する	
	触覚，位置覚，運動覚の検査方法を確認する	
	断端周径の経時変化（日内・週内・月内，義足装着前・義足装着後）を確認する	
P-4	下肢切断を想定した徒手筋力検査を整理する（肢位・アーム長が計測者の主観に及ぼす影響・切断端に徒手抵抗を行うことの影響）	
C-5	末梢循環障害による切断の場合は，非切断肢の足病変を確認する（合併による神経症など）	
P-2, 3	関節可動域測定では下肢切断特有の拘縮などに留意する（切断側膝関節・股関節）	

P-2, 3, 4	装着の手続きとその特性について確認する	
	ソケットのフィッティング(断端の収納状況)について状態を把握する	
P-2, 3	症例に対するアライメント設定(ベンチ・スタティック・ダイナミック)を確認する	
C-2, 3, P-4	義足構成要素(ソケット・インターフェイス・足部)に関する特性と機能について確認する	
P-1, 2, 3, 4	非装着での能力を確認する(車いすの駆動・立位保持・FRT・起き上がり・移乗・床からの立ち上がり・膝立ち・平行棒内の移動)	
	義足装着時の動作能力を確認する(座位保持・立位保持・平地歩行・屋外持続歩行・歩行速度・傾斜歩行・階段歩行・TUG)	
	義足荷重時の状態(荷重量・荷重時の姿勢制御・痛みの訴え・恐怖感など)を把握する	
	動作能力の評価は,自立・修正自立・監視(遠位,近位),軽介助,中等度介助,重度介助,全介助で区分する	

下腿切断と義足の基礎知識

下腿切断

膝関節と足関節の間の下肢切断。膝関節の残存は,歩行達成に有利に働く。

疫学的背景

下肢切断の原因は外傷,悪性腫瘍,末梢循環障害に大別できる。このなかで下腿切断の原因として多いのは末梢消循環障害であり,高齢者は糖尿病性壊疽や閉塞性動脈硬化症による切断の割合が多い。

・糖尿病性壊疽

下肢切断に直結する原因。多くは2型糖尿病から糖尿病性足潰瘍を経て生じる。潰瘍形成は末梢神経障害・末梢血行障害(末梢動脈疾患:PAD)・感染症が病因となる。

切断端

下腿切断の場合は,膝関節より遠位の残存肢を指す。切断した下肢の先端は「断端末」と称し「断端」とは区別して考える。

・断端の成熟

断端の浮腫の改善や耐圧性の向上など,切断術から義足装着後における断端変化。

・断端管理

断端を義足ソケットに収納しやすくするための手段。術後から抜糸までは創部の保護が主目的となるが,抜糸後は断端形状を円錐形に保つことを目的として行う。

・屈曲拘縮

関節運動の制限を伴う状態。下腿切断では膝の伸展可動域に着目しがちだが,股関節も同じく重要である。

下腿義足

骨格構造

実質の構成である金属部品を，スポンジなどの装飾部品で包んだ構造になっている。昨今は骨格構造が下腿義足のほとんどを占める。

訓練用仮義足

医療保険で作製する，患者が初めて装着する義足。2本目以降に障害者総合支援法の下で身障手帳を用いて作製する更生用義足（本義足）と区別される。

・**ソケット**

断端を収納する義足の構成要素。ほかを構成する工業製品は既製品だが，ソケットだけはオーダーメイドである。

・**スタンプシュリンカー**

浮腫の軽減や断端の成熟を促すための専用の弾性ストッキング。就寝時の使用に便利。

・**シリコンライナー**

断端とソケットのあいだを取り持つシリコン製のインターフェース。断端の緩衝・保護，義足の懸垂機能，断端形状の補正などの役割を果たす。

PTB下腿義足

主に膝蓋靱帯で体重支持をするよう設計された義足（⇒選択荷重）。

TSB下腿義足

断端全体に等しく接触・荷重させる義肢ソケット（⇒全面荷重）。

症例報告書

循環障害による下腿切断後に義足装着で自宅復帰を目指す症例の初期評価報告

①はじめに
　今回，左足底皮膚潰瘍の2次感染により左下腿切断した症例の自宅復帰に向けて評価・治療プログラム立案をする機会を得たので報告する。

②情報収集
【一般的情報】
年齢：70歳代，性別：女性，身長：158cm，体重：46.2kg（義足非装着時），BMI：18.5，主訴：家に帰れない
HOPE：歩きたい，長崎（故郷）に旅行したい
NEED：（短期）義足装着動作自立して歩行自立
　　　（長期）屋外歩行自立

【医学的情報】
診断名：左足底皮膚潰瘍の2次感染，障害名：左下腿切断
現病歴：×年左足底の胼胝を自分で除去後，潰瘍となり皮膚科受診し入院治療。退院後は皮膚科外来でフォロー。×月×日発熱，尿路感染疑いで入院。足底潰瘍の排膿を認め，感染，敗血症にて整形外科に転科。×月×日下肢切断術施行。リハビリテーション目的で当施設に転院後×月×日義足作製。
合併症：糖尿病，高血圧
既往歴：特になし，切断高位：下腿切断（関節裂隙～断端末14cm）
服薬：ネシーナ25mg（1回／日）　グルファスト15mg×3（毎食前）

【社会的情報】
家族構成：息子家族との5人暮らし，キーパーソン：同居の三男
職業：無職，家屋状況：4階建て集合住宅の3階，エレベーターあり。エレベーターまで段差が3段，スロープ付きにて必須度低い。玄関の上がり框10cm。義足作製：国民健康保険

【他部門情報】
Dr.：収縮期血圧200mmHg以上，拡張期血圧120mmHg以上でリハビリ中止。積極性から低血糖症状がでた場合はセーブする。

- 患者の希望達成のために尽力することが基本だが，条件（身体機能や切断高位）しだいでは義足に過大な期待を寄せている場合もある。客観的に達成できる予後予測をもとに義足装着の妥当性を共有することが重要。

- 循環障害の治療および術後に要した期間はチェックしておく。例えば下肢温存治療の履歴がある場合，あるいは術後の創部治癒が遷延した場合は，臥床が長期に及ぶため，全身体力の低下や可動域制限に繋がりやすい。

- 断端長は残存機能の優劣を決める重要な情報だが，膝蓋腱残存で義足装着は可能である。また断端は長過ぎても不利になることを知っておこう（床までの隙間が少ないとパーツの選択肢が少ない）。

- 内科的管理を並行して行う場合は，服薬の目的を確認する。前者は血糖コントロール，後者はインスリン分泌促進で処方されている。

- 義足作製は医療費ではなく療養費扱いである。全額支払いの後に還付される仕組みは事前の説明が望ましい。部品にもよるが下腿義足の費用はおよそ40～50万を一括で支払い，後に7割還付される。

Ns.: 水分摂取をこまめにする。血糖管理は薬と食事制限で行っている。夜間の睡眠の状況も確認し，異常があればすぐに報告する。
PO: 断端が未成熟なのでシリコンライナー（以下，ライナーとする）の装着および義足荷重する際の断端形状の変化に気を付ける。
MSW: 障害等級は4級で認定されるが，杖や家の改修は3級以上でないと満足な補助金が出ないため介護保険の情報提供を行う。

> 切断は機能予後と関係なく障害が確定するので，在院中に障害者手帳の手続きをすることが多い。これは退院後早期に手帳を利用する可能性があることが関係している（更生用義足作製・公共交通機関利用の優遇など）。下肢切断の場合は，義足利用で自立度が高くなった結果，介護保険は住宅改修費用の補助に利用する場合が多い。

③理学療法評価・身体および義足非装着時の動作（リハ開始〜2日目）

● 全体像
車いす自走にてリハ室に来室。明るい性格でリハには積極的である。視力に問題はなくコミュニケーションは良好。起居動作や車いす移乗は自立している。

● バイタルサイン
安静時：血圧120/60　脈拍80回/分，体温36.3℃，不整脈なし

● 問　診
生活歴：切断前は家事全般（買い物含め）をすべて独力で行う
社会資源：介護保険サービスの利用なし

> 高齢者が循環障害で切断している場合は，特に生活歴を聴取することが重要。ゴールを予測するうえで有効な情報になるからである。

● 断端所見（図1）
余剰な皮膚の弛みあり。創部に軽度発赤，および縫合部に沿って硬結があるが，その他炎症所見なし。形状は先太りに近い円柱形。脛骨稜から断端末にかけて軟部組織が多く柔らかい印象。

図1　断端の外観

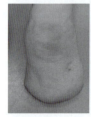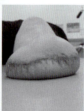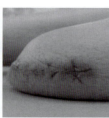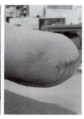

● 形態測定

下肢長	右(cm)	左(cm)	その他
棘果長	77.5	—	右膝伸展制限
転子果長	74	—	右膝伸展制限
大腿長	38	37	—
下腿長	39	14※	—

※ 膝蓋腱中央より断端末までの距離とした。

- 断端周径

部分	ライナー装着（cm）	ライナー非装着（cm）
膝蓋腱レベル	34.5	29.5
膝蓋腱 〜5cm	33.0	29.0
膝蓋腱 〜10cm	32.0	30.5
断端末 〜4cm※	—	30.0

※ 断端末〜4cmの周径値から1サイズ小さなライナーを選択。

- 感覚検査

創部外側：知覚脱失，圧覚あり。脛骨端周囲：知覚鈍麻

- 疼　痛：安静時，運動時，夜間時なし。幻肢痛なし。

- 関節可動域（主要部位のみ）

部位	運動	右	左
股関節	屈曲	120	125
	伸展	0	0
	外転	10	10
	内転	10	5
	外旋	25	25
	内旋	15	15
膝関節	屈曲	145	125
	伸展	-10	-10

（単位：°）

- 筋力検査MMT（義足非装着）

部位	運動	右	左
体幹	屈曲	3	3
	伸展	2	2
股関節	屈曲	5	4
	伸展	3	3
	外転	4	4
	内転	2	2
膝関節	屈曲	3	3
	伸展	4	4
足関節	背屈	4	—
	底屈	3	—

プッシュアップは下肢使用で可能だが上腕のみでは不可能。

- 握力（右10kg，左11kg）
- 片脚立位保持（義足非装着にて）：約3秒

- 膝立て位の観察（自立）　※ 断端末荷重は禁忌なので注意

矢状面：体幹前傾，骨盤前傾，股関節屈曲
前額面：骨盤が右に移動，体幹が軽度側屈

- ADL評価　FIM＜減点項目のみ記載＞

ベッド・いす・車いす：修正自立，トイレ：修正自立
入浴・シャワー：修正自立，歩行・車いす：要監視，階段：未実施
得点115/126点満点

断端周径は長期的に変化を記録しておく。また日内変動（特に義足装着前後）の特性を把握して，最終的なソケットの方向性を決定する。

このように，ライナー装着は①装着の簡便性②衝撃緩和（断端の保護）以外に，③未成熟の断端形状（先太り・円柱形）を円錐形に整える効果あり。

右図のような表記がわかりやすい。
例
● ：知覚脱失
● ：知覚鈍麻

筋力検査は以下を想定する
①断端遠位は徒手抵抗により痛みを伴う場合があるが，痛みで力を発揮できない場合，Pを併記する。
②切断側の膝関節筋群は，筋力低下にもかかわらず検査者の主観で強い抵抗感を感じる。これは被験者のレバーアームが短いことが検査者の不利になるからである。

切断側の基底面が小さく，大腿前面筋群の伸張位で股関節伸展を保持することは，高齢者にとって義足での立位より難易度が高い。膝立て位が可能にもかかわらず義足歩行が困難なときは，義足になんらかの問題がある。

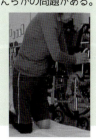

④義足および装着後の動作評価（図2）
（リハ開始3〜5日目 ⇒ 義足初装着時）

図2　ベンチアライメント

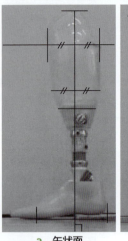
a　矢状面

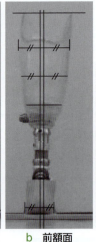
b　前額面

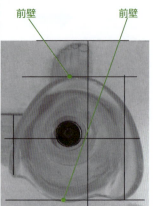
c　水平面

前壁　前壁

- **下腿義足の構成**　練習用チェックソケット（プラスチック製）

荷重：PTB式（選択荷重），懸垂：キャッチピン

インターフェイス：ライナー，パイロン：4R72

足部：1C30 トライアス（ottobock），無軸，エネルギー蓄積型

- **義足装着スキル**　修正自立レベル

ライナー装着：一部介助，キャッチピンの方向付け：要介助

断端袋の調整：要介助，着脱時間：ソケット収納3分，取り外し30秒

- **義足荷重量**

安静立位（支持なし）：25kg，切断側片脚立位：全体重（ごく短時間）

- **スタティックアライメント（姿勢観察，図3）**

図3　スタティックアライメント

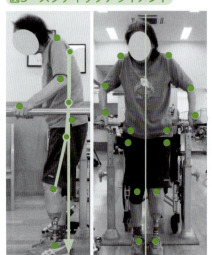

矢状面
矢印は身体重心（上半身重心と下半身重心を結んだ中点）から下ろした垂線。

前額面
以下を図3に点で示す。
肩峰，肘関節，手，上前腸骨棘，大転子，膝関節，足関節．

📝 **透明なプラスチック製のソケットの特徴**
（長所）ソケット内が可視化されて装着の詳細が評価しやすく，断端変化に対応して形状修正するのに適している。
（短所）最終形の樹脂ソケットより重い。耐久性が低く長期間の使用に適さない。

📝 PTB（選択荷重）＝カフベルト懸垂ではない。またTSB（全面接触式）＝ライナーではない。荷重と懸垂の組み合わせは自由である。

懸垂装置の断面

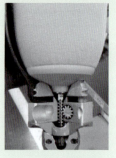

📝 足継手が無軸構造
カーボンの可撓性あり。剛性（硬さ）は3段階

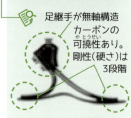

📝 ●ライナーは断端末との間に空気を入れない装着が理想
●ピンの方向付けは軟部組織量が多い

📝 姿勢観察では，身体機能の影響以外に義足の普遍的な要素（①硬いソケットに断端を収納して体重を支持させる，②動きの多様性がない，③足部ロッカーファンクションが床との全面接地に働く）が装着者に与える影響を想定して評価したい。具体的には「痛い」「怖

- 装着時の疼痛

荷重・歩行時：断端末に圧迫感を伴う軽度の痛みあり
　　　　　　　⇒ VAS1〜2程度
座位時：持続肢位で膝窩に若干の圧迫

- ダイナミックアライメント（歩行観察，図4）

図4　ダイナミックアライメント

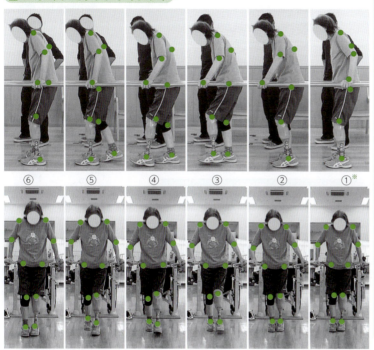

※ 揃え型歩行のため静止立位からの歩き出しを開始肢位としている。

全体像：義足の単脚支持期が短く，通常の歩行周期に則った現象がみられない。また推進はほぼ上肢のみで行っている。

①−②：上肢支持を前方に移すことで後方重心を修正する。全面接地していた義足の踵部が離床する。
①−②：両上肢と非切断側の3点で支持した状態から義足を振り出す。身体重心の前方移動がみられない。このとき義足の重さを訴える様子あり。
③−④：不十分ながらも義足I.Cはみられる。わずかに前方推進する。
④−⑤：両上肢と義足側の3点で支持して非切断側が離床する。両手で平行棒を引き込むことで前方推進している。
⑤−⑥：義足側の単脚支持期が明らかに短く，M.S，T.Sがみられない。義足の足部が全面接地のままでロールオーバーしてこない。義足側に外倒れの傾向（前額面で足継手中心点より膝蓋骨中心点が外側に位置している）。

い」「力が伝わらない」などの不都合が装着者の反応となって現れる場合である。これはほかの障害と明らかに違う視点である。

義足装着で生じる痛みは3W1Hで整理。①When：歩行相のタイミング，②Where：部位（脛骨端，腓骨頭，膝窩など），③What：痛みの程度（VASに相当），④How：種類（圧痛，伸張痛，剪断力による痛みなど）

ソケット壁と装着感の関係は次に示す。初期のソケットは後壁が高い傾向にあるので座位で膝窩を圧迫しやすい。

	後壁が高い	後壁が低い
支持性	高い	低い
膝屈曲	小さい	大きい
不適合※	起きにくい	起きやすい

※（例）断端がソケット内に落ち込む

義足歩行に限れば，下腿切断者は早期に能力向上⇒屋内自立に近づく。歩行観察は，できる限り初期の歩行を分析対象として理学療法効果の判定を行いたい。

歩行観察の視点①
上肢支持が必須のリハ初期は，厳密には次のことが曖昧になる。
・アライメント特性（上肢で免荷）
・痛みの有無（上肢で免荷）
・前方推進の戦略（平行棒を引っ張る）
・歩容（上肢が下肢筋群の働きを補う）
　適正な評価を行うためには，義足全荷重を早期に達成できることが望ましい。

⑤問題点

身体構造・心身機能

肯定的側面	否定的側面
・断端部の傷口良好，疼痛なし ・視力問題なし ・コミュニケーション良好 ・モチベーション高い	・血管原性の切断 ・内科的管理を要する ・高齢による易疲労 ・高位レベルにより断端周径変動が異なる ・義足装着の経験がない ・創部外側触覚脱失 ・脛骨端周囲感覚鈍麻 ・右片脚立位が不安定 ・股関節伸展可動域制限 ・左右膝関節伸展可動域制限

活動

肯定的側面	否定的側面
・起居移乗動作自立	・義足アライメントの未調整 ・義足装着動作の未習熟 ・階段昇降未実施 ・立位姿勢が後方重心 ・長時間の立位保持困難 ・ADL能力低下(歩行，入浴)

参加

肯定的側面	否定的側面
・家事をしている ・住宅環境に段差がない ・以前より洋式の生活 ・介護サービス利用歴なし ・協力的な家族の存在	・自宅復帰困難 ・活動範囲の狭小化 ・入院前運動歴なし ・住宅の動線が狭く車いす利用不可 ・介護サービス利用歴なし ・家族に依存傾向あり

⑥ゴール設定

● 短期目標(2〜4W)

自己装着自立，義足全荷重，二足立位保持，屋内歩行自立。

● 長期目標(8〜10W)自宅復帰

義足非装着：就寝後のトイレ対策，自宅での入浴対策。
義足装着：屋外歩行修正自立，終日装着，臨機応変な装着の工夫。

歩行観察の視点② 〜義足側に着目〜

1)結果として歩行を可能にし得る要素≒前方推進と制動の働きを整理。
2)身体に起きる内的状況の推定。仮想の重心位置と，関節点〜基底面の関係から関節周囲のモーメントを考える。
3)①足部ロッカーファンクション(生体でない影響)，②義足アライメント，③疼痛や不安感などの義足特有の条件を加味。

義足初期接地〜荷重応答期

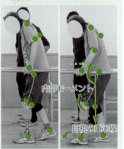

【上の画像をもとにした歩行分析の一例】

　症例の姿勢より重心位置は後方にあると推定。足部ヒールロッカーファンクション(前方の転がり)による推進によって，股関節・膝関節周囲に生じる外部屈曲モーメントに抗する伸展筋力の低下を上肢で補う様子がみえる。ヒールロックの転がりでソケットと脛骨端が接触する痛みが，初期接地時の膝伸筋の働きを阻害する場合があるが，感覚検査よりその可能性は低い。またこのとき，上肢は前方推進の役割でもある。全身的に屈曲位の前かがみ姿勢は可動域制限の影響と，慣れない義足接地を目視で確認する本人の意

⑦理学療法プログラムの立案

(1)残存部位の機能向上 [ ]内は目的

①関節可動域改善　[起居動作および義足歩行の改善]

②断端マッサージ　[断端トラブルの可能性軽減]

③プッシュアップ動作　[円滑な入浴動作]

④体幹屈曲，伸展筋群強化　[義足装着の安定化と座位姿勢保持]

⑤股関節周囲筋強化　[起居動作および義足歩行の改善]

⑥足関節底屈筋群強化　[不整路や傾斜上りの義足クリアランス保持]

⑦握力およびピンチ力強化　[円滑な義足装着]

⑧片脚立位保持　[義足歩行]

⑨ADL練習　[入浴動作]

(2)主に義足装着を想定した動作の習熟

①装着および調整の反復(断端変化に応じた調整の工夫など)

②持続装着時間の漸次延長

③義足荷重　[実用的な義足の利用]

④義足歩行(速度・持続性・歩容・路面適応など)

(3) (1)，(2)の結果生じる成果やトラブルに応じた指導と義足調整の検討

①病識の啓発(目視による断端の確認，低血糖症状の注意喚起)

②装着方法の検討(荷重／懸垂の仕組み，ライナーのサイズや種類)

③ソケット調整(ソケット壁，パッド利用，形状の変更など)

④アライメント変更(ソケット&足部⇒矢状面，前額面，水平面)

⑤パーツ選択(主に足部)

⑥歩行補助具の選択

⑧考　察

　本症例は左足底皮膚潰瘍の2次感染により左下肢切断を施行し，義足の作成，リハ目的で転院された70歳代の女性である。自宅復帰を果たしたいという本症例のHOPE実現のためには，実用的な生活機能の獲得が必須である。長期ゴールとして義足に関連する動作の実用性はもちろん，非装着時の生活動作を想定した能力向上と住宅環境の改善が求められる。その前段階として初期評価を受けての理学療法プログラムは，義足装着および立位・歩行の獲得を主な目標とした。また次の(1)〜(4)を理由として，積極的に義足を装着することがリハ全体を通じて有効であると考える。

図があると推察する。ヒールロックの推進は，荷重応答期で足部全面接地の際にトゥーレバーの剛性と無軸の足継手によって制動される。非切断側が離床して義足に重心が移行すると，上肢でより力強く平行棒支持して，義足への荷重量を分散する様子がみえる。

🖉 義足装着は上肢の支持なしで遠位の断端・ライナーを扱う習熟が必要。

🖉 ライナー装着やロックアダプタのボタンを押す際に必要。

🖉 (1)(2)にあげたプログラムの成果は，(3)の条件が整うことが前提である。義足リハが，初装着時の設定のまま，変更なしに進むことはあり得ない。その意味では最も重要な実務，かつ常に考慮すべき事柄である。仮に義肢装具士が行うものであったとしても，それは理学療法評価による妥当な判断(経済力や制度の条件除く)を反映して行われる。

(1)補助機能を果たす義足は高齢者ほど早期に利用するのが理想[1]

(2)義足に体重を預ける感覚を覚えれば切断者の動作は向上する[1]

(3)義足装着によって非切断側に加わる運動負荷が軽減する[2]

(4)義足装着での立位〜歩行の機会創出により残存能力の回復が早い[2]

つまり評価結果より抽出した問題点の多くは，義足装着によって改善する可能性がある。同時に，（1）〜（4）の要件を満たすためには，義足装着で生じるリスクの軽減も並行して考慮すべきである。短期ゴール獲得のポイントとして，トラブルのない全荷重と歩行練習の継続に着目し，特に感覚，周径，義足アライメント，痛み，装着技術，姿勢・歩行観察の評価を横断的に考察し次に詳述する。

[リスク管理]

本症例には2つのリスクがある。それは①糖尿病による内科的リスク，②それに起因する義足装着トラブルによってリハが遅滞するリスクである。初期評価時は，血糖値および血圧は服薬でコントロールしながら進められる状況であった。一方で初めて経験する義足については，装着・荷重・歩行のすべてに課題が生じており，①は当然として，現状では②のリスクを注視して進めたいと考える。断端評価では義足装着を阻害する疼痛・炎症所見はみられない。しかし循環障害に起因する切断は，合併症の診断がなくとも下肢末梢に感覚鈍麻の傾向があり，自覚する痛みを伴わずして荷重圧による皮膚剥離〜断端創傷を引き起こしやすい特徴がある。評価結果より義足装着初日より目立った痛みを訴えず自重の1/2超を義足に荷重できることや，ごく短時間でも全荷重できるのは，創部周囲の触覚脱失や脛骨端の知覚鈍麻が影響していると推察する。装着未習熟の本症例が不確かな装着で義足荷重すれば，ソケット不適合の原因となって断端トラブルが生じ，リハが難渋する可能性もある。未然の対策として，病識の啓発と手鏡などを使用した断端確認をリハ前後に行うこと。またライナーのロールオン，ピンの方向付け，キャッチピンの引き込みなど，良好なソケット収納の状態を共有し，実用的な義足装着自立をサポートすることが重要である。

[環境（義足）の歩み寄り]

前述の（1）〜（4）は切断者にとって義足が有効な支持基底面となることが前提だが，現時点ではその条件を満たしていない。姿勢観察より本症例のスタティックアライメントは，義足の足部に対して荷重線が後方に位置する不利を，上肢支持で補い姿勢保持していると解釈できる。またこのとき，義足の足部は全面接地しているようにみえる。仮説として股関節と膝関節に可動域制限がある場合，かつそれらの関節周囲をはじめ抗重力筋群に筋力低下がみられる場合，両脚ともに生

📄 **症例の4W経過時の荷重評価**
義足は，その利便性を構築できれば，装着者にとって補助具になり得る。

📄 **●ロールオン**
断端にライナーを押し付け過ぎないように転がしながら装着する手順。

●キャッチピンの理想的な引き込み方
ピンがロックアダプタに咬んだ状況から引き込むのは理想的でない。可能な限り立位で荷重して自然な収納を図る。

体であれば足関節背屈を伴って立位保持すると考えられる。しかし無軸の足継手は動きがない。また足底面カーボンプレートの僅かな可撓性で静的安定性を保障する構造は，フォアフットロッカー優位（前足部を軸とした後方の転がりで足部は全面接地する）となり後方重心が助長される。非切断肢の支持性向上，可動域改善が達成されれば，この義足の設定でも姿勢保持が可能かもしれない。しかし義足初装着の不慣れに加えて，片脚立位保持能力が低く「義足」という2つ目の支持面に依存せざるを得ない本症例の様子からは，義足の接地面積をできる限り広くしようとする本人の意図も影響していると想像する。考えられる対策の一つとして，即時効果の期待できる矢状面のアライメント修正（ソケット屈曲角度，足部底背屈角度，足部の平行移動）を行い，現状の身体機能でも安定した立位をとれるように適正化を図る検証が必要である。安楽に義足荷重する機会が増えれば，上肢支持なしで立位保持できる可能性が生まれ，関節機能や全身体力の改善が期待できると予測する。

[歩行能力改善]

義足の利便性を実感するうえでのリハの主目的は歩行能力向上となるが，本症例は現時点でその達成度が最も低い。観察からは次のような特徴がみられる。①義足単脚支持期がみられず前方推進できない。②義足の重さを訴える様子がある。③正常歩行の周期に則った現象がみられない。現象①はスタティックアライメントで指摘される不適合（ソケット屈曲角度・足部底背屈角度）で，足部トゥーレバーアームが前方推進を阻害していること。現象②は非切断側に重心偏重して義足を持ち上げるように1歩目を出すこと。③は①②と身体機能面の不利が重なった結果と考える。解決策として義足荷重を促して非切断側から1歩目を大きく出し，後ろに残る義足が振り子作用で前にでる手続きを覚えてもらうことが重要であるが，そのためには股関節の可動域改善，あるいは義足アライメントの改善が必要である。ほかに前額面の問題点として義足立脚期に義足側への外倒れの傾向がみられる。観察の状況は介助装着のうえで歩いている。つまり装着に問題がない仮定でこの現象が起きているならば，前額面ダイナミックアライメントの修正（足部トゥーアウト・ソケット内転角増・平行移動による足部のアウトセットなど）が必要と考える。

義足に不慣れな状況は，現状のアライメントから屈曲角度を増やして検証し，楽に立てる成功体験を優先する。これは「義足に慣れるよう身体が頑張る」手法ではリハが進まない高齢者に対して，一定期間で成果を出すために有効。運動機会が増え，残存能力が向上すれば，全面接地せずに立位保持可能となり，荷重・歩行による外部伸展モーメントの利用で，膝関節の可動域改善は円滑になる。

これらの分析は義足特有の視点をあえて強調して記している。問題のベースに身体機能の低下があることが前提である。

これは立脚後期（T.S）を形成することと同義。切断側立脚期の延伸が達成できれば，1）後方に残る義足の位置エネルギーを利用して遊脚移行できる（義足の重量感の解消）。2）切断側の股関節周囲に外部伸展モーメントが生じて，歩きながら股関節伸展の可動域改善が期待できる。

症例：4W経過時

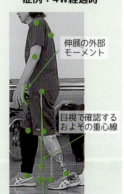

伸展の外部モーメント

目視で確認するおよその重心線

股関節点と基底面の距離（股関節周囲にモーメント発生）

[今後の方向性]

　このような手続きを通じてリハを継続すると仮定すれば，全身体力の向上と**シュリンケージの促進**が予測される。この段階では運動量増に伴う低血糖症状と易疲労性を考慮し，血圧・心拍数を確認しながら漸次持続歩行時間を増やすべきと考える。また断端変化に伴うソケット不適合に注意を払わなければならない。通常では断端とソケットの間に緩みが生じる際に断端袋を利用して間隙を埋める調整を行うが，評価より本症例の断端変化は高位レベルで変化量が異なるという特徴がある（ライナー装着時の変化量は小さいが，荷重すれば断端形状の影響を受ける）。このような条件下では，**単純な靴下様の断端袋調整では装着の適正化が図りきれないため，局所に厚みをもたせることが可能なストッキネットを利用して，良好な適合を継続させる場合がある**。課題となるのは，このような調整を独力で行うことにある。リハでは適正な自己装着が最も難しいスキルである[1]。また新規切断者の断端変化は予測が困難でこまめな観察が必要である[3]との報告があるように，実生活に移行してからも継続する断端変化に対応できる自己調整の技量を身に付けることが，断端トラブルを未然に防ぐための最も重要なスキルであると考える。

Shrinkage（縮小，減少）→断端の軟部組織量が減ること。これは周径の縮小と，実質の断端長にも変化を及ぼす場合がある。

通常は断端袋で調整する。断端の特徴により，荷重部位と除圧部位を局所で調整可能なストッキネットを用いる場合がある。装着初期の疼痛・創傷管理目的で使う場合が多く，最終の仮義足ソケット（樹脂製）に変更する際には断端袋のみで調整できることが望ましい。

文献

1) 梅澤慎吾 ほか：血管原性切断高齢者の義足リハビリテーション．日本フットケア学会雑誌，12:61-70, 2014.

2) 清水順市，青木主税 編：リハビリテーション義肢装具学．メジカルビュー社，2017.

3) 三ツ本敦子 ほか：下腿切断者の断端周径変化．義肢装具学会誌特別号，26：113, 2010.

3章 疾患の基礎知識とレポートの書き方

8 パーキンソン病

はじめに

多くのパーキンソン病 (Parkinson's disease) 患者さんは，長い経過のなかで複数の医師と看護師，リハ職などさまざまな職種の人とかかわり，診察を受け，ケアを受け，リハビリを受けています．日常の診療のなかでも患者さんから教わることが多く，大変勉強になります．私たちはパーキンソン病を通じて患者さんの人柄に触れ，これからの人生をどのようにして生きていきたいのか，役立つかかわり方ができるのかを考えています．学生の皆さんも限られた貴重な時間を有効に使い，人生経験を積んでほしいと思います．

チェックリスト

教育目標1 理学療法の対象者に対して基本的理学療法を体験し，実践できる

■**一般目標1** 理学療法の対象者に対して初期評価を行うことができる

PT協会学生評価表 該当項目	1) 情報収集ができる	☑
C-1, 2	Hoehn-Yahrの重症度分類と生活機能障害度，on-off，wearing off，不随意運動（ジスキネジア）などの障害度分類をイメージできる	
	振戦，筋強剛，無動・寡動，姿勢反射障害などの運動症状を理解している	
	幻覚，幻視，妄想，高次脳機能障害，睡眠障害，便秘，痛みなどの非運動症状を理解している	
P-1	発症からの現病歴を確認し，現在までの医療，リハビリの経過を把握する	
	いつからどのような症状が出現してきたのか，運動症状と非運動症状を整理して理解する	
	服薬状況を確認する	
P-2	退院後の生活を見据えた現在の本人，家族のHOPEやNEEDを確認する	
P-3	家族や本人，ケアマネジャー，訪問看護，訪問リハスタッフから入院前の生活状況，生活環境の確認する	
	多職種（医師，看護師，MSW，OT，ST，PT）から退院時や退院後のゴールを聞き，根拠を理解する	
	2) 理学療法評価ができる ※ 病時期に見合った評価を行う	
C-1, 2	被動性筋緊張検査，振戦（安静時，姿勢時，運動時）を確認する	

187

C-1, 2	無動・寡動(指タップ，回内外，仮面様顔貌)，姿勢反射(立ち直り，ステップ，片脚立位，リーチ)を確認する	
	起居動作，歩行状況(すくみ足，小刻み，突進)，代償動作を確認する	
	廃用による2次的障害(柔軟性，筋力低下，体力低下など)を確認する	
	ADL評価(BI，FIM)を確認する	
	錐体外路徴候，錐体路徴候，運動失調を各種検査で確認し，神経徴候を整理する	
	症状日誌を付けてon-off，wearing off，不随意運動(ジスキネジア)の日内変動を把握する	
	補助具(杖，歩行器，車いす，自助具など)の確認	
C-3	起立性低血圧のリスク管理のため，カルテ，看護記録を確認する。また，臥位，座位，立位で血圧を計測する。中止基準も確認する	
	転倒歴を確認する	
C-3, 4	なんのために検査を実施するかを，患者にわかる言葉で説明できるようにする	
	検査方法はデモンストレーションを行い，説明できるようにする	

3)検査結果をもとに分析・統合・解釈ができる	
C-4	ICFを用いて整理された症例の全体像を把握する。維持されている機能と能力が生活に影響するか確認する	
4)問題点の抽出ができる ※病時期に見合うものを抽出する	
C-2	生活を維持するうえで課題となるものを，機能的，能力的，社会的に整理する	

■**一般目標2** 対象者の身体状況に応じて，科学的根拠に基づく目標設定ができる

C-3	改善可能な課題について，段階的に短期目標を設定する(入院前)	
C-4	退院後に目標とする生活を維持するために，解決する課題を挙げる	
C-4, 5	他職種との目標のすり合わせと役割分担を行う	
	慢性進行性疾患，中枢性疾患，難治性疾患であることを踏まえて，症状の進行，新たに出現する症状の予測，それらによる生活上の課題を挙げる	

■**一般目標3** 問題点および目標設定から理学療法治療・指導計画の立案ができる

C-1	モチベーションが維持できるように工夫されたプログラムを立案する	
C-3	ホームプログラムにつなげられるものを立案	

疾患の基礎知識

　臨床実習で初めて患者さんを担当する場合，どんな疾患であっても大変緊張するだろう。ここで紹介するパーキンソン病は難病に指定されている病気である。学生さんのなかには難病は難しい疾患と感じている人が多いように見受けられる。理由はいろいろあると思うが，ここでは，学生の皆さんがパーキンソン病患者を受け持つ場合にヒントとなることをまとめる。パーキンソン病患者の理解に役立ててほしい。
　パーキンソン病は，
①全身の神経の疾患である。
②慢性進行性疾患（急性発症の病気ではない）である。
③リハビリテーションの介入が大変重要な疾患である。

　この3点について次に解説する。

①全身の神経の疾患である

　パーキンソン病は，神経変性疾患で変性をきたす神経細胞体に，レビー小体というタンパク質が蓄積されることがわかっている。次に示すものは，レビー小体が蓄積されていることが判明している主な神経である。パーキンソン病は脳内中脳黒質だけの変性症と思われがちだが，全身の神経に変性が起きていることがわかる。

中脳黒質：神経細胞の80％の変性で神経伝達物質であるドーパミン欠乏が起きる。
嗅球　　：嗅覚障害の出現。パーキンソン病発症初期から出現しやすい。
心臓　　：心臓交感神経の障害。血圧調整に影響。
腸管　　：腸管神経障害による消化管運動機能障害を発症。便秘症状の出現。
皮膚　　：皮膚神経線維障害。

②慢性進行性疾患である

発症：外傷のような受傷，脳卒中や心臓病のような発症などとは違い，はっきりした発症はない。パーキンソン病では加齢に伴うような「動きの鈍さ」や「ちょっとした手の震え」などを自覚または他者に指摘されて病院を受診し，医師に診断されることが多くある。これら，動きの鈍さや手の震えなどはいつから起こったのかわかりにくく，運動症状に気付く前から非運動症状（レム睡眠異常，便秘，うつ傾向，嗅覚障害，体重減少など）を認める場合も少なくない（前臨床期，図1）。

経過：パーキンソン病に罹患して前臨床期を含めて20〜30年の経過をたどる患者がいる。パーキンソン病に罹患してからの生涯イメージは，ほとんど症状がない時期（前臨床期）と服薬効果が有効な時期（ハネムーン期）を合わせて早期という。この時期は生活に障害をきたすことも少なく，就業や家事の継続が可能である。早期から症状が進行した時期を進行期とよぶ。進行期は，ADLが自立している時期から寝たきりまでの長い期間を指す。服薬効果の減弱，不随意運動出現，動作障害の重度化，精神症状の出現，高次脳機能障害の出現などさまざまな症状が重複して重症度を増

していく。終末期には寝たきりとなることがある。

③リハビリテーションの介入が大変重要な疾患である

エビデンス：

日本神経学会『パーキンソン病治療ガイドライン2011』には，「運動療法が，身体機能，健康関連QOL，筋力，バランス，歩行速度の改善に有効である（グレードA）」「外部刺激，特に聴覚刺激による歩行訓練で歩行は改善する（グレードA）」「運動療法により転倒の頻度が減少する（グレードB）」と記載されている。そのほか，日本理学療法士協会が発行している，『理学療法診療ガイドライン第1版（2011）』や海外のガイドラインでもパーキンソン病の症状緩和にリハビリテーションが有効であるとの報告がみられる。

介入意義：

慢性進行性に経過するパーキンソン病では発症早期よりも進行期で障害が重複し，多様化してくる。症状の進行を遅らせることや予防的な介入により患者や家族の抱える課題の解決を図り，少しでも楽に生活を送れるようにしていく。「心身機能」，「生活環境」，「生涯」が介入項目となる。

図1はパーキンソン病患者の生涯と病気の進行，薬物治療とリハビリテーションの関係をイメージした図である。リハビリテーションが介入することで症状の進行の傾斜角度を緩めるようにしていく。

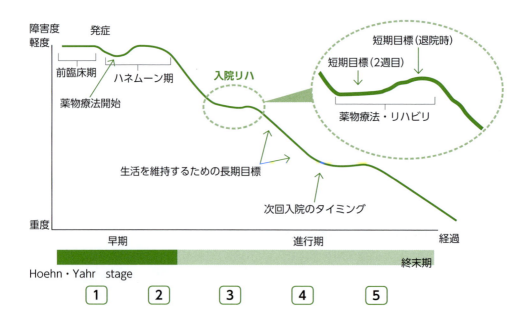

図1　パーキンソン病患者の生涯と病気の進行と治療介入のイメージ図

運動症状と非運動症状

運動症状

運動症状の4大徴候（中核症状）

振戦：
4〜5Hzの安静時振戦が特徴的。精神的緊張により一時的に増悪することがある。

筋強剛（固縮）：
屈筋優位，鉛管様（ネバっとした抵抗感），歯車様（カクカクした抵抗感）。同一関節の屈筋と伸筋に筋強剛を認めると同時収縮が起こる。

無動・寡動：
動作スピードの緩慢や随意運動の発動が減少すること。変換運動検査では運動範囲が徐々に小さくなる。運動開始の遅れや唾液の飲み込み回数の低下，仮面様顔貌がみられる。

姿勢反射障害：
脳幹の障害により姿勢反射や姿勢制御が障害される。前屈前傾姿勢，斜め徴候（ピサ徴候）など独特な姿勢を呈する。立ち直りやステッピングの障害により転倒しやすくなる（図2, 3）。

図2 pull test① 骨盤から荷重移動

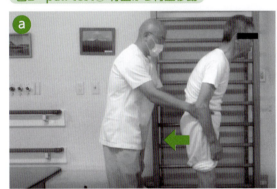

骨盤に手を掛けて後方に引く。

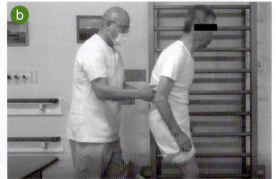

股関節の屈曲や頭部，上肢の反応が出現していないので，後方に引くと同時に検者も1歩足を引いて患者の後方突進に備える。

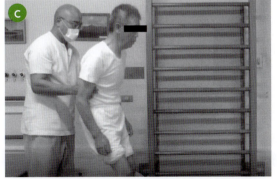

後方に小刻みにステップが出現する。いつでも支えられるよう準備するが，できるだけ観察を続ける。転倒に注意しよう。

図3　pull test ②　肩甲帯から荷重移動

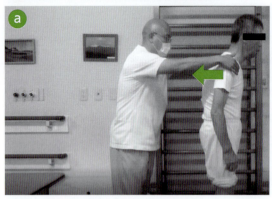

肩甲帯に手を置き後方に引く。

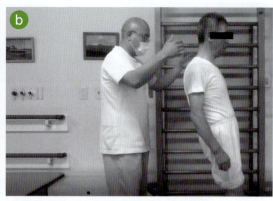

股関節の伸展，頭部屈曲が出現し姿勢を保持しようとする反応がみえる。

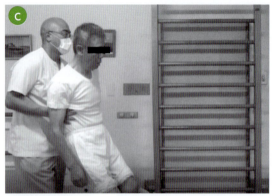

股関節伸展位からスタート姿勢に戻れずに後方へのステップが出現する。転倒に注意する。

2次的な運動障害

廃用障害や中核症状の影響により出現する能力障害：
　筋力低下，関節可動域障害，呼吸障害，起居動作障害，立位・歩行障害，巧緻運動障害，易疲労性（体力低下），嚥下障害，コミュニケーション障害，眼球運動障害などさまざまな障害が出現する。

非運動症状

　幻覚，幻視，妄想，認知機能障害，覚醒障害，うつ，アパシー（興味関心の喪失），アンヘドニア（喜びの喪失），注意障害（前頭葉障害），衝動制御障害，遂行機能障害，感覚障害（嗅覚障害，視覚認知障害，痛み），起立性低血圧，睡眠障害，排尿障害，消化管運動障害，発汗障害などがある。
　理学療法を実施する場合は対象となる症状は主に運動症状だが，非運動症状によって介入が困難な場合がある。リハビリテーションの実施の妨げとなる可能性があるので，非運動症状を把握し，運動障害とともに行動の遂行に影響を与えているかの評価が必要となる。

ちょっと一休み　パーキンソン病の名前の由来

　パーキンソン病は、James Parkinson氏の名前が付けられているのは有名な話です。James Parkinson氏の誕生日、1775年4月11日にちなんで、「世界パーキンソン病の日」が4月11日に設定されています。

　James Parkinson氏が発表した小論文の題名は「an essay of the shaking palsy」(1817年)だそうです。

　1888年、Jane Martin Charcot 氏によってこの論文は再評価されることになりますが、麻痺症状がないので振戦麻痺という名称から、病名をパーキンソン病と提唱しています。それが認められて病名がパーキンソン病になったそうです。このときにParkinson氏の論文には記載されていなかった筋強剛がCharcot 氏によって追記されています。

　自分の名前がついていることを知らないJames Parkinson氏は、外科医で薬剤師、助産師で古生物学にも長けた人物だったようです。さまざまな名声があるようですが、興味を引くのが古生物学の分野で、中型の肉食恐竜「メガロザウルス」の命名者だそうです。

チェックリストのおさらい

Hoehn-Yahr重症度分類と生活機能障害度

Hoehn-Yahr重症度分類と生活機能障害度を確認しましょう(表1)。

表1　Hoehn-Yahrの重症度分類と生活機能障害度

Hoehn-Yahr の重症度分類			生活機能障害度
stage1	振戦や筋強剛など軽度なものが一側性に認められる	Ⅰ度	日常生活、通院は自立レベル。就労も可能
stage2	振戦や筋強剛など両側性にみられ、姿勢異常や動作緩慢がみられる		
stage3	歩行障害が明確で、姿勢反射障害が認められ、転倒の可能性がある。機能障害は中等度レベル	Ⅱ度	身の回りのことはかろうじて可能だが通院は要介助
stage4	起立歩行は可能であるが起居動作など日常生活動作に介助が必要となる。機能障害は高度レベル		身の回りのことも要介助状態
stage5	立ち上がりに介助を必要とし、車いすでの移動となるか寝たきりの状態である	Ⅲ度	全介助状態

パーキンソン病の運動症状の確認

　病期に見合った評価を行うようにしよう。検査後は担当理学療法士と結果をディスカッションしよう！

錐体外路，錐体路，運動失調の検査

腱反射，病的反射（バビンスキー，チャドック，ホフマン），感覚（深部，表在，関節覚，痛み），筋緊張（被動性検査），反復拮抗運動（手回内回外検査，フットパット），協調検査（鼻指鼻試験，踵膝試験）などを実施します。

- 担当理学療法士の検査結果と比べてみましょう。結果が違うようであれば検査の実施方法のコツを教えてもらいましょう。
- 過去の結果が閲覧できるようであれば，今回の結果と比較して症状の進行程度を検討してみましょう。

on-off症状，wearing offの確認

パーキンソン病では症状の日内変動が出現することや薬の効果が低下することがあります。このような状態が何時に起きているのか，動きにくい時間がどのくらいあるのかを知る必要があります。

情報を得る方法としては，
- 看護師から病棟生活，特に朝や夜の時間帯の情報を得る
- 本人から聞く
- 症状日誌をつける（製薬会社で作成している症状日誌を利用することが多い）

などがあります。

wearing offとは，服薬効果が短くなり，効果が切れている状態のことをいいます。ADLが自立している人でもoff時には介助が必要になることもあります。パーキンソン病治療薬（レボドパ製剤）の長期間使用により起こります。wearing offが出現するとジスキネジア（手足や体幹に出現する不随意運動）が出現します。

リスク管理

起立性低血圧

臥位から座位，立位に姿勢を変化させたときに血圧が低下し，めまいやふらつき，失神を起こす可能性があります。

臥位，座位，立位の血圧を計測し数値を比較してみましょう。収縮期血圧が20以上低下する場合は起立性低血圧を認めます。自覚症状がない場合があるので注意しましょう。そのほか，食事や排泄時に低血圧を起こすことがあります。

転倒

パーキンソン病は転倒が多い疾患です。転倒に関するエピソードは担当理学療法士からも情報収集しましょう。

転倒が多くなる原因には，姿勢反射障害，すくみ足，突進，注意力低下，認知機能障害，見積もり障害などがあります。床に軽く膝をついてしまう転倒や方向転換時の転倒，座るときに勢いよく尻もちをついてしまう転倒，立ち上がった直後に起きる転倒，いすからお尻がはみ出てしまい，座りきれずに落ちてしまう転倒，手すりにつかまろうとして遠くか

ら手を伸ばすが，手が届かずに失敗する転倒などがあります。住居の見取り図を作成し，転倒頻発箇所を特定すること，何をしていて転倒したのかを確認しましょう。

パーキンソン病では，二重課題(例：歩行しながら話をする)能力が低下しますので，歩行の評価を行うときに一緒に確認してみましょう。

今回紹介したチェックリストのほかにも多くの検査があります。実習に余裕ができるようであれば担当理学療法士と一緒に進めていくとよいでしょう。

学生に限らず，神経難病患者さんを担当するときに大切なのは，問題点をみつけることではなく「知る」ことなのです。

・問診で現病歴を聞き，今までの経過を知る。
・問診で生活状況を聞き，どんな生活をしているのかを知る。
・問診でNEEDやHOPEを聞き，どのように考えているのかを知る。
・機能・能力検査を行い，症状の構成を知る。
・全体像を把握し現病歴を加味し，予後を知る。
・在宅スタッフや本人から情報収集し，退院後の生活状況を知る。

> **point** 学生の皆さんは，「間違わずに正解を出す」ではなく，知らないものを「知る」ようにしましょう。

症例報告書

①はじめに
本症例は経過10年目ごろよりwearing offが出現し，off時に前屈前傾の姿勢不良やすくみ足が認められた。外出機会が減少し家事動作など役割の減少を認めていた。薬物調整とリハビリテーションを目的に入院となった。

薬物調整の結果，off時間の短縮を認めた。自宅退院後は家事を行うため，生活範囲ですくみ足が出現しやすい箇所を確認し，対策を講じたので報告する。

②症例紹介
年齢：70歳代，性別：女性，身長：155cm，体重：57kg，BMI：23.73(普通体重)
家族，家屋状況：夫(80歳代)と2階建て一軒家で2人暮らし。
その他の家族：娘1人(既婚子供2人)，息子1人(海外赴任)。
現病歴：

X年
右手の震えと動作の鈍さを自覚し，かかりつけ医から当院紹介と

発症からの現病歴，既往歴の確認
担当理学療法士から教えてもらおう！
・どんな薬物療法が行われたか，その効果について。
・受けたリハビリテーションの種類(理学療法，作業療法)。
・リハビリテーションを受けた期間(入院期間，外来頻度)。
・訪問リハビリや通所リハビリなどの利用状況。
・転倒，骨折などの経験があれば状況。
・運動症状，非運動症状の出現時期。
これらの情報を収集し，現在までの症状進行の状況を把握しよう。
→リハビリテーション目標設定や症状進行の予測に役立てよう！

なる。右手の安静時振戦，巧緻運動障害，動作緩慢を認めた。外来で薬物療法開始。レボドパ服用にて巧緻動作障害，動作緩慢症状は改善を認めた。

X＋3年

ADL，家事は自立しているが時間がかかるようになり，動きの鈍さや腰痛も出現してきたため初回入院となった。右上肢優位の筋強剛と安静時振戦，両側脊柱起立筋の活動性低下，前屈姿勢，後方姿勢反射障害を認めた。薬物療法とリハビリテーションを実施。1カ月の入院加療を行い，自宅退院となる。10m歩行スピード8秒，TUG (timed up and go) スピード9秒，腰痛も自制内となった。退院後は週1回通院リハビリを受けた。

以後，定期的な入院 (年1回約1カ月) を行い，機能・能力の維持を図った。

X＋10年

薬が切れる感じがするようになり，薬が効いていないときに家のなかですくむようになってきた。転倒は月に1，2回。家事は夫と分担するようになった。腰曲りが増強し，腰痛も悪化してきたため，今回6回目の入院となった。

③ **NEED**：姿勢の改善と家事動作の継続

HOPE：家事をきちんと行いたい。外出して買い物をしたい。

④ **医学的情報**

診断名：パーキンソン病(Hoehn-Yahr stage Ⅲ)

　四肢と頸部の筋強剛，右上肢優位の振戦，姿勢反射障害 (後方優位)，仮面様顔貌，小声，引きずり歩行，すくみ足歩行，幻視・幻覚(－)，夜間頻尿(＋)，起立性低血圧(＋)自覚なし。

　dat scan検査で非対称の線条体集積を認めた。MIBG心筋シンチグラフィー検査でも心臓交感神経の異常を認めた。

既往歴：高血圧症(X＋5年～)

⑤ **他部門情報**

Dr.：

wearing offが認められるため薬を増量してみるが副作用が出現する可能性があるため注意が必要。また，薬の量を変えずに服薬回数を1日3回から1日5回に分けて服薬する方法も挑戦する予定。まずはリハビリテーションで筋力，体力を上げて様子をみる。腰痛は骨や椎間板，脊柱管に異常がないため禁忌は特にない。起立性低血圧は軽度であるが降圧剤を使用していたため変更を検討する。入院は2カ月間を予定。自宅復帰し夫婦で暮らしていくこと

本人，家族のNEED，HOPEの確認，生活状況，環境の確認

　カルテ，本人，家族，担当理学療法士から情報収集が可能。カルテや本人家族から得た情報は担当理学療法士と共有し，同じ認識をもつとよい。

他職種からの情報収集

　患者の現在のゴールを聴取しよう。他職種も同じ認識で取り組んでいく(チームアプローチを実感しよう)。

　退院後の生活についての展望を聞いてみよう。

　チェックリストに他職種とあるが，ここでも大切なのは担当理学療法士の考えである。勇気を出して，担当理学療法士にも聞いてみよう！

聞き方の例

・「先生はこの患者さんが生活に戻るときにどのような状態を想像していますか？」
・「退院後どのくらいの期間，今の状態が継続すると考えていますか？」
・「今後出現する可能性がある症状はどのようなものだと考えていますか？」
この3つを担当理学療法士から聴取できれば成功である。

を考えている。

Ns.：

入院後体調は変わりないが，ときどきボーッとしていることがある。夜間トイレ時にドアの前やトイレ内ですくむことがある。wearing off はあるようだ。服薬管理は自分でできている。

OT：

昨年入院時と比較すると右上肢の筋強剛の悪化と軽度のパーキンソン手を認める。食事は割り箸を使用している。HDS-R，Moca-Jは正常範囲で認知面では大きな問題はないと考えている。家事動作の効率向上には姿勢の改善と腰痛改善が必要である。上肢操作時の上部体幹の姿勢保持改善を目標とし，創作活動や棒体操などを行う。

PT：

X＋3年の退院後から週1回の外来リハと定期的な入院時に理学療法を提供していた。リハビリに対してモチベーションが高く，休みはほとんどなく，楽しみにしている様子だった。リハビリ中の会話ではお孫さんの話や町内会の会合の話を聞くことが多かった。右上下肢優位のパーキンソン症状であったが，徐々に体幹にも左右差が出現してきていた。約半年前から前屈姿勢がみられるようになり，自己修正が不十分だと観察していた。すくみ足はいすの前や注意が散漫になったときに出現することがあった。今回の入院では薬物による機能改善とリハビリによる動作の改善に期待している。ストレッチや筋力訓練，バランス訓練のほかにラジオ体操やカラオケなどにも参加してもらい，リハビリ時間以外の活動量も上げていく。OTと協力して環境の調査やすくみ足の出現箇所を精査する。

> 神経難病の患者は，皆さんが担当する前から複数の医療機関で治療を受け，複数のリハビリを経験している人がほとんどである。現在の状況を理解するためには過去の情報も重要になる。調べきれないことは担当理学療法士に質問しよう。

⑥理学療法（学生）評価（第10〜14病日目）

【第一印象】

リハビリが好きだと笑顔でいわれ，明るい性格の印象を受ける。前屈姿勢を認め長時間の歩行や同じ姿勢での作業で腰痛が悪化している。

【問診】

家では夫と家事を分担して行っている。自分は主に炊事や洗濯をしていて，夫が掃除をしている。買い物は近くのスーパーに夫と2人で行く。腰は炊事中に左側が特に痛くなるが寝ると治る。トイレの前や居間の応接セットの近辺で歩きづらいことがある。

【筋緊張検査】

上肢：手関節，肘関節屈筋・伸筋に鉛管様筋強剛（＋）右＞左

下肢：足関節屈筋　歯車様筋強剛（＋）（右＞左）

> 関節を屈曲伸展方向に交互に動かして抵抗感を確認しよう。初めは抵抗感がどのようなものなのかわからないので，担当理学療法士がどう感じているのか聞いてみよう。

頸部：胸鎖乳突筋　鉛管様筋強剛（＋）左右差なし

体幹：腹筋群筋強剛（＋）

【振戦】

右手関節と手指に安静時振戦（＋）　5Hz程度

【無動・寡動】

回内外運動：

右前腕の回外が不十分かつ5回目（10回中）を過ぎたあたりからさらに動きが小さくなり，回数も遅れた。

フットパット：

7回目に右足関節底屈のタイミングが遅れる（10回中）。

仮面様顔貌（＋）。

【触診】

皮膚温は上下肢ともに正常，発赤（－），傷（－）。胸鎖乳突筋，左外腹斜筋，左脊柱起立筋（腰椎部），左殿筋，左下腿三頭筋は筋腹の硬さを感じる。右脊柱起立筋（腰椎部）筋萎縮（＋）。

【腱反射】

正常（左右差なし）

【病的反射】

バビンスキー，チャドック，ホフマン，バレーサイン　陰性

【鼻指鼻試験】

右手指に振戦（＋），測定障害（－），運動分解（－）

【姿勢反射障害】

pull test

立位：後方への荷重移動の刺激に対し股関節屈曲が出現し，姿勢保持を行うが，もちこたえが弱い。ステッピングは出現し1，2歩で止まることが可能。

【腰痛】

左腰部脊柱起立筋の膨隆（＋），発赤（－），熱感（－），圧痛（－），伸張痛（＋），運動時痛（＋），痛みは重だるく，鈍い。

【関節可動域】

スクリーニング的に実施した結果，ほぼ正常範囲内。

【筋力／握力】

15kg／18kg

【MMT】

右股関節屈曲，右足関節底屈が4レベルである。そのほかは年相応。

【起居動作】

・臥位から座位，自立

・寝返りを経てon elbow-on hand（スピードの低下があるが年相応と考えられる）。

・立ち上がり，自立，足を引く動作はみられるが骨盤の前傾が不十

ほかの検査中の安静臥位や会話，歩行中などに視診しよう。

指タップ，前腕回内外検査，仮面様顔貌の観察をしよう。動きが徐々に小さくなる，左右差がみられる，動作がだんだん遅くなる，表情がほとんどない，瞬きしないなどの様子がみられれば無動・寡動の症状が出現していると判断できる。起居動作にも影響しているので同時に観察しよう。

立ち直り，ステッピング，片脚立位，リーチテストデモンストレーションと動きの練習を行ってから検査しよう。意外と結果が変わってくる。p.191，192図2，3のpull testを参照。

パーキンソン病患者は動作パターンが減少してくる。頸部や体幹の可動域低下によって特徴的な動作パターンを呈するので確認してみよう。

→頭部の屈曲が出現しない。

→体幹の可動域制限のため上部体幹と下部体幹が板状に動く。

→回旋や側屈運動ができないのでまっすぐ起きてきてしまう。

分で荷重移動が不足傾向にある。

【姿勢観察】

臥位：頸椎過伸展位のため顎が挙上，胸腰椎ストレート（矢状面），骨盤軽度右回旋，右股関節外旋位。

座位：頸椎過伸展位，胸腰椎屈曲位，肩甲骨1横指左挙上位，骨盤後傾位，右回旋位，主に左荷重位。

→**矢状面**：正中線から胸腰椎屈曲位で最大5横指後方に位置する。肩峰は3横指前方，耳垂は4横指前方に位置する。

→**前額面（後面）**：右骨盤，胸郭，肩峰1横指下制，胸腰椎棘突起は正中線より1横指右側方移動，頸椎左側屈位，外後頭隆起は正中線上に位置する。

立位：頸椎過伸展位，胸椎屈曲位，腰椎ストレート（矢状面），軽度右側屈，骨盤右回旋位減少，股・膝関節はほぼ伸展位，主に左荷重位。

→**矢状面**：正中線から膝蓋骨後面は1横指未満前方，大転子は1横指未満後方，骨盤前後傾中間位，腰椎は正中線上，胸椎屈曲位2横指後方，肩峰2横指前方，頸椎伸展位，耳垂2横指前方位。

→**前額面（後面）**：膝蓋骨中央は若干左寄り，左股関節内転位，骨盤2横指左側方偏倚，骨盤腸骨稜は右1横指下制位，胸腰椎棘突起は正中線より1横指右側方移動，頸椎左側屈位，外後頭隆起は正中線上に位置する。

【歩行】

10m歩行時間：12秒，**歩数**：20歩（3回平均）

2分間歩行距離：80m，右arm swingの消失，両側かかと接地の消失，足底全面接地。

　右下肢立脚初期から中期にかけて股関節伸展と右体幹伸展不足により荷重が後方に残りやすい。左arm swing（大）。右立脚初期から中期にかけての右脊柱起立筋と右大殿筋は触診により筋活動の低下を認める。検査中，すくみ足は観察されず。

【二重課題検査】

歩きながら100-7を実施。

10m歩行時間：15秒，歩数24歩，引き算は全問正解。歩幅は小さくなるが，すくみは出現せず。

【統合と解釈】

● 歩行について

　10m歩行時間が12秒で低下傾向にある。右立脚期の股関節，体幹伸展不足による荷重移動の低下と腰痛によるものと判断。右立脚期では右股関節伸筋，右脊柱起立筋は無動による筋活動の低下と筋

📖 姿勢の特徴を大まかにとらえよう。ランドマークを用いて正中線から位置を把握する。荷重の位置や筋活動も確認してみよう。

座位：腰椎後湾位，骨盤後傾位，頸部伸展位。立ち上がりに不向きな後方荷重が特徴的。腰椎前弯可動域，骨盤前傾，下肢荷重移動が自力で行えるか確認してみよう。

アライメントの確認：正中線上からランドマークの位置を確認しよう。

正中線の設定：矢状面上では座骨からの垂直線，前額面状では支持基底面の中央からの垂直線，後面からの観察では殿裂からの垂直線である。

立位：前屈前傾姿勢，膝股関節屈曲位が特徴的。ピサ徴候がある場合，荷重量に左右差があるので左右差を確認しておこう。

正中線の設定：矢状面上では外果前方からの垂直線，前額面上では支持基底面の中央（両側踵骨の中央点）からの垂直線となる。外後頭隆起や耳垂からの重力線を正中線に設定すると支持基底面から外れることがあるので注意しよう。

📖 歩行については次のことを確認しておこう。

・すくみ足，小刻み，突進歩行の観察，2重課題能力

・10m歩行を計測し時間（秒），歩幅（cm）

・曲がり角や狭所，暗所でのすくみ足の出現

萎縮によるものと判断。すくみ足は検査中観察ができなかったため，再度確認が必要である。二重課題検査で歩行時間の遅延や歩数の増加を認めたため，すくみ足が出現する状況がわかれば観察可能。

● **姿勢について**

　頸椎の過伸展が認められたが胸腰椎の生理的彎曲の減少による代償である。右脊柱起立筋の萎縮によって腰椎の左回旋と右側屈，骨盤後傾が観察されている。

● **姿勢反射障害**

　後方姿勢反射障害は軽度である。

【ICF】

図4　ICFを用いた全体像の把握

健康状態
良好
高血圧
パーキンソン病

生活機能

心身機能・身体構造

一次障害
右上肢安静時，企図振戦
筋強剛（右上肢優位）
無動，寡動
仮面様顔貌
軽度の後方姿勢反射障害
すくみ足（未確認）
二重課題の障害
起立性低血圧

※ 幻覚，幻視はない
※ 認知機能は保たれている
※ 姿勢反射も比較的保たれている

二次障害
右脊柱起立筋，大殿筋の活動性低下
脊柱アライメントの変化

※ 筋力や関節可動域の廃用症候群の影響は少ない

活動
若干の歩行，
起居動作スピード低下
右arm swingの消失
右立脚期の荷重移動低下
座位，立位の左荷重
座位，立位のアライメント不良

肯定的側面
起居動作自立
立ち上がり動作自立
屋内外歩行可能
炊事能力あり

参加
家事動作など家庭内の役割に制限
外出機会の減少
外出目的の減少

肯定的側面
外来リハビリ通院可能
スーパー程度の買い物可能

環境因子
手すりの設置や段差解消などしていない
2階建て一軒家に夫と2人暮らし
インフォーマルな支援は夫のみ

個人因子
パーキンソン病は経過10年
70歳代
リハビリは積極的
介護保険は申請していない
特定疾患医療受給者証交付

・6分間歩行で持久力と突進歩行の有無
歩行は1つ目の課題になる。2つ目の課題（話をする，両手で荷物を持つ，杖を使うなど）が課せられたときに歩行能力が低下することがある。注意力の分散によって歩行がうまく行えず，小刻みや，すり足，すくみ足が観察されることがある。日常生活では転倒のリスクが増すので転倒についての問診を注意深く行おう。

統合・解釈

　検査結果から症状を整理する。考察にならないように注意が必要。検査を用いて調べていた症状（現象）を他者にも理解してもらえるようにまとめていくが，できるだけ簡素なほうがよいとされる。

全体像の理解

　問診や機能，能力評価から得たすべての情報をまとめるには，ICFの利用が便利である。機能や能力障害別に整理された課題のほかに，現在維持されている機能や能力についても記録することが大切になる。

【問題点】

● impairment level

1 無動・寡動による仮面様顔貌，右脊柱起立筋腰部，大殿筋の活動性低下。

2 姿勢反射障害，二重課題障害，wearing offによるすくみ足。

3 筋活動の左右差，筋強剛による姿勢アライメント異常。

● disability level

4 歩行，起居動作スピードの低下。

5 歩行時のarm swing消失。

6 右立脚期の荷重移動不足。

● handicap level

7 家庭内役割の減少(主に家事)。

8 外出機会と目的の減少。

【プログラム】

①他動的ストレッチ(頸椎，腰椎，四肢)

②徒手抵抗による筋力訓練(両下肢，体幹屈伸)

③座位バランス練習：側方，前後方向(骨盤前後傾)

④立位バランス練習：ステップ(荷重移動)と体幹・上肢を組み合わせた抗重力運動。

⑤歩行練習　　　：耐久性向上目的と負荷歩行の2種類。

【目標設定】

＜2週目の目標＞

・入院生活になじめ，精神的に安定して治療，リハビリを受ける。

・座位，立位時に意識的に抗重力筋を活動させることができる。

・腰痛の軽減。

・wearing offの状況を把握できる。

＜4週目の目標＞

・後方pull testで股関節屈曲，体幹屈曲を用いて抗うことができる。

・すくみ足の詳細を把握し対策を講じる。

・負荷歩行(二重課題)で歩行スピードの低下を軽減させる。

・ホームプログラムの習得。

＜退院時の目標＞

・wearing off時の対策が講じられて家事動作が行える。

・すくみ足が出現する箇所や状況を理解し対策を講じる。

＜退院1カ月後＞

・ホームプログラムを実践している。

・調子がすぐれないときに相談する。

・すくみ足による転倒をしていない。

・家事，買い物に参加し役割をもっている。

問題点抽出

統合と解釈で症状の整理ができ，ICFで全体像の把握ができたら，治療を前提とした問題点の抽出を行う。現在の生活を維持するうえで課題となることを解決するために，どのような機能障害や能力障害に注目していくかを決めて記録する。

課題に影響を与えている機能障害や能力障害は複数あるのが通常。影響が強いと思う順番に記録してみよう。

担当理学療法士の思考過程を教えてもらい，まずは真似をしてみよう。パーキンソン病では症状の進行に伴い，薬物療法やリハビリテーションの必要性が増してくる。すなわち「長期目標」＝「リハビリの終了」はあてはまらなくなる。

長期目標

・「退院時の目標と退院後の生活の見通し」

・「退院1カ月後の生活状況の見通し」

・「退院2カ月後の…」

患者さんや家族にとっては，病気が進行していく不安のなかで「今の生活が維持できるのか」「今後も生活していけるのか」，これらが最も大きな関心である。入院中の毎日のリハビリと目標達成は退院後の生活の維持につながっていなければ意味のないものになってしまう。目標設定が理学療法士の自己満足になっていないか注意が必要である。

次に考える必要があるものは，症状の進行予測である。進行の予

3章　疾患の基礎知識とレポートの書き方

【経過】

1週目：バランス練習を行い，リーチ動作と片脚立位の評価を付け加える必要があると判断し追加した。FRT：20cm，片脚立位：Rt4秒，Lt10秒，立位時の荷重：Rt22kg，Lt35kgであった。

2週目：夫に自宅の見取り図を描いてもらい，転倒した箇所を確認した。

3週目：片脚立位：Rt8秒，Lt15秒，立位時の荷重：Rt27kg，Lt30kg。
パーキンソン病症状日誌の結果，起床時と昼食前，夕方16時頃にwearing offと思われる体調不良が存在することがわかった。
wearing off時の観察では仮面様顔貌の悪化，小声，右上肢振戦増大，前屈前傾姿勢，ベッド周りで小刻み，すくみ足を認めた。遠い場所に捕まる傾向を確認できた。

4週目：ホームプログラムのリーフレットを作成し訓練時間中に確認しながら行うこととした。連続歩行距離が延長した。負荷歩行でもスピード低下が減少した。薬物療法により起床時と昼食前のwearing offが解消された。
16時のwearing offに対しては環境調整で対処を行うことになった。実施内容は，「手すりの設置，家具の配置変更，床に目印を付ける」だった。

退院後：家事動作は疲労なく長時間でも腰痛は自制内。ホームプログラムは継続できている。手すりの設置を制度利用して行った。ケアマネジャーからヘルパー利用や通所サービスの利用も進められ，検討中と報告があった。

【考察】

発症から経過10年のパーキンソン病患者を担当する機会をいただいたので理学療法評価の結果と経過，今後について文献を交えて考察を述べる。

本症例の今回の入院のきっかけとなったのがwearing off現象の出現であった。off時の動作緩慢，すくみ足が家事動作に影響し徐々に活動を制限することになった。筋活動の左右差，姿勢の悪化，腰痛は2次的な症候としてとらえられる。これらは負のサイクルを助長している。薬物やリハビリテーションで負のサイクルを断ち切らなくてはいけない状況であった。図5の➡が介入可能と判断し「左右差のある筋活動」，「不良姿勢」，「動作障害」部分の改善を期待した。薬物療法でwearing offの時間と回数を減少させることでon時の能力を発揮することが可能となった。脊柱起立筋と大殿筋の筋活動向上は筋収縮の感覚を学習することで効果を得ることができた。

測には実施した評価結果と経験則が重要になる。先に担当理学療法士の意見を聞き，それを参考にして自分でも考えてみよう。

聞き方の例
「現在，この患者さんはこのような症状があると評価を進めてきてわかってきました。現病歴の内容から考えると運動症状の進行が認められているのですが，この患者さんの病気がもう少し進行してきたとき，次はどんな症状が出てくると考えていますか？　非運動症状はどうですか？」担当セラピストは考えていることをきっと教えてくれる。

「治療＝評価」と考える。アプローチに対する反応はアプローチ方法の是非を判断する材料になる。

何について考察するのかを明確にし，自分の考えを読み手に理解してもらうように文章を作成する。

右下肢での荷重支持が改善することで姿勢の左右差が減少し，左起立筋の過用が減少し腰痛は自制内となった．

　wearing offの評価をパーキンソン病症状日誌で行い，時間帯とパーキンソン症状の出現状況を確認することができた．on時にはみられなかった姿勢異常やすくみ足，目測障害などが確認できた．これは，この患者の本来のパーキンソン症状としてみることができる．10年の経過で徐々に進行し症状が重なってきていることがわかった．非運動症状の出現は少ないようであるが，二重課題の障害や今回把握できた症状を合わせると，近い将来では運動症状に加え，非運動症状も多く表面化してくると思われる．現状を維持するためには，筋活動の左右差の悪化によって不良姿勢，腰痛，不活発の負のサイクルが再発しないことが重要だと考える．そのために患者本人が行えることはホームプログラムの実施と外来リハの継続，セラピストとのコミュニケーションだと考える．長く今の状態を継続していただきたいと期待したい．

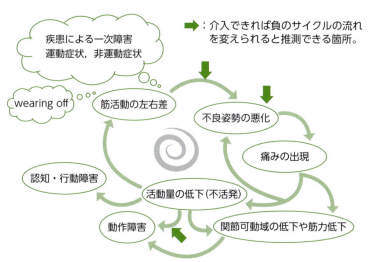

図5　症状の負のサイクル

症状や障害の関係を整理し，治療介入のポイントを把握するために，ICFとともにこのような図を作成するとよいだろう．

リハビリテーションが介入しサイクルの流れを変えるにはどうすればよいだろうか．

【謝辞】
　臨床実習にご協力いただいた患者様，ご家族様に感謝申し上げるとともにご指導いただいた病院スタッフの皆様にお礼申し上げます．

文献
1) 田代邦男 編：よくわかるパーキンソン病のマネジメント 改訂版, 医療ジャーナル社, 2008.
2) 田代邦男 著：神経症候学の夢を追いつづけて, 悠飛社, 2005.
3) 田崎義昭 ほか著：ベッドサイドの神経の診かた 改訂18版, 南山堂, 2016.
4) 小森哲夫 監：神経難病領域のリハビリテーション実践アプローチ, メジカルビュー社, 2015.
5) 松尾善美 編：パーキンソン病に対する標準的理学療法介入, 文光堂, 2014.
6) 潮見泰藏 編著：ビジュアルレクチャー神経理学療法学, 医歯薬出版, 2017.

⑨ 慢性閉塞性肺疾患（COPD）

実習におけるCOPDの理学療法の概要

まず疾患定義が時代とともに変化していることに留意しましょう[1]。つまり，文献によってその病理学的機序の説明が多少変化している点，かつての大気汚染から，現代では喫煙など検討材料も変化している点など，歴史的変貌を経ていることを認識しておく必要があります。

臨床実習で慣習的にCOPDが主病名の患者さんを担当することはほとんどないと考えられますが，合併症としてCOPD（整形外科疾患で入院していて，合併症としてCOPDがあるなど）に配慮する必要は十分にあります。

GOLD（global initiative obstructive lung disease）[2]の定義では「完全に可逆的ではない気流の制限を有する疾患」とあり，この完全に可逆的ではない進行性の気流制限が，この疾患の治療ゴールなどの設定を困難にしています。

また臨床推論をするうえで，各種検査データの意味するところをしっかり理解しておく必要があります。前述の「完全に可逆的ではない進行性の……」にかかわる，改善を狙うべきところ，現状維持にとどめるところ，予防（悪化防止）に努めるところなどの理由付けにもなることを忘れないようにしましょう。

チェックリスト

教育目標1 理学療法の対象者に対して基本的理学療法を体験し，実践できる

■**一般目標1** 理学療法の対象者に対して初期評価を行うことができる

PT協会学生評価表該当項目	1）情報収集ができる	☑
C-1，2	呼吸器疾患のおおまかな分類説明ができる	
	各種検査データの解釈ができる	
P-1，2，3	喫煙などの疾患に影響する要因を調べる	
	過去の症状の経過を調べる	
	各種検査データの収集ができる	

		2)理学療法評価ができる	
C-1, 2, 3, 4, 5		換気障害の分類ができる	
		脳卒中患者の代表的な評価項目が挙げられる	
		重症度分類ができる	
		各種検査データと症状との関連付けができる	
		評価に必要な検査項目を列挙できる	
P-1, 2, 3, 4, 5		リスク管理に気を配り検査する	
		検査項目に優先順位を付け実施する	
		3)検査結果をもとに分析・統合・解釈ができる	
C-1, 2, 3, 4, 5		疾患構造・障害構造を整理できる	
		4)問題点の抽出ができる	
C-1, 2, 3, 4, 5		進行性であることを認識した問題点を抽出できる	

■**一般目標2** 対象者の身体状況に応じて，科学的根拠に基づく目標設定ができる

C-1, 2, 3, 4, 5	進行性であることを認識した目標設定ができる	

疾患の基礎知識

肺気量分画（スパイロメトリ）

基本的な呼吸機能の検査である。特にチェックが必要な項目として，次の2つがある。

%VC（%肺活量）

年齢・身長などにより予測された正常値との比較で表される。

【解釈】

同じ年齢層，身長の人と比べて低下しているかどうかを知ることができる。80%以下では拘束性あるいは混合性（拘束性と閉塞性のミックス）と判別する。COPDでは正常と同じ場合があることに注意。

FEV$_{1.0}$%（1秒率）

1秒間に呼出される空気の量が全体の何%かを測る。

【解釈】

　気流制限の程度や胸郭・肺の柔軟性を知ることができる。また呼吸筋の筋力を推測することができる。気流制限による低下か，呼吸筋の筋力低下も併発しているかの見極めが必要である。気管支拡張薬投与後検査で75％（参考書によっては70％）以下であれば混合性・閉塞性換気障害を示す。COPDでは低下する。

フローボリューム曲線

　最大吸気位から努力性の呼気を行ったときの気流の速度と気量を示す。
　図1はフローボリューム曲線を模式的に描いたものである。縦軸の呼気流量とは1秒あたりの呼気の流量，つまり息を吐き出すスピードを意味する。横軸は吐き出した気量を示している。

【解釈】

　気流の制限があり，あるいは肺の縮む力が低下しているため，息を吐くことが困難となりピークフローが低下する。また，重症例は息を吐けないため，吸う量も低下する。つまり，肺に空気を多く溜め込んだ状態での浅い呼吸となる。吐き出す息の勢いがないため，呼気において一定の流量を保てず，下に凸の緩やかな曲線となる。
　スパイロメトリとフローボリュームは，どちらも同じような検査ではあるが，スパイロメトリが正常・拘束性・閉塞性などを分類するのに対し，フローボリュームはその重症度分類の参考とする。

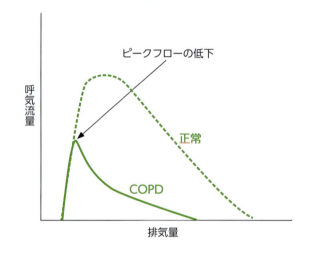

図1　フローボリューム曲線例

血液検査

PaO_2　　：動脈血酸素分圧（基準値80〜100Torr）
$PaCO_2$　：動脈血二酸化炭素分圧（基準値35〜45Torr）
HCO_3^-　：重炭酸イオン（基準値24mEq/L）
pH　　　：水素イオン指数（基準値7.4±0.05）
SpO_2　　：経皮的動脈血酸素飽和度

【解釈】

　呼吸しても肺でのガス交換が不十分なためPaO_2は低下，$PaCO_2$は増加し体に二酸化炭素がたまっていることを示している（呼吸性アシドーシス状態）。代償としてHCO_3^-が増加する（腎での代償）。HCO_3^-と$PaCO_2$のバランスが崩れているかどうかをみるのがpHである。血液ガスの検査は動脈血を用いるため採血が大変である。そのためSpO_2を用いてPaO_2を推測する。SpO_2が90％より下回るとPaO_2が急激な低下を示す。

症例報告書

呼吸困難感に着目しADL指導を行った肺気腫患者の初期評価

①はじめに

今回，諸動作に伴い呼吸困難感を有する肺気腫患者を評価し，呼吸困難感に着目してADL動作指導を行った症例を報告いたします。

②症例紹介

60歳代男性，身長160cm，体重49kg，無職（4年前に退職）。4年前より禁煙している（30年の喫煙歴：1日30～40本）。

● 全体的印象

やせ形で，表情は暗い。必要以上の会話はせずこちらの質問のみに答えるという印象。

● 現病歴

4年前より呼吸困難感が出現し，近医受診しCOPDと診断されるも，経過観察となった。本年X月，平地歩行時にも呼吸困難感が生じるようになり，精密検査目的で当院入院。

● 医学的情報

胸部X線写真にて肺の過膨張，透過性の低下，横隔膜の低平化を認める。

聴診上異常は認められない。

血液ガス検査ではPaCO₂：46.8Torr，PaO₂：56.3TorrでⅡ型呼吸不全であった。またpH：7.31，HCO₃⁻：40.0mEq/L。

● 肺機能検査所見

気管支拡張薬投与後の検査で%VC：86%，FEV₁.₀% 76%であり閉塞性換気障害を示している（COPD重症度分類Ⅱ期）。ピークフローの低下を認める。

図2 換気障害分類

	1秒率	
	拘束性	正常
70%(75%)		
	混合性	閉塞性
		80% %肺活量

実際はNEED，HOPE，薬剤情報，長・短期ゴールなど，より記載内容が多い。

体形を示すBMIなども記入するとよい。呼吸困難感から活動量が減り全身筋量も低下する。また食事中の呼吸困難感から食事量が減り，やせている人が多い。

喫煙はこの疾患において大きな要因となる。喫煙歴をチェックすること。

初期症状出現からの経過をチェックすること。特に平地歩行での呼吸困難感が出現したのはいつか，徐々に悪化したのか，急性増悪したのか，の判断の目安となる。

胸部X線写真やCT画像の所見は肺実質の評価だけでなく，呼吸パターンを推測するにも役立つ。この場合，肺に空気をため込んで，かつ横隔膜を使う腹式呼吸ではなく，胸式呼吸をしていることが推測される。

Ⅰ型呼吸不全：
PaCO₂≦45Torr，
PaO₂≦60Torr
Ⅱ型呼吸不全：
PaCO₂>45Torr，
PaO₂≦60Torr

pHが呼吸性アシドーシスを示している（正常7.4±0.05）。

COPDの重症度分類（図2）
Ⅰ期（軽度の気流閉塞）

③理学療法評価

- **視診**

胸郭はビア樽状胸郭，チアノーゼを認める。また胸鎖乳突筋が発達しており，呼気の延長，口すぼめ呼吸がみられる。

- **ROM-t**

肩関節屈曲：120°　　肩関節外転：135°　　肩関節水平外転：−20°
体幹伸展：10°　体幹屈曲：20°　股関節伸展：10°
股関節屈曲：100°

- **MMT**

肩関節全般的に3
股関節屈曲：4
膝関節屈曲：3，膝関節伸展：4，足関節背屈：3，足関節底屈：3

- **運動耐容能**

6分間歩行：352m

- **ADL**

整容動作：やや困難
食事動作：自立しているものの疲労感あり
ズボンの着脱：やや困難
トイレ（排便時）：自立しているものの時間がかかる
歩行：休憩をはさみながら自立
階段昇降：手すりにつかまり自立しているも時間がかかる

④問題点

1　COPD
2　呼吸困難感
3　関節可動域制限
4　筋力低下
5　ADL低下
（詳細は次ページ図3参照）

⑤考察（疾患・障害構造）

本症例は30年にわたる喫煙による肺気腫である。X線上，肺の過膨張，横隔膜の低平化（偏平化）がみられ，常に肺に空気をため込んだ状態で浅い胸式呼吸をしていると思われる。血液検査の所見よりpHがやや酸性であり，呼吸性アシドーシスといえ，$PaCO_2$，PaO_2の値からⅡ型の呼吸不全と判断できる。%VC，$FEV_{1.0}$%の値

$FEV_{1.0}$%≧80%
Ⅱ期（中等度の気流閉塞）
50%≧$FEV_{1.0}$%＜80%
Ⅲ期（高度の気流閉塞）
30%≧$FEV_{1.0}$%＜50%
Ⅳ期（きわめて高度の気流閉塞）
$FEV_{1.0}$%＜30%

この症例報告ではPT評価を抜粋しています

📖 胸部X線写真だけでなく，視診で得られる情報も多くある。ビア樽胸郭（胸郭が膨らんだ状態）はCOPDの特徴でもある。筋肉の発達具合も呼吸パターンの推測に役立つ。口すぼめ呼吸をすることで気道内圧を上げ，息を吐き出しやすくしている。

📖 可動域制限および筋力低下は呼吸困難感による活動量低下を示すことが多いが，次のような視点も必要。

肩回りの可動域制限・筋力低下
→上肢の反復運動や挙上動作は呼吸動作に影響。

股関節・体幹の可動域制限・筋力低下
→腹部を圧迫する動きは呼吸動作に影響。

📖 **運動耐容能の検査**
6分間歩行はCOPDの予後を推測するうえでもよい指標である。ただし検査自体が不可能な場合もある。実施の際はSpO_2など簡易的に血ガスを推測できるものを併用する。

📖 **ADL評価**
この症例報告ではFIMなどのバッテリーを示

から閉塞性の換気障害であり，COPD重症度分類では中等度の気流閉塞に相当する。フローボリューム曲線でピークフローが低下していることや，胸鎖乳突筋の発達具合から，特に呼気が困難と思われる。結果，呼気の延長，より息を吐き出しやすい口すぼめ呼吸や，胸郭のビア樽変形がみられる。

本症例の呼気困難に起因する呼吸困難感が活動量低下や肩を中心とした関節可動域制限，筋力低下を助長し，さらにはADL，特に呼吸運動に影響すると思われる諸動作を困難にしている。

具体的には……（この後具体的な説明，長期・短期ゴールの説明，治療プログラムについて述べるとよい）。

していないが，なぜこれらの動作に問題があるかが重要。
整容動作
→上肢の反復運動や挙上は呼吸動作に影響。
食事動作・排便
→呼吸を一時的に止める場面がある。
ズボンの着脱
→体幹屈曲による腹部圧迫で呼吸運動に影響。

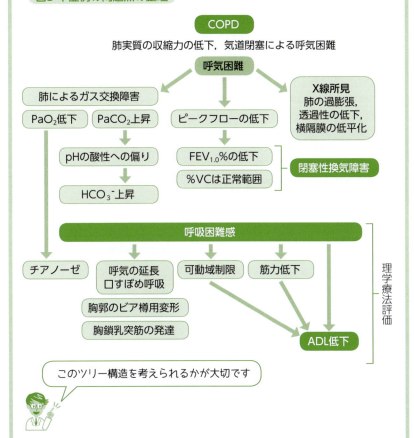

図3 本症例の問題点の整理

文献

1) 永井厚志：COPDの定義，日呼吸会誌 42（8），2004.
2) Rabe KF, Hurd S, Anzueto A, et al.: Global strategy for the diagnosis, management, and prevention of chronic obstructive pulmonary disease: GOLD executive summary. Am J Respir Crit Care Med 176: 532-555, 2007.

10 住環境評価について

住環境評価の必要性について

　理学療法は評価をもとに問題点やゴールを検討し，退院後の生活を想定したアプローチを行いますが，病院施設内で行った理学療法評価が患者さん宅では成り立たないことが少なくありません．例えば，病院施設内でほぼ自立していたトイレの出入り・便座の乗り移り・立ち座り・ズボンの上げ下げなどの一連の動作が，自宅では環境の違いからうまくできないといったことなどがあります．入院中の患者さんが自宅復帰をめざす場合，退院後の生活が安全・安心・快適になるよう，生活環境全般に注意を向けることが重要です．特に住環境は暮らしの基盤であるため，専門職として適切な評価と介入が必要となります．
　ケースレポートには患者さんの住環境についても問題点を的確に抽出し，アプローチを考え，適宜考察し，わかりやすく記載します．

住環境評価で必要となる主な項目

　身体に障害があると，日常生活のさまざまな場面で不便が生じることから，住まいが患者さんの身体機能や日常生活活動（以下，ADL）に合わなくなることが起こり得ます．住環境評価で必要となる主な項目は，①フェイスシート，②理学療法評価，③福祉機器の導入状況・予定，④住まいの状況，⑤その他，が挙げられます（表1）[1]．

表1　住環境評価で必要となる主な項目

①フェイスシート（一般情報）：住所，年齢，性別，家族構成，キーパーソン，職業，役割，収入，生活保護受給の有無，身体障害者手帳の有無（ある場合はその等級），介護保険の有無（ある場合はその要介護度）など

②理学療法評価：疾病，身体機能評価，ADL・IADL の評価など

③福祉機器の導入状況・予定：杖，車いす，介護用ベッド，ポータブルトイレなど

④住まいの状況：住まいの形態（持ち家・借家，戸建・集合住宅など），住まいの間取り，住まいの構造，住まいのバリアになる箇所など

⑤その他：他部門の情報や特記すべき内容など

住環境評価のポイント

　理学療法の住環境評価は，住まいそのものを単独に扱うのではなく，患者さんの身体機能やADLとの対応関係で，問題点やその対処方法を検討します。そのため，住環境評価は，患者さんの身体機能やADLなどの理学療法評価が適切にされていることが大前提となります。理学療法評価や住まいの現状から，自宅での暮らしや生活動線を考えた場合に，どのような問題点が想定されるかを抽出し，具体的な対応策を検討します。

　レポートでは，これらをわかりやすく簡潔にまとめることが重要です（表2）。

表2　住環境評価のポイント

①身体機能やADLなどの理学療法評価を的確に

②家の中の1日の生活で予見される問題の抽出（「いつ」・「どこで」・「どんな」）

③抽出された問題の対処方法の検討（「人」・「物」・「制度」）
　「**人**」：当事者，家族，そのほか当事者にかかわる人
　「**物**」：福祉用具・支援機器，住宅など
　「**制度**」：公的サービスの利用など

レポートの構成からみた住環境評価の位置付け

　ここでは住まいの状況を，ケースレポートのどこに，どの程度記載するかを解説します。

レポート冒頭の患者紹介欄（フェイスシート）に記載

　住まいの状況を，フェイスシートの一項目として記載するレポートの構成です。当事者の機能・能力面で，住環境の問題を無視できる場合や，当事者の住環境の情報を簡略する記載が適した場合に向いています。

理学療法評価欄に記載

　住まいの状況を，理学療法評価の一項目として記載するレポートの構成に必要です。特に自宅退院を目指す患者さんで，住まいに問題があることが予見される場合，住環境の評価がレポートで重要な内容となります。レポートの構成には，さらにいくつかのパターンがあります（表3）。

表3　ケースレポートの構成からみた住環境評価のパターンの種類

① フェイスシートに住まいの形態（持ち家・借家，戸建・集合住宅など）を記載し，理学療法評価項目（評価項目の末尾）に住環境評価として住まいの間取りやバリアになる箇所を記載するパターン

② 理学療法評価（評価項目の末尾）に住環境評価の項目をつくり，住まいの形態，住まいの間取り，バリアになる箇所を記載するパターン

③ 家庭訪問を実施した場合の訪問録欄に，住環境評価の内容を記載するパターン

④ 数度の家庭訪問や住環境整備の前後を再評価するなど，住環境評価を重点に記載するパターン

住まいの状況に関するレポートの記載

住まいの情報の入手・評価

　患者さんの住まいの状況は，退院後の生活を検討するうえで重要な情報源となります。そのため，必要に応じて当事者やご家族から，住まいに関しての聞き取りや家庭訪問を実施します。なお，住まいに関しては当事者やご家族のプライバシーにふれる内容も含まれることもあるので，情報の収取や取り扱いには細心の注意を払うようにします[2, 3]。

　住まいの情報は，あらかじめ患者さんやご家族に協力してもらい，住まいの図面や写真を持ち寄って相談する機会を設けると情報共有が図られやすくなります。事前にこれらの情報を共有していると，家庭訪問に同行する場合でも，現場で状況を把握しやすくなります。なお，作業療法士（OT：occupational therapist）やソーシャルワーカー（MSW：medical social worker）など，他部門ですでに住まいの情報を把握していることもあるため，情報はスタッフ間で共有し，当事者やご家族に度重なる聞き取りをしないようにしましょう。

　一方，実際の臨床場面では住まいに関しては，カルテの記載情報や，当事者からのヒアリングに限られることも少なくありません。また，たとえ家庭訪問に同行した場合でも，限られた訪問時間内に家の隅々まで計測することは容易ではありません。限られた状況のなかでも患者さんの住まいの生活動線の要所となる箇所（玄関アプローチ，玄関，寝室，トイレ，浴室，居間，食堂）については，最低限把握するよう心掛けましょう。

現状の問題点の把握と対応策案の検討

　患者さんのADLを評価し，住まいの状況からどのような生活行為に支障が生じそうか，理学療法評価や住まいの現状から検討し，予測します。その際，患者さんの起居や移動能力の評価は特に重要で，住まいの現状と統合して問題点を把握し，記載します。

モニタリング

　評価のPDCAサイクル（plan→do→check→action）を念頭に，必要に応じて患者さんの住まいに関しての再評価（モニタリング）をします。住宅改修や福祉用具を導入すれば終わりではなく，これらは効果的であるかが重要となります。実際に導入した福祉用具の放置や誤用のほか，当事者の機能の変化も起こり得ます。このように，さらなる問題がありそうか検討し，記載します。実習期間中にモニタリングをする機会があれば，その内容についてもレポートに記載します。

平面図を使い，住まいでの生活をイメージする

　図面化は，住環境の問題点を把握する有効な方法です。図面化すると住まいの生活動線が把握しやすく，患者さんのADLとの対応関係を一目で理解しやすくなります。平面図が用意できない場合でも，家庭訪問やヒアリングで住まいの情報を得たら，図面化することをお勧めします。

　実習指導者と相談し，当事者やご家族からの了解が得られる状況であれば，レポートに住まいの平面図や写真などを用いるとよいでしょう。ただし，レポートに図面を掲載するのはわかりやすくするための手段であり，図面を描くことそのものが目的ではありませんので，特に必須のことではありません。レポートの作成にあたっては，掲載する内容を実習指導者に相談して適宜対応するとよいでしょう。

フリーハンドで平面図を描くコツ

　一般的な住宅の平面図の縮尺は1/50，1/100，1/200程度のものが多く，通常は縮尺や寸法のほかに，方位や1階床の地盤面からの高さ（例えばGL＋450mmなどと標記）が記載されています。平面図で用いられる平面表示記号を図1に示します[4]。

　臨床現場では，図面が揃っている状況ばかりとは限りません。そこで限られた情報を手掛かりに平面図にするコツを身に付けると，それなりに図面表記は可能です。用意するものは，5mm方眼紙，メジャー，定規，筆記用具です。

　方眼紙は，在来工法で尺貫法の寸法であれば便宜上5mm方眼3マス分を90cmとしておくとよいでしょう。縦横3マスおきに，点で印をつけるとグリッドを把握しやすくなります。こうすると1畳の大きさは，3×6マスで大体表現できます。部屋の大きさが6畳であれば，これが縦に2つ，横に3つ分になります。階段は2マス（60cm）を3等分すると，踏み面20cmの階段が表現できます。壁や柱はグリッド上にあることが多いです。これらを手掛かりに各部屋の大きさを推測していくと，各部屋の縮尺がある程度は実体に近くなります。実測値は，図の付近にメモするとよいでしょう。ベッドや家具などを図中に配置すると，動線の寸法がわかりやすくなります。ベッドは1畳より若干大きいと理解しておくとよいでしょう。

　問題点や，実測した部屋の広さ・段差などの数値を，図としてメモしておきましょう（図2）。

図1 平面表示記号と材料構造表示記号

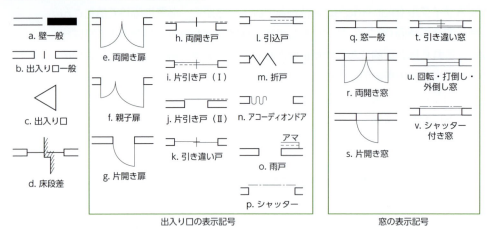

a 平面表示記号（縮尺1/100程度）(JIS A 0150を元に作成)

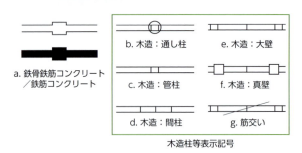

b 材料構造表示記号 (JIS A 0150を元に作成)

（文献4より引用）

図2 フリーハンドで描いた住宅の平面図の例

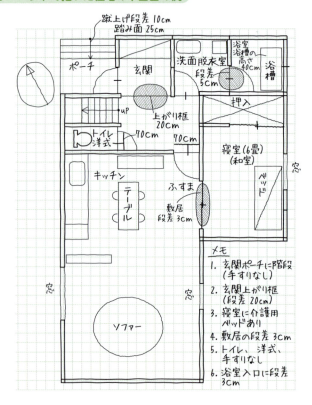

CADを用いてレポート作成

　レポートをパソコンのワープロソフトで作成することが一般的になっています。学生のレポートでMicrosoftのWord®の図形機能で図面化したレポートをときどき目にしますが，図面上に寸法の記載ができないなど，住まいの平面図を表現するには不向きで，あまりお勧めはできません。可能であれば，コンピュータを用いた図面ソフト（CAD：computer aided design）を用いて見やすいレポートに仕上げることをお勧めします。

　CADの普及は目覚ましく，「Auto CAD®」などのプロ仕様のソフトから，比較的安価な，お絵描きソフトまで多彩です。比較的入手が容易な汎用ソフトとして，ジャストシステム社の総合グラフィックソフトの「花子®」は値段も手ごろで，ワープロソフトに近い操作性のCADです。図2のフリーハンドで描いた図面をもとに「花子®」で作成した住宅の平面図を図3に示します。そのほか住宅に特化したMegasoft社の3Dマイホームデザイナー®なども比較的安価で入手しやすいソフトです。

図3　CADを用いた住宅平面図の例（ジャストシステム社「花子®」で作成）

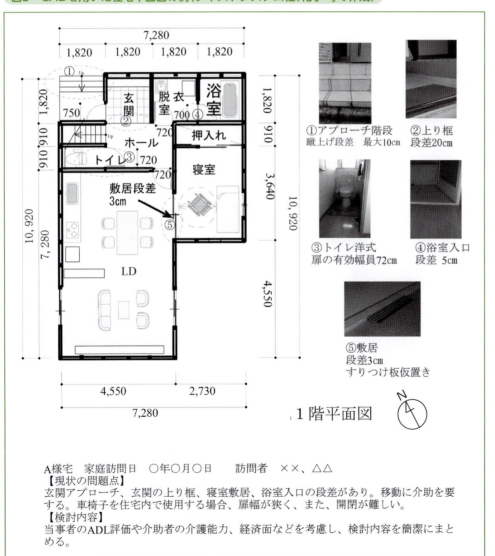

📗文献

1) 徳田良英 監：生活環境論入門 第2版, 116-128, DTP出版, 2016.
2) 医療・介護関係事業者における個人情報の適切な取扱いのためのガイダンス, 厚労省HP, 2017. (http://www.mhlw.go.jp/file/06-Seisakujouhou-12600000-Seisakutoukatsukan/0000164242.pdf)
3) 「医療・介護関係事業者における個人情報の適切な取扱いのためのガイダンス」に関するQ&A（事例集）, 厚労省HP, 2017.(http://www.mhlw.go.jp/file/06-Seisakujouhou-12600000-Seisakutoukatsukan/0000166287.pdf)
4) 細田多穂 監：生活環境学テキスト, 162-172, 南江堂, 2016.

代表的な評価集

付録

付録　代表的な評価集

改訂長谷川式簡易知能評価スケール

質問内容	配点
① お年はいくつですか？（2年までの誤差は正解）	0, 1
② 今日は何年の何日ですか？　何曜日ですか？ 　（年，月，日，曜日が正解でそれぞれ1点ずつ）	0, 1 0, 1 0, 1 0, 1
③ 私たちが今いるところはどこですか？ 　（自発的にできれば2点，5秒おいて家ですか？　病院ですか？ 　施設ですか？　のなかから正しい選択をすれば1点）	0, 1, 2
④ これから言う3つの言葉を言ってみてください。あとでまた聞きますのでよく 　覚えておいてください。 　（以下の系列のいずれか1つで，採用した系列に〇印をつけておく） 　1：a)桜　b)猫　c)電車 　2：a)梅　b)犬　c)自動車	0, 1 0, 1 0, 1
⑤ 100から7を順番に引いてください。 　（100−7は？　それからまた7を引くと？　と質問する。最初の答えが不正 　解の場合，打ち切る。それぞれ1点）	0, 1 0, 1
⑥ 私がこれから言う数字を逆から言ってください。 　（6-8-2，3-5-2-9を逆から言ってもらう。3桁逆唱に失敗したら，打ち切る）	0, 1 0, 1
⑦ 先ほど覚えてもらった言葉をもう一度言ってみてください。 　（自発的に回答があれば各2点，もし回答がない場合，以下のヒントを与え正 　解であれば1点） 　a)植物　b)動物　c)乗り物	a：0, 1, 2 b：0, 1, 2 c：0, 1, 2
⑧ これから5つの品物を見せます。それを隠しますのでなにがあったか言ってく 　ださい。 　（時計，鍵，タバコ，硬貨など必ず相互に無関係なもの）	0, 1, 2, 3, 4, 5
⑨ 知っている野菜の名前をできるだけ多く言ってください。 　（答えた野菜の名前を右欄に記入する。途中で詰まったり，約10秒間待って 　も答えない場合はそこで打ち切る） 　0〜5＝0点，6＝1点，7＝2点，8＝3点，9＝4点，10＝5点	0, 1, 2, 3, 4, 5

合計点数
満点30点，20点以下は認知症，21点以上は非認知症

（加藤伸司 ほか：改訂長谷川式簡易知能評価スケール（HDS-R）の作成，老年精神医学雑誌，2: 1339-1347, 1991. より引用）

Japan coma scale (JCS)

Ⅲ 刺激をしても覚醒しない状態 （3桁の点数で表現） (deep coma, coma, semicoma)	300	痛み刺激にまったく反応しない
	200	痛み刺激で少し手足を動かしたり顔をしかめる
	100	痛み刺激に対し，払いのけるような動作をする
Ⅱ 刺激すると覚醒する状態 （2桁の点数で表現） (stupor, lethargy, hypersomnia, somnolence, drowsiness)	30	痛み刺激を加えつつ呼びかけを繰り返すと辛うじて開眼する
	20	大きな声または体を揺さぶることにより開眼する
	10	普通の呼びかけで容易に開眼する
Ⅰ 刺激しないでも覚醒している状態 （1桁の点数で表現） (delirium, confusion, senselessness)	3	自分の名前，生年月日が言えない
	2	見当識障害がある
	1	意識清明とは言えない

※ R：restlessness（不穏），I：incontinence（失禁），A：apallic state または akinetic mutism
　たとえば「30R」や「30 不穏」，「20I」や「20 失禁」のように表す。

(太田富雄 ほか：急性期意識障害の新しい grading とその表現法（いわゆる 3-3-9 度方式）．第3回脳卒中の外科研究会講演集, p.61-69, 1975. より引用)

Glasgow coma scale (GCS)

1 開眼 (eye opening, E)	自発的に開眼	4
	呼びかけにより開眼	3
	痛み刺激により開眼	2
	なし	1
2 最良言語反応 (best verbal response, V)	見当識あり	5
	混乱した会話	4
	不適当な発話	3
	理解不明の音声	2
	なし	1
3 最良運動反応 (best motor response, M)	命令に応じて可	6
	疼痛部へ	5
	逃避反応として	4
	異常屈曲運動	3
	伸展反応（除脳姿勢）	2
	なし	1

正常では E，V，M の合計が 15 点，深昏睡では 3 点となる。

(篠原幸人 ほか編：脳卒中治療ガイドライン 2009, p.341, 協和企画, 2009. より引用)

付録　代表的な評価集

アンダーソン・土肥の改定基準

1 運動を行わないほうがよい場合	① 安静時にすでに脈拍120/分以上
	② 拡張時血圧120mmHg以上
	③ 収縮時血圧200mmHg以上
	④ 動作時しばしば狭心痛を起こす
	⑤ 心筋梗塞発作後1カ月以内
	⑥ うっ血性心不全の所見の明らかなもの
	⑦ 心房細動以外の著しい不整脈
	⑧ 安静時すでに動悸，息切れがある
2 途中で運動を中止する場合	① 運動中，中等度の呼吸困難，めまい，嘔気，狭心痛が出現した場合
	② 運動中，脈拍が140/分以上になった場合
	③ 運動中，1分間10回以上の不整脈が出現した場合
	④ 運動中，収縮期血圧40mmHg以上または拡張時血圧20mmHg以上上昇した場合
3 運動を一時中止し，回復を待って再開する場合	① 脈拍数が運動前の30％以上増加した場合
	② 脈拍数が120/分を超えた場合
	③ 1分間10回以上の不整脈の出現
	④ 軽い息切れ，動悸が出現した場合

(柳澤　健 編：運動療法学，金原出版，2006. より引用)

range of motion（ROM：関節可動域）

＜上肢測定＞

部位名	運動方向	参考可動域角度	基本軸	移動軸	測定肢位および注意点	参考図
肩甲帯 shoulder girdle	屈曲 flexion	20	両側の肩峰を結ぶ線	頭頂と肩峰を結ぶ線		
	伸展 extension	20				
	挙上 elevation	20	両側の肩峰を結ぶ線	肩峰と胸骨上縁を結ぶ線	・背面から測定する	
	引き下げ（下制） depression	10				
肩 shoulder（肩甲帯の動きを含む）	屈曲（前方挙上） forward flexion	180	肩峰を通る床への垂直線（立位または座位）	上腕骨	・前腕は中間位とする ・体幹が動かないように固定する ・脊柱が前後屈しないように注意する	
	伸展（後方挙上） backward extension	50				
	外転（側方挙上） abduction	180	肩峰を通る床への垂直線（立位または座位）	上腕骨	・体幹の側屈が起こらないように90°以上になったら前腕を回外することを原則とする	
	内転 adduction	0				
	外旋 external rotation	60	肘を通る前額面への垂直線	尺骨	・上腕を体幹に接して，肘関節を前方90°に屈曲した肢位で行う ・前腕は中間位とする	
	内旋 internal rotation	80				
	水平屈曲 horizontal flexion (horizontal adduction)	135	肩峰を通る矢状面への垂直線	上腕骨	・肩関節を90°外転位とする	
	水平伸展 horizontal extension (horizontal abduction)	30				
肘 elbow	屈曲 flexion	145	上腕骨	橈骨	・前腕は回外位とする	
	伸展 extension	5				
前腕 forearm	回内 pronation	90	上腕骨	手指を伸展した手掌面	・肩の回旋が入らないように肘を90°に屈曲する	
	回外 supination	90				

221

付録　代表的な評価集

部位名	運動方向	参考可動域角度	基本軸	移動軸	測定肢位および注意点	参考図
手 wrist	屈曲（掌屈）flexion (palmar flexion)	90	橈骨	第2中手骨	・前腕は中間位とする	
	伸展（背屈）extension (dorsiflexion)	70				
	橈屈 radial deviation	25	前腕の中央線	第3中手骨	・前腕を回内位で行う	
	尺屈 ulnar deviation	55				

＜下肢測定＞

部位名	運動方向	参考可動域角度	基本軸	移動軸	測定肢位および注意点	参考図
股 hip	屈曲 flexion	125	体幹と平行な線	大腿骨（大転子と大腿骨外顆の中心を結ぶ線）	・骨盤と脊柱を十分に固定する・屈曲は背臥位，膝屈曲位で行う・伸展は腹臥位，膝伸展位で行う	
	伸展 extension	15				
	外転 abduction	45	両側の上前腸骨棘を結ぶ線への垂直線	大腿中央線（上前腸骨棘より膝蓋骨中心を結ぶ線）	・背臥位で骨盤を固定する・下肢は外旋しないようにする・内転の場合は，反対側の下肢を屈曲挙上してその下を通して内転させる	
	内転 adduction	20				
	外旋 external rotation	45	膝蓋骨より下ろした垂直線	下腿中央線（膝蓋骨中心より足関節内外果中央を結ぶ線）	・背臥位で，股関節と膝関節を90°屈曲位にして行う・骨盤の代償を少なくする	
	内旋 internal rotation	45				
膝 knee	屈曲 flexion	130	大腿骨	腓骨（腓骨頭と外果を結ぶ線）	・屈曲は股関節を屈曲位で行う	
	伸展 extension	0				
足 ankle	屈曲（底屈）flexion (plantar flexion)	45	腓骨への垂直線	第5中足骨	・膝関節を屈曲位で行う	
	伸展（背屈）extension (dorsiflexion)	20				

部位名	運動方向		参考可動域角度	基本軸	移動軸	測定肢位および注意点	参考図
足部 foot	外がえし eversion		20	下腿軸への垂直線	足底面	・膝関節を屈曲位で行う	
	内がえし inversion		30				
	外転 abduction		10	第1，第2中足骨の間の中央線	同左	・足底で足の外縁または内縁で行うこともある	
	内転 adduction		20				

＜体幹測定＞

部位名	運動方向		参考可動域角度	基本軸	移動軸	測定肢位および注意点	参考図
頸部 cervical spines	屈曲（前屈）flexion		60	肩峰を通る床への垂直線	外耳孔と頭頂を結ぶ線	・頭部体幹の側面で行う ・原則として腰掛け座位とする	
	伸展（後屈）extension		50				
	回旋 rotation	左回旋	60	両側の肩峰を結ぶ線への垂直線	鼻梁と後頭結節を結ぶ線	・腰掛け座位で行う	
		右回旋	60				
	側屈 lateral bending	左側屈	50	第7頸椎棘突起と第1仙椎の棘突起を結ぶ線	頭頂と第7頸椎棘突起を結ぶ線	・体幹の背面で行う ・腰掛け座位とする	
		右側屈	50				
胸腰部 thoracic and lumbar spines	屈曲（前屈）flexion		45	仙骨後面	第1胸椎棘突起と第5腰椎棘突起を結ぶ線	・体幹側面より行う ・立位，腰掛け座位または側臥位で行う ・股関節の運動が入らないように行う	
	伸展（後屈）extension		30				
	回旋 rotation	左回旋	40	両側の後上腸骨棘を結ぶ線	両側の肩峰を結ぶ線	・座位で骨盤を固定して行う	
		右回旋	40				
	側屈 lateral bending	左側屈	50	ヤコビー（Jacoby）線の中点に立てた垂直線	第1胸椎棘突起と第5腰椎棘突起を結ぶ線	・体幹の背面で行う ・腰掛け座位または立位で行う	
		右側屈	50				

（日本整形外科学会・日本リハビリテーション医学会, 1995. より引用抜粋）

付録　代表的な評価集

manual muscle testing（MMT：徒手筋力検査法）

＜尺度＞

0〜5までの6段階

5：normal（N）	最大の抵抗に対して終点の可動域を維持できる
4：good（G）	最大の抵抗に対してはテスト位置を保持することができない
3：fair（F）	抵抗が重力だけであれば，可動域を完全に動かすことができる
2：poor（P）	重力の影響を最小にした肢位でなら，可動域を完全に動かすことができる
1：trace（T）	筋収縮を触知または目で見ることができる
0：zero	筋収縮がない

＜主動作筋とテスト肢位＞

部位	動作	主動作筋	測定段階と肢位			
			背臥位	腹臥位	側臥位	座位
肩甲骨	外転と上方回旋	前鋸筋				5,4,3,2,1,0
	挙上	僧帽筋（上部）・肩甲挙筋		2,1,0		5,4,3
	内転	僧帽筋（中部）・大菱形筋	5,4,3,2,1,0			
	下制と内転	僧帽筋（中部・下部）	5,4,3,2,1,0			
	内転と下方回旋	大菱形筋・小菱形筋	5,4,3,2,1,0			2,1,0
肩関節	屈曲	三角筋（前部）・棘上筋・烏口腕筋				5,4,3,2,1,0
	伸展	広背筋・三角筋（後部）・大円筋		5,4,3,2,1,0		
	外転	三角筋（中部）・棘上筋	2,1,0			5,4,3,2,1,0
	水平外転	三角筋（後部）		5,4,3		2,1,0
	水平内転	大胸筋（鎖骨部・胸肋部）	5,4,3,2,1,0			2,1,0
	外旋	棘下筋・小円筋		5,4,3		2,1,0
	内旋	肩甲下筋・大胸筋・広背筋・大円筋		5,4,3		2,1,0
肘関節	屈曲	上腕二頭筋・腕橈骨筋・上腕筋	2,1,0			5,4,3,2
	伸展	上腕三頭筋		5,4,3		2,1,0

部位	動作	主動作筋	測定段階と肢位			
			背臥位	腹臥位	腹臥位	座位
前腕	回内	円回内筋・方形回内筋				5,4,3,2,1,0
	回外	回外筋・上腕二頭筋				5,4,3,2,1,0
手関節	屈曲(掌屈)	橈側手根屈筋・尺側手根屈筋				5,4,3,2,1,0
	伸展(背屈)	長・短橈側手根伸筋・尺側手根伸筋				5,4,3,2,1,0
股関節	屈曲	腸腰筋	1,0		2	5,4,3
	屈曲・外転・外旋(膝屈曲位)	縫工筋	2,1,0			5,4,3
	伸展	大殿筋・半腱様筋・半膜様筋・大腿二頭筋		5,4,3,1,0	2	
	外転	中殿筋・小殿筋	2,1,0		5,4,3	
	屈曲位からの外転	大腿筋膜張筋			5,4,3	2,1,0
	内転	大内転筋・短内転筋・長内転筋・恥骨筋・薄筋	2,1,0		5,4,3	
	外旋	外閉鎖筋・内閉鎖筋・大腿方形筋・梨状筋・上双子筋・下双子筋・大殿筋	2,1,0			5,4,3
	内旋	中殿筋・小殿筋・大腿筋膜張筋	2,1,0			5,4,3
膝関節	屈曲	大腿二頭筋・半腱様筋・半膜様筋		5,4,3,1,0	2	
	伸展	大腿直筋・中間広筋・外側広筋・内側広筋(長・斜)	1,0	2		5,4,3
足関節	底屈	腓腹筋・ヒラメ筋		2,1,0		5,4,3(立位)
	背屈ならびに内返し	前脛骨筋				5,4,3,2,1,0
	内返し	後脛骨筋				5,4,3,2,1,0
	底屈を伴う外返し	長腓骨筋・短腓骨筋・長趾伸筋・第三腓骨筋				5,4,3,2,1,0

(Helen J. Hislop ほか著:新・徒手筋力検査法 原著第9版, 協同医書出版, 2014. より引用)

付録　代表的な評価集

脳の機能局在

●大脳皮質の機能局在

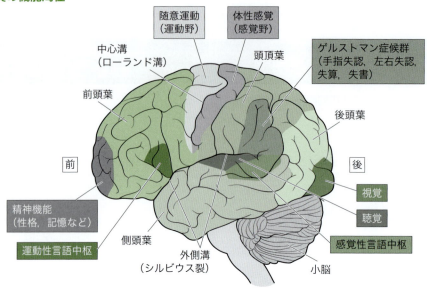

大脳皮質は，前頭葉，頭頂葉，側頭葉，後頭葉に分類され，それぞれに特有の機能をもつ。

（平田　哲 監：人体のメカニズムから学ぶ臨床工学 手術治療学，メジカルビュー社，2016. より引用）

●脳神経 12 対

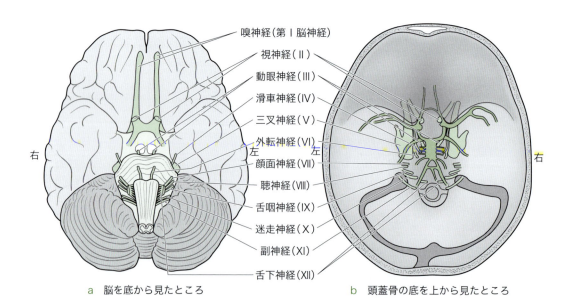

a　脳を底から見たところ　　　　　　　b　頭蓋骨の底を上から見たところ

脳から直接出ている12対の末梢神経を脳神経という。感覚性，運動性，混合性と，その機能はさまざまであり，嗅覚，視覚，眼球運動，味覚，聴覚などの連絡路としての役割を担う。

（平田　哲 監：人体のメカニズムから学ぶ臨床工学 手術治療学，メジカルビュー社，2016. より引用）

Brunnstrom stage(BRS)

上肢	stage Ⅰ	弛緩性麻痺
	stage Ⅱ	上肢のわずかな随意運動
	stage Ⅲ	座位で肩・肘の同時屈曲，同時伸展
	stage Ⅳ	腰の後方へ手をつける。肘を伸展させて上肢を前方水平へ挙上。肘90°屈曲位での前腕回内・回外
	stage Ⅴ	肘を伸展させて上肢を横水平へ挙上，また前方頭上へ挙上，肘伸展位での前腕回内・回外
	stage Ⅵ	各関節の分離運動
手指	stage Ⅰ	弛緩性麻痺
	stage Ⅱ	自動的手指屈曲わずかに可能
	stage Ⅲ	全指同時握り，釣形握り（握りだけ），伸展は反射だけで，随意的な手指伸展不能
	stage Ⅳ	横つまみ（母指は離せない），少ない範囲での半随意的手指伸展
	stage Ⅴ	対向つまみ，筒握り，球握り，随意的な手指伸展（範囲は一定せず）
	stage Ⅵ	全種類の握り，全可動域の手指伸展。すべての指の分離運動
下肢	stage Ⅰ	弛緩性麻痺
	stage Ⅱ	下肢のわずかな随意運動
	stage Ⅲ	座位，立位での股・膝・足の同時屈曲
	stage Ⅳ	座位で足を床の後方へすべらせて，膝を90°屈曲。踵を床から離さずに随意的に足関節背屈
	stage Ⅴ	立位で股伸展位，またはそれに近い肢位，免荷した状態で膝屈曲分離運動。立位，膝伸展位で，足を少し前に踏み出して足関節背屈分離運動
	stage Ⅵ	立位で，骨盤の挙上による範囲を超えた股外転。座位で，内・外側ハムストリングスの相反的活動と，結果として足内反と外反を伴う膝を中心とした下腿の内・外旋

(Brunnstrom S: Moter testing procedures in hemipledia: based on sequential recovery stages. Phys Ther, 46: 357-375, 1966.)
（石田　暉：脳卒中後遺症の評価スケール. 脳と循環, 4: 151-159, 1999. より引用）

デルマトーム（dermatome）

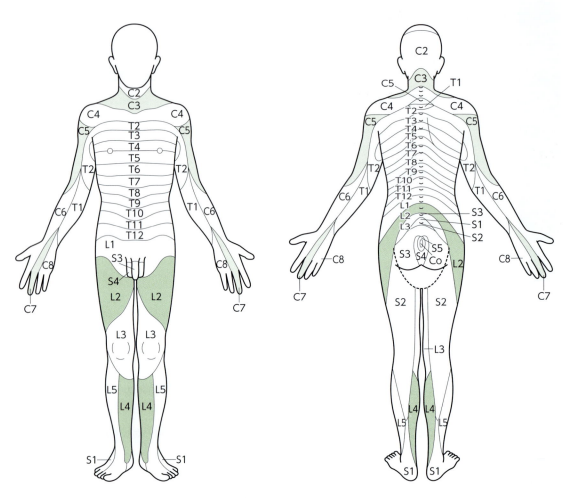

C：頸髄，T：胸椎，L：腰椎，S：仙椎の神経領域

(Haymaker W, Woodhall B: Peripheral Nerve Injuries. Principles of Diagnosis, 2nd ed. Philadelphia, WB Saunders, 1953. より引用改変)

(Barthel index：BI)

	点数	質問内容
1 食事	10	自立，自助具などの装着可，標準時間内に食べ終える
	5	部分解除（例えば，おかずを切って細かくしてもらう）
	0	全介助
2 車いすから ベッドへの移動	15	自立，ブレーキ，フットレストの操作も含む（非行自立も含む）
	10	軽度の部分介助または監視を要する
	5	座ることは可能であるがほぼ全介助
	0	全介助または不可能
3 整容	5	自立（洗面，整髪，歯磨き，髭剃り）
	0	部分介助または不可能
4 トイレ動作	10	自立（衣服の操作，後始末を含む，ポータブル便器などを使用している場合はその洗浄も含む）
	5	部分介助，体を支える，衣服，後始末に介助を要する
	0	全介助または不可能
5 入浴	5	自立
	0	部分介助または不可能
6 歩行	15	45M以上の歩行，補装具（車いす，歩行器は除く）の使用の有無は問わず
	10	45M以上の介助歩行，歩行器の使用を含む
	5	歩行不能の場合，車いすにて45M以上の操作可能
	0	上記以外
7 階段昇降	10	自立，手すりなどの使用の有無は問わない
	5	介助または監視を要する
	0	不能
8 着替え	10	自立，靴，ファスナー，装具の着脱を含む
	5	部分介助，標準的な時間内，半分以上は自分で行える
	0	上記以外
9 排便コントロール	10	失禁なし，浣腸，座薬の取り扱いも可能
	5	ときに失禁あり，浣腸，座薬の取り扱いに介助を要する者も含む
	0	上記以外
10 排尿コントロール	10	失禁なし，収尿器の取り扱いも可能
	5	ときに失禁あり，収尿器の取り扱いに介助を要する者も含む
	0	上記以外

合計得点 100

（柳澤　健：理学療法学ゴールド・マスター・テキスト1　理学療法評価学，p.204，メジカルビュー社，2010. より改変引用）

付録 代表的な評価集

functional independence measure(FIM)

		日付・評価者	/ /		/ /		
		評価項目	点	コメント	点	コメント	
運動項目	セルフケア	食事					
		整容					
		清拭					
		更衣・上半身					
		更衣・下半身					
		トイレ動作					
	排泄コントロール	排尿管理					
		排便管理					
	移乗	ベッド・椅子・車椅子					
		トイレ					
		浴槽・シャワー					
	移動	歩行					
		車椅子					
		主な移動手段	□ 歩行 □ 車椅子		□ 歩行 □ 車椅子		
		階段					
認知項目	コミュニケーション	理解					
		表出					
	社会的認知	社会的交流					
		問題解決					
		記憶					
		合計点					

運動項目			
採点基準	介助者	手出し	
7 完全自立	不要	不要	
6 修正自立	不要	不要	時間がかかる，補助具が必要，安全性の配慮
5 監視：準備	必要	不要	監視，指示，促し
4 最小介助	必要	必要	75％以上自分で行う
3 中等度介助	必要	必要	50％以上，75％未満自分で行う
2 最大介助	必要	必要	25％以上，50％未満自分で行う
1 全介助	必要	必要	25％未満しか自分で行わない

	/ /	
点	コメント	評価内容
		咀嚼，嚥下を含めた食事動作
		口腔ケア，整髪，手洗い，洗顔など
		風呂，シャワーなどで首から下(背中以外)を洗う
		腰より上の更衣および義肢装具の装着
		腰より下の更衣および義肢装具の装着
		衣服の着脱，排泄後の清潔，生理用具の使用
		排尿の管理，器具や薬剤の使用を含む
		排便の管理，器具や薬剤の使用を含む
		それぞれの間の移乗，起立動作含む
		便器へ(から)の移乗
		浴槽，シャワー室へ(から)の移乗
		屋内での歩行
		屋内での車椅子移動
	□ 歩行　□ 車椅子	
		12〜14段の階段昇降
		聴覚または視覚によるコミュニケーションの理解
		言語的または非言語的表現
		他患者，スタッフなどとの交流，社会的状況への順応
		日常生活上での問題解決，適切な決断能力
		日常生活に必要な情報の記憶

認知項目			
採点基準	介助者	手出し	
5　監視：準備	必要	不要	監視，指示，促し
	必要	必要	90%より多く自分で行う
4　最小介助	必要	必要	75%以上，90%以下自分で行う

(柳澤　健：理学療法 ゴールド・マスター・テキスト 理学療法評価学 , メジカルビュー社 , 2010. より引用)

歩行周期

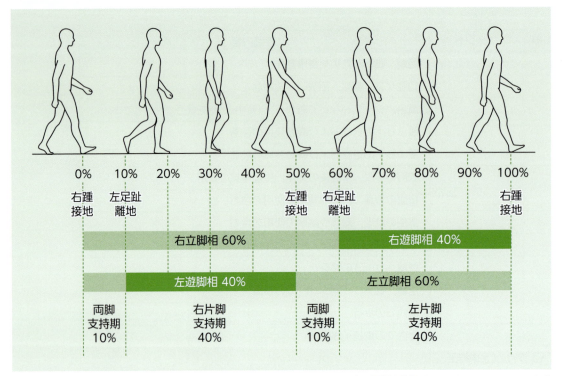

(Donald A. Neumann 著：カラー版 筋骨格系のキネシオロジー 原著第2版, 医歯薬出版, 2012. より引用)

● 歩行の基礎知識

歩行周期	一側の踵が地面に接地してから再び同側の踵が接地するまでの期間。1歩行周期を100%とすると，自然歩行では立脚相が60%，遊脚相が40%を占める。両側支持期は，1歩行周期において10%ずつ2回，計20%を占める。歩行速度が上がると，1歩行周期における立脚相の割合が減少し，遊脚相の割合が増加する
歩幅	1歩（一側の踵が接地して，次に反対側の踵が接地するまでの動作）の距離
重複歩距離	一側の踵が地面に接地してから再び同側の踵が接地するまでの距離
歩隔	左右（連続した2歩）の踵中央間距離のこと。通常は7～9cm程度である
足角	身体の進行方向に対する足部長軸のなす角度
歩行速度	単位時間あたりの進行方向の移動距離。健常成人の自然歩行時の歩行速度は82m／分（男性86m／分，女性77m／分）
歩行率	単位時間当たりの歩数。歩調あるいはケイデンスともいう。通常，1分間当たりの歩数で表す。健常成人の自然歩行時の歩行率は，平均で113歩／分（男性111歩／分，女性117歩／分）

● 歩行の基礎知識

＜従来の定義＞

立脚期	踵接地 (heel contact)	踵が地面に接地する時点
	足底接地 (foot flat)	足底全体が地面に接地する時点
	立脚中期 (mid-stance)	体重が立脚側下肢の真上を通過する時点
	踵離地 (heel off)	踵が地面から離れる時点
	足尖離地 (toe off)	足趾が地面から離れる時点
遊脚期	加速期 (acceleration)	足趾離地から遊脚中期までの期間，遊脚側下肢が立脚側下肢より後方にある
	遊脚中期 (midswing)	遊脚側下肢が立脚下肢を通過する期間
	減速期 (deceleration)	遊脚中期から踵接地までの期間，遊脚側下肢が立脚下肢より前方にある

＜新しい定義（ランチョ・ロス・アミゴス）＞

立脚期	初期接地 (IC：initial contact)	足部が地面に接地する時点
	荷重応答期 (LR：loading response)	初期接地から反対側下肢が地面から離れるまでの期間
	立脚中期 (MSt：midstance)	反対側下肢が地面から離れたときから観察側下肢の踵が地面から離れるまでの期間
	立脚終期 (TSt：terminal stance)	観察側下肢の踵が地面から離れたときから反対側下肢の初期接地までの期間
	遊脚前期 (PSw：preswing)	反対側下肢の初期接地から観察側下肢の足趾が地面から離れるまでの期間
遊脚期	遊脚初期 (ISw：initial swing)	足趾が地面から離れてから観察側足部が反対側の立脚下肢を通過するまでの期間
	遊脚中期 (MSw：midswing)	観察側足部が反対側の立脚下肢を通過してから観察側下腿が地面に対して直角になった瞬間
	遊脚終期 (TSw：terminal swing)	観察側の下腿が地面に対して垂直になってから初期接地までの期間

付録　代表的な評価集

生化学検査

検査項目	基準値・単位	リスク管理上の意味とポイント
WBC（white blood cell：白血球数）	4,000〜8,000/μL	・高値：感染症 ・低値：抗がん剤，抗菌薬などの薬剤性， 　　　　放射線治療 　低値では免疫機能が不十分となり，感染　症を生じやすくなる
RBC（red blood cell：赤血球）	・男性：420〜570×10^4/μL ・女性：380〜550×10^4/μL	低値：貧血
Hb（hemoglobin：ヘモグロビン）	・男性：12.4〜17.0g/dL ・女性：12.0〜15.0g/dL	低値：貧血 Hbが8.0を下回ると，低血圧や易疲労性を生じやすく，頻脈も生じやすい
Ht（hematocrit：ヘマトクリット）	・男性：38〜51% ・女性：33〜45%	─
PLT（platelet：血小板数）	10〜40×10^4/μL	低値：出血傾向
PT（prothrombin time：プロトロンビン時間）	・PT：9〜11秒 ・PT-INR：1.0	ワルファリン投与時の効果判定に用いられる ・低値：効果不十分 ・高値：出血傾向に注意が必要
APTT（activated partial thromboplastin time：活性化部分トロンボプラスチン時間）	27〜40秒	凝固因子の異常や，ヘパリン，ワーファリン使用時に上昇する
フィブリノゲン	150〜450mg/dL	低値：DICや肝不全
FDP （fibrin/fibrinogen degradation products：フィブリン/フィブリノーゲン分解産物）	4μg/dL以下	高値：DICや血栓症
Dダイマー	測定方法により異なる ・0.1μg/mL未満 　（ラテックス凝集法） ・400ng/mL未満（EIA法） ・150ng/mL未満（ELISA法）	高値：DICや血栓症 DVT，肺塞栓，DIC，血腫など。DVTに特異的なものではないので，これのみで診断をつけることはできない（偽陽性が多い）
CRP（C-reactive protein：C反応性タンパク）	0.3mg/dL以下	高値：炎症の存在
T bil（total bilirubin：総ビリルビン）	0.2〜1.0mg/dL	高値：肝障害，胆道障害
AST（GOT） 〔aspartate amino transferase：アスパラギン酸アミノ基転移酵素（glutamic oxa-loacetic transaminase：グルタミン酸オキサロ酢酸トランスアミナーゼ）〕	13〜33U/L	高値：肝障害，筋，赤血球の損傷
ALT（GPT） 〔alanine transaminase：アラニントランスアミナーゼ（glutamic pyruvic trans-aminase：グルタミン酸ピルビン酸転移酵素）〕	・男性：8〜42U/L ・女性：6〜27U/L	高値：肝障害
LD（LDH，lactate dehydrogenase：乳酸脱水素酵素）	119〜229U/L	高値：肝障害，心臓，腎臓，赤血球の損傷
ALP（alkaline phosphatase：アルカリホスファターゼ）	115〜359U/L	高値：肝障害，胆道障害 異所性骨化で上昇するため，危険のある症例では確認することが好ましい
γGTP（γ-glutamyl transpeptidase：γ-グルタミルトランスペプチターゼ）	・男性：11〜58U/L ・女性：6〜46U/L	高値：肝障害，胆道障害
CHE（cholinesterase：コリンエステラーゼ）	168〜470U/L	低値：低栄養状態，肝障害 抗コリンエステラーゼ（ウブレチド®など）によるコリン作動性クリーゼの可能性
CK（CPK）〔creatine kinase：クレアチンキナーゼ（creatine phosphokinase：クレアチンホスホキナーゼ）〕	・男性：57〜197U/L ・女性：32〜180U/L	高値：心筋や骨格筋の障害（心筋梗塞や横紋筋融解症など）
CK-MB（creatine kinase MB：クレアチンキナーゼMB分画タンパク量）	7.5ng/mL以下	高値：心筋の障害（心筋梗塞や心筋炎）
BUN（blood urea nitrogen：血液尿素窒素）	8〜20mg/dL	高値：腎不全，脱水，消化管出血

検査項目	基準値・単位	リスク管理上の意味とポイント
CRE (creatinine：クレアチニン)	0.36～1.06mg/dL	高値：腎不全，脱水
UA (uric acid：尿酸)	・男性：3.4～7.0U/L ・女性：2.4～7.0U/L	高値：痛風，高尿酸血症，悪性腫瘍
Na (natrium：ナトリウム)	139～146mmol/L	・高値：意識障害やせん妄，痙攣，循環不全を生じることがある ・低値：意識障害やせん妄，悪心・嘔吐を生じることがある 　重度の低ナトリウム血症後に，髄鞘崩壊症候群を生じることがある
K (kalium：カリウム)	3.7～4.8mmol/L	・高値：心電図異常や不整脈，悪心・嘔吐，脱力や感覚障害を生じることがある。特に6.5以上は緊急性が高い ・低値：心電図異常や脱力，悪心・嘔吐を生じることがある
Cl (chlorine：クロール)	101～109mmol/L	・高値：意識障害，痙攣，循環不全などを生じることがある ・低値：低ナトリウム血症と類似
Ca (calcium：カルシウム)	8.1～10.4mg/dL	・高値：意識障害，悪心・嘔吐，筋力低下を生じることがある。骨移転による骨破壊により生じることがある ・低値：四肢の感覚障害を生じることがある
P (phosphorus：無機リン)	2.5～4.5mg/dL	・高値：腎不全，横紋筋融解症，副甲状腺機能低下症 ・低値：低栄養，慢性アルコール中毒，副甲状腺機能亢進症
アンモニア	30～80μg/dL	高値：意識障害を生じることがある。肝炎や肝不全で生じやすい
TP (total protein：血清総タンパク)	6.3～7.8g/dL	・低値：低栄養，ネフローゼ，肝不全，悪液質 ・増加：多発性骨髄腫，原発性マクログロブリン血症，自己免疫性肝炎
Alb (albumin：アルブミン)	3.7～4.9g/dL	低値：低栄養，肝不全，慢性炎症による消耗
PA (prealbumin：プレアルブミン)	21～43mg/dL	・低値：低栄養，感染症，肝炎，肝硬変 PAは肝臓で合成されるが，半減期が約2日と短い。RTPであり，アルブミンや他の血清タンパクより早期に変化がみられる
BS/PG (blood sugar：血糖/plasma glucose：血漿グルコース)	70～110mg/dL	・低値：低血糖 ・高値：高血糖
HbA1c (hemoglobinA1c：ヘモグロビンA1c)	6.2%未満 (NGSP値)	高値：糖尿病
トロポニンT	0.1ng/mL以下	高値：心筋梗塞 発症早期から高値をとる。発症4～6時間で上昇，18時間でピークとなる
トロポニンI	0.5ng/mL未満	高値：心筋梗塞 発症早期から高値をとる。発症4～6時間で上昇，18時間でピークとなる
BNP (brain natriuretic peptide：脳性ナトリウム利尿ペプチド)	18.4pg/mL以下	高値：心不全 高値であるほど重症であることを意味する。100を超える場合や上昇傾向にある場合は要注意
eGFR (estimated glomerular filtration rate：推定糸球体ろ過量)	90mL/分/1.73m^{2}以上	低値：腎不全 低いほど腎機能は不良である
KL6 (sialylated carbohydrate antigen KL-6：シアル化糖鎖抗原KL-6)	500U/mL未満	高値：間質性肺炎

(亀田メディカルセンター リハビリテーション科 リハビリテーション室 編：リハビリテーション リスク管理ハンドブック 第3版 メジカルビュー社 2017. より引用)

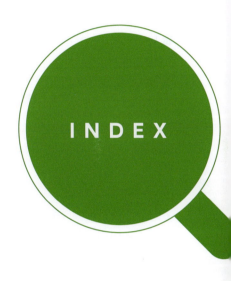

INDEX

あ

挨拶……………29, 30, 48
アクシデント…… 57, 70
アスレチックリハビリ
　テーション後期……161
アスレチックリハビリテー
　ション前期…………161
アテローム血栓性脳梗塞
　…………………… 96
アニメーション……… 93
アライメント…………166
アライメント評価……156
アンダーソン・土肥のリハ
　ビリ中止基準……… 95

い

医学的情報…………114
医師…………115, 127
痛み………116, 181
移動方法……………… 27
医療過誤……………… 71
医療事故………… 70, 71
医療ソーシャルワーカー
　…………………… 116
インク………………… 65
インシデント…… 57, 70
インシデントレポート
　……………… 70, 71
インターフェイス……180
インフォームド・コンセ
　ント………………… 13
インフルエンザ… 49, 75
引用文献……………… 92

う

うつ病…………… 78, 83
運動
　──失調…………194
　──症状…………191
　──耐容能………208

え

栄養摂取……………… 98
エチケット…………… 21
エビデンス…………… 38
エプロン……………… 75
嚥下機能……………… 98
炎症所見……………158

お

屋外歩行……………… 73
お辞儀………………… 49
お礼状…………… 19, 42

か

介護保険……… 104, 173
介護保険サービス……102
階段昇降練習…………146
改訂長谷川式簡易知能評価
　スケール…… 111, 116
ガウン………………… 75
家屋
　──環境調整………108
　──構造…………127
　──状況の評価……103
　──情報…………… 88
学生カルテ…………… 42
学生評価表………… 2, 3
学内オリエンテーション
　……………………… 9
荷重
　──検査…………129
　──評価…………184
　──練習…………146
画像所見……………… 97
画像診断……………… 68
家族HOPE……………102
下腿義足……………176
下腿切断……………173
片麻痺………………… 94
片麻痺患者の歩行…… 99
カッティング動作……165
カットオフ値…………129
寡動………… 191, 198
カルテ……… 39, 69, 72
感覚検査……………179
感覚テスト…………144
環境因子……………100
看護師…… 104, 115, 127
関節可動域測定
　………… 95, 144, 155
関節裂隙狭小化………123
感染
　──経路………… 74
　──症対策……… 74
　──症予防…… 69, 74
カンファレンス……… 65

き

既往歴………………195
起居動作……………198
危険予知トレーニング
　……………… 69, 71
基礎学力……………… 46
義足
　──作製…………177
　──評価…………173
　──リハビリテーション
　…………………173
喫煙歴………………207
基本動作テスト………156
客観的情報…………… 40
客観的臨床能力試験… 12
キャッチピン…………184
急変………………… 73
橋出血………………… 96
胸部X線写真 ………207
棘果長………………117
起立性低血圧…………194
起立動作……………… 99
筋強剛………………191
筋緊張検査…… 104, 197
筋弛緩法……………… 82
筋力
　──強化練習………134
　──検査…………129
　──増強運動
　………… 134, 146

く

空気感染……………… 74
区画症候群…………140
靴………………… 29, 30
屈曲拘縮……………175
くも膜下出血………… 96
クリニカル・クラーク
　シップ…… 10, 13, 41
クリニカルパス
　……… 112, 122, 118,
　　　　　121, 125
訓練用仮義足…………176

け

計画………………… 40
脛骨高原骨折… 134, 142
脛骨近位端骨折………134
経済状況……………… 88

形

形態計測……………116
形態測定……… 143, 154
ケースノート………… 65
血圧変動……………… 98
血液検査……………206
血液データ…………… 72
欠席………… 29, 51
ケルグレン・ローレンス
　分類……… 121, 123
見学実習……… 9, 14, 15
検査測定実習…… 20, 23
検査データ…………… 87
現病歴………………195

こ

考察………………… 91
高次脳機能障害……… 94
肯定的側面…… 100, 107
ゴール設定… 4, 38, 107,
　　　　146, 159, 168
後外側線維束…………163
後十字靱帯
　──温存型………125
　──切離型………125
　──代用型………125
呼吸パターン…………207
呼吸法………………… 82
国際障害分類…… 25, 89
国際生活機能分類…… 25,
　　　　　89, 132
固縮………………191
個人
　──因子…………100
　──情報の取り扱い
　………………… 31
　──情報保護……… 58
骨格構造……………176
骨棘形成……………123
骨嚢胞………………123
言葉遣い………… 21, 30
コピー・アンド・ペースト
　………………… 64
コミュニケーション… 23,
　41, 55, 56, 58, 98
コンパートメント症候群
　………138, 140, 144

さ

再評価………………213
材料構造表示記号……214

サブノート・・・・・・・・・・・ 65
参考文献・・・・・・・・・・・・・ 92

■し

自覚症状・・・・・・・・・・・・・ 73
自己教示法・・・・・・・・・・・ 81
自殺・・・・・・・・・・・・ 78, 83
自主トレーニング・・・・・・134
視床出血・・・・・・・・・・・・・ 96
視診・・・・・ 143, 154, 208
姿勢
　　──観察
　　・・・・・・・129, 130, 199
　　──反射・・・・・・・・・・・198
　　──反射障害・・・・・・・191
　　──分析・・・・・・・・・・・ 98
事前電話連絡・・・・・ 14, 17
肢長・・・・・・・・・・・・・・・・128
膝蓋跳動・・・・・・・・・・・・166
膝外反・・・・・・・・・・・・・・169
実習
　　──形態・・・・・・・・・・・ 10
　　──指導者会議・・・・・・・ 9
　　──前オリエンテーション
　　・・・・・・・・・・・・・・・・・・ 27
　　──前ノート・・・・・・・ 16
質問法・・・・・・・・・・・・・・ 60
指定規則・・・・・・・・・・・・・ 8
社会
　　──資源・・・・・・・・・・・178
　　──人基礎力・・・・・・・ 46
　　──的情報・・・・・・・・・115
謝辞・・・・・・・・・・・・・・・・ 91
住環境評価・・・・・・・・・・・210
周径・・・・・・・・・・・・・・・・166
自由質問法・・・・・・・・・・・ 60
就職活動・・・・・・・・・・・・・ 42
重点的質問法・・・・・・・・・ 60
主観的情報・・・・・・・・・・・ 40
手指衛生・・・・・・・・・・・・・ 74
手術療法・・・・・・・・・・・・・124
術前の生活状況・・・・・・・127
術前評価データ・・・・・・・127
守秘義務・・・・・・・・ 23, 58
趣味・・・・・・・・・・・・・・・・103
上肢機能・・・・・・・・・・・・・118
小児・・・・・・・・・・・・・・・・ 41
小脳出血・・・・・・・・・・・・・ 96
上部体幹回旋機能低下 99
情報・・・・・・・・・・・・・・・・ 40

情報収集・・・ 3, 16, 49, 55
症例
　　──情報・・・・・・・・・・・ 87
　　──担当型臨床実習
　　・・・・・・・・・・・・・・・10, 12
　　──発表会・・・・・・・・・ 93
初期症状・・・・・・・・・・・・・207
職業・・・・・・・・・・・・・・・・142
食事動作・・・・・・・・・・・・・209
触診・・・・・・・・・・ 143, 154
シリコンライナー・・・・・・176
心原性脳塞栓症・・・・・・・ 96
人工骨頭置換術後・・・・・・113
人工膝関節・・・・・・・・・・・124
　　──全置換術・・・・・・・121
　　──単顆置換術・・・・・・121
　　──置換術・・・・・・・・・121
　　──の構造・・・・・・・・・124
　　──の種類・・・・・・・・・125
振戦・・・・・・・・・ 191, 198
進入路・・・・・・・・・・・・・・115
心理学的スキル・・・・・・・ 81
診療参加型臨床実習
　　・・・・・・・・・・・・・10, 12, 41
診療チャート・・・・・・・・・ 28

■す

錐体外路・・・・・・・・・・・・・194
錐体路・・・・・・・・・・・・・・194
スタティックアライメント
　　・・・・・・・・・・・・・・・・・・180
スタンダードプリコーション
　　・・・・・・・・・・・・・・ 69, 74
スタンプシュリンカー
　　・・・・・・・・・・・・・・・・・・176
ストッキネット・・・・・・・186
ストップウォッチ・・・・・ 20
ストレス・・・・・・・・・・・・・ 78
　　──原因・・・・・・・ 78, 80
　　──反応・・・・・・・ 78, 80
　　──への対処行動
　　・・・・・・・・・・・・・・ 78, 81
スパイロメトリ・・・・・・・205
ズボンの着脱・・・・・・・・・209
住まい・・・・・・・・・・・・・・212
図面ソフト・・・・・・・・・・・215

■せ

生活機能障害度 ・・・・・・193
生活歴・・・・・・・・・・・・・・178

制御型 ・・・・・・・・・・・・・125
整形外科的テスト・・・・・・129
整容動作 ・・・・・・・・・・・209
セクシャルハラスメント
　　・・・・・・・・・・・・・・・・・・ 52
接触感染 ・・・・・・・・・・・ 74
切断端・・・・・・・・・・・・・・175
セラバンド・・・・・・・・・・・169
前十字靭帯 ・・・・・・・・・163
前十字靭帯損傷・・・・・・・161
全体像 ・・・・・・・ 128, 143
前内側線維束 ・・・・・・・163
前方引き出しテスト ・・・166
専門知識 ・・・・・・・・・・・ 46

■そ

早期荷重・・・・・・・・・・・・・113
早期離床・・・・・・・・・・・・・ 94
総合実習・・・・・・・・・・・・・ 9
早退・・・・・・・・・・・・・・・・ 29
促通・・・・・・・・・・・・・・・・100
ソケット・・・・・・・ 176, 180
ソーシャルワーカー・・・・・104

■た

待機・・・・・・・・・・・・・・・・ 30
体軸内回旋・・・・・・・・・・・ 99
対処行動・・・・・・・・・・・・・ 82
大腿脛骨角 ・・・・・ 123, 142
大腿骨頚部骨折
　　・・・・・・・・・・・・ 110, 113
大腿骨転子部骨折・・・・・・113
大腿周径・・・・・・・・・・・・・128
体調管理・・・・・・・・・・・・・ 28
態度・・・・・・・・・・・・・・・・ 30
ダイナミックアライメント
　　・・・・・・・・・・・・・・・・・・181
他覚的所見・・・・・・・・・・・ 73
多項目質問法・・・・・・・・・ 60
他職種・・・・・・・・・・・・・・ 72
立ち上がり・・・・・・・・・・・145
立ち居振る舞い・・・・・・・ 21
他部門情報・・・・・・ 88, 196
短下肢装具・・・・・・・・・・・105
短期目標・・・・・ 25, 89, 133
断端・・・・・・・・・・・・・・・・175
　　──周・・・・・・・・・・・・・179
　　──長・・・・・・・・・・・・・177
　　──袋・・・・・・・・・・・・・186
　　──管理・・・・・・・・・・・175

■ち

地域理学療法・・・・・・・・・ 26
遅刻・・・・・・・・・・・・ 29, 51
チーム・・・・・・・・・・・・・・ 94
チーム医療・・・・・・・・・・・104
注意障害・・・・・・・・・・・・・104
中核症状・・・・・・・・・・・・・192
中立的質問法・・・・・・・・・ 60
長期目標・・・・・ 25, 89, 134
直接的質問法・・・・・・・・・ 60
治療プログラム
　　・・・・・ 38, 89, 134, 159

■て

デイリーノート
　　・・・・・ 5, 16, 39, 42, 63,
　　　　　　　　　65, 67
手袋・・・・・・・・・・・・・・・・ 75
デュシェンヌ歩行・・・・・・152
転子果長・・・・・・・・・・・・・117
転倒・・・・・・ 114, 117, 194
電話対応・・・・・・・・・・・・・ 21
電話連絡・・・・・・・・・・・・・ 28

■と

統合と解釈
　　・・・・・・・ 25, 157, 200
動作観察・・・・・・・・・ 89, 130
動作分析・・・・・ 89, 98, 105
到達目標・・・・・・・ 9, 26, 33
疼痛・・・・・・・122, 152, 181
疼痛検査・・・・128, 143, 154
糖尿病性壊疽・・・・・・・・・175
徒手筋力検査・・・・・・・・・155
徒手筋力テスト・・・・・・・144
トップダウン式
　　・・・・・・・・・・・・・・ 38, 152
トレンデレンブルグ徴候
　　・・・・・・・・・・・・・・・・・・131
トレンデレンブルグ歩行
　　・・・・・・・・・・・・・・・・・・152

■な

内反変形・・・・・・・・・・・・・151
軟骨下骨の硬化・・・・・・・123

に

日常生活
　——活動…………………210
　——活動検査………132
　——動作…………………106
日本整形外科学会膝疾患治
　療成績判定評価
　………………… 121, 124
人間性・基本的な生活習慣
　……………………………… 46
認知機能…………………116
認知症………………… 41

の

脳血管障害………… 96
脳梗塞………………… 96
脳出血………………… 96
脳卒中………………… 94

は

肺気量分画…………205
バイタルサイン
　…69, 72, 94, 111, 116
排便………………… 209
バイパーラ型…………113
廃用障害…………192
パーキンソン病………187
パーソナルスペース… 57
パフォーマンステスト
　………………………157
バランス検査…………129
バランス評価…… 98, 144
パワーハラスメント… 52
半制御型…………125

ひ

ビア樽胸郭……………208
非運動症状…………192
被殻出血……………… 96
膝立て位………………179
膝OA ……121, 149, 151
皮質下出血………… 96
非制御型…………125
飛沫感染……………… 74
ヒヤリ・ハット……… 70
評価………………… 40
評価実習……… 9, 20, 24
評価用紙…………… 20
標準予防策……… 69, 74

表情…………………… 47
病棟生活……………104

ふ

ファイル………………… 65
フェイスシート………210
腹式呼吸……………… 82
服装…… 21, 29, 47, 177
ふせん………………… 65
フットワーク…………170
フットワークトレーニング
　………………………165
物理療法………… 73, 134
プラトー骨折… 134, 140
フリーハンド…………213
プリンター……………… 65
フローボリューム曲線
　………………………206
文献コピー…………… 21

へ

閉塞性動脈硬化症……175
平面図…………………213
平面表示記号… 213, 214
ベッドサイド……… 94
変形性膝関節症
　………………121, 122, 149

ほ

方眼紙…………………213
報告・連絡・相談
　…4, 18, 23, 28, 55, 56
訪問看護……………… 27
訪問リハビリテーション
　………………………… 26, 40
ホウレンソウ（報連相）
　………………………… 18, 28
歩行………145, 156, 199
　——観察
　………………131, 181, 182
　——分析…………106
　——練習…… 134, 146
補助具…………………102
保存療法……………124
ポータブルハードディスク
　………………………… 31
ボディイメージ………128
ボトムアップ式……… 24
ホームプログラム…… 38

ま

マスク………………… 75
マッサージ……………146
マナー………………… 46
慢性閉塞性肺疾患……204

み

身だしなみ……… 29, 47
ミニメンタルステート検査
　………………………116
見守り………………105

む

無動……………… 191, 198

め

メディカルリハビリテーシ
　ョン期……………161
メンタルケア………… 82
メンタルヘルス……… 78

も

模擬患者………… 32, 36
目標設定……………133
モデリング…………… 81
モニタリング…………213
モビライゼーション…169
問診………………… 55
問題志向システム…… 39

や

薬剤情報………………154

ゆ

ユニポーラ型…………113
ユマニチュード……… 41

ら

ライナー………… 180, 183
ラクナ梗塞………… 96
ラテラルスラスト現象
　………………121, 123, 131
ランチョ・ロス・アミゴス
　………………………… 89

り

リスク………………… 3
リスク管理
　… 39, 69, 72, 110, 194

立位姿勢…… 47, 48, 156
リラクセーション…… 82
臨床実習の目標……… 37
臨床所見6P ………140

れ

レジュメ
　… 42, 86, 92, 100
レジュメ作成……… 39
レビー小体…………189
レポート………… 23, 86
レポートの構成…… 87
連結機能低下……… 99

ろ

ロールオン…………184

A

ADL……97, 110, 115, 153
　——検査…………132
　——テスト…………117
　——練習…………134
anterior cruciate
　ligament（ACL）…163
　——再建術…………163
　——再損傷予防……164
anterior cruciate
　ligament（ACL）損傷
　………………………161
　——の受傷機転……163
　——のリスク因子…163
antero-medial bundle
　（AMB）………………163
AO/OTA分類 …140, 142
assessment ………… 40

B

berg balance scale
　（BBS）………… 98, 118
BI………………… 95, 111
body mass index（BMI）
　………………113, 126, 207
Brunnstrom stage … 95

C

clinical clerkship（CCS）
　………………………… 41
closed question…… 60

C

computer aided design
(CAD) ·············215
computer based testing
(CBT) ············ 12, 32
COPD ·············204
COPD重症度分類·····207
crinical pathway (CP)
·············· 121, 125
cruciate retaining
(CR)型 ·········125
cruciate substituting
(CS)型 ···········125
CR型 ·············125
CS型 ·············125
CT画像 ···········207
cutting動作 ·········165

D

Dr.情報 ···········143

E

end feel ··········155
extension lag ·······129

F

fall risk index (FRI)
·········· 98, 114, 118
femoro tibial angle (FTA)
·············· 123, 142
$FEV_{1.0}$% ············205
FIM·········· 95, 98, 111
focused question ··· 60
functional balance
scale (FBS) ········118
functional reach test
·················118

G

Garden分類 ··· 110, 113
global initiative
obstructive lung
disease ············204

H

HDS-R ········ 111, 116
Hoehn-Yahr重症度分類
·················193
Hohl分類 ······ 140, 142
HOPE
····· 97, 165, 177, 196

I

information ·········· 40
international
classification of
functioning , disability
and health (ICF)
····· 4, 25, 89, 100,
132, 145, 200
international
classification of
impairments,
disabilities and
handicaps (ICIDH)
······ 4, 25, 89, 158

J

JOA score
··········121, 124, 127
joint play ·············155

K

Kellgren & Lawrence
(K/L)分類 ··· 123, 151
kiken yochi training
(KYT) ············ 71
knee-in, toe-out
·············· 117, 167

L

Lachman test ·······166
landing動作 ··········165
lateral thrust ········152
──現象············123
long term goal (LTG)
·············· 25, 134

M

MAS ·············104
MMSE·············116
MMT ···95, 98, 155, 179
MSW ··········· 104, 116
multiple choice
question ··········· 60

N

NEED ······ 97, 165, 196
neutral question ··· 60
Ns. ·················115

O

objective data········· 40
objective structured
clinical examination
(OSCE) ······12, 32, 33
on elbow ·········· 99
on-off症状·············194
open-ended question
·················· 60
osteoarthritis of knee
·················149
osteoarthritis of the
knee ···········121

P

Parkinson's disease
·················187
plan ·············· 40
posterior stabilized
(PS型) ·········125
postero-lateral bundle
(PLB) ·········163
Power Point® ········· 93
problem oriented
system (POS) ····· 39
PTB·············180
PTB下腿義足·········176
pull test········· 191, 192

Q

quality of life (QOL)
··········110, 115, 149

R

ROM運動 ··········146
ROM測定 ··········155

S

SHELモデル ··········· 71
short term goal (STG)
·············· 25, 133
Shrinkage··········186
simulated patient ··· 32
SOAP···········40, 56, 59
SP ·················32, 36
spino-malleolus
distance (SMD) ···117
stopping動作 ·········165
subjective data ······ 40

T

taochanto-malleolus
distance (TMD) ···117
timed up and go test
(TUG) ········98, 157
TKA合併症 ··········125
TMT ·············104
total knee arthroplasty
(TKA) ··········121
TSB ·············180
TSB下腿義足·········176

U

UKA ·············121
uni compartmental
knee arthroplasty
(UKA) ·········121
USB ··········· 31

W

wearing off ·········194

X

X線画像 ···········127

数字・記号

1秒率 ·················205
5W1H ··········· 57, 59
Ⅰ型呼吸不全·········207
Ⅱ型呼吸不全·········207
%VC ·············205
%肺活量 ············205

241

基礎から確認！　PT臨床実習チェックリスト

2018年 3月 10日　第1版第1刷発行

■編集　青木主税　あおき　ちから

　　　　飯田修平　いいだ　しゅうへい

■発行者　鳥羽清治

■発行所　株式会社メジカルビュー社
　　　　〒162-0845 東京都新宿区市谷本村町2-30
　　　　電話　03(5228)2050(代表)
　　　　ホームページ http://www.medicalview.co.jp/

　　　　営業部　FAX 03(5228)2059
　　　　　　　　E-mail eigyo@medicalview.co.jp

　　　　編集部　FAX 03(5228)2062
　　　　　　　　E-mail ed@medicalview.co.jp

■印刷所　株式会社　加藤文明社

ISBN 978-4-7583-1924-9　C3047

©MEDICAL VIEW, 2018. Printed in Japan

・本書に掲載された著作物の複写・複製・転載・翻訳・データベースへの取り込みおよび送信（送信可能化権を含む）・上映・譲渡に関する許諾権は，（株）メジカルビュー社が保有しています.
・ JCOPY 〈出版者著作権管理機構 委託出版物〉
　本書の無断複製は著作権法上での例外を除き禁じられています．複製される場合は，そのつど事前に，出版者著作権管理機構（電話 03-3513-6969，FAX 03-3513-6979，e-mail：info@jcopy.or.jp）の許諾を得てください.

・本書をコピー，スキャン，デジタルデータ化するなどの複製を無許諾で行う行為は，著作権法上での限られた例外（「私的使用のための複製」など）を除き禁じられています．大学，病院，企業などにおいて，研究活動，診察を含み業務上使用する目的で上記の行為を行うことは私的使用には該当せず違法です．また私的使用のためであっても，代行業者等の第三者に依頼して上記の行為を行うことは違法となります.